老年服务与管理系列教材

老年智慧康养服务

主　编：史宝欣　王撬撬

副主编：何朝珠　李　莉

编　委：（按姓氏汉语拼音排序）

陈　静　郑州大学

何朝珠　南昌大学

何海燕　重庆医科大学附属第一医院

贺江萍　天津医科大学

李　莉　川北医学院

刘安诺　安徽医科大学

邵泽生　天津医科大学

石国凤　贵州中医药大学

史宝欣　天津医科大学

宋春莉　大连医科大学附属第一医院

王　芳　广州医科大学

王撬撬　浙大城市学院

谢瑞霞　温州城市大学

闫　群　天津医科大学

张勇勤　河南中医药大学

朱海利　湖南中医药大学

科学出版社

北　京

内 容 简 介

高等学历继续教育"老年服务与管理系列教材"之一《老年智慧康养服务》，是国内首部智慧康养领域的本科教材。本教材共分9章34节，涵盖老年智慧康养模式、老年智慧康养技术、老年智慧健康管理、老年智慧康养人才培养等内容，涉及大量智慧康养领域新理念、新技术，具有信息量大、前沿性强等特点。

本书除可作为老年服务与管理专业的教材使用外，还可作为老年康养领域人才培训教材和老年康养专业人士的参考用书。

图书在版编目（CIP）数据

老年智慧康养服务 / 史宝欣，王撬撬主编. -- 北京：科学出版社，2025. 3. -- (老年服务与管理系列教材). -- ISBN 978-7-03-081445-6

Ⅰ. R473.59

中国国家版本馆 CIP 数据核字第 2025SZ8430 号

责任编辑：胡冶国 / 责任校对：周思梦
责任印制：张 伟 / 封面设计：陈 敬

科学出版社 出版
北京东黄城根北街16号
邮政编码：100717
http://www.sciencep.com
三河市春园印刷有限公司印刷
科学出版社发行 各地新华书店经销
*
2025年3月第 一 版 开本：787×1092 1/16
2025年3月第一次印刷 印张：12 1/2
字数：369 000
定价：**59.80 元**
（如有印装质量问题，我社负责调换）

总　　序

　　中国是世界上最大的发展中国家，也是人口最多的国家之一。根据民政部发布的《2023 年民政事业发展统计公报》，截至 2023 年底，全国 60 岁及以上老年人口为 29 697 万人，占总人口的 21.1%，其中 65 岁及以上人口为 21 676 万人，占比已达 15.4%。随着社会的进步和人口结构的变化，人口老龄化问题已成为全球共同面临的挑战。如何为老年人提供高质量的服务，确保他们能够享有健康、安全、有尊严的晚年生活，已成为全社会迫切需要思考和解决的重大课题。

　　为实现"老有所养、老有所医、老有所为、老有所学、老有所教、老有所乐"的颐养目标，提高康养领域人才培养质量，教材建设是关键。本系列教材编写体现以结果为导向，贴近养老行业专业教学与社会培训需求，老年服务与管理系列教材应运而生。本系列教材由温州医科大学牵头，联合省部共建医学院校，共同编写了《老年服务与管理概论》《老年康养照护技术》《老年营养学》《老年智慧康养服务》四本教材。每本教材都力求深入浅出，既注重理论阐述，又注重实践操作，力求为读者提供指导和帮助。本系列教材旨在为广大老年服务工作者、管理人员、研究人员以及关心老年问题的社会各界人士提供一套系统、全面、实用的书籍。

　　本系列教材在编写过程中会聚了众多在老年服务与管理领域有丰富经验和深厚学术造诣的专家学者。他们以独特的视角和深厚的专业素养，对老年服务与管理进行全面解读。同时，我们也借鉴了国内外成功的案例，以期提供实用而有效的解决方案。各位专家均倾注了大量的心血和智慧，为本系列教材的质量和价值提供了有力保障。同时，要特别感谢本系列教材的出版提供支持和帮助的出版社、编辑人员等。特别感谢浙江汇泉健康管理有限公司在本系列教材编写组织过程中提供资源支持，贵司的支持和肯定是我们最大的动力。正是因为有了贵司的鼎力相助，本系列教材才得以顺利问世。

　　我们希望借助本系列教材，传播老年服务的新理念、新方法，分享成功的实践经验，推动老年服务与管理领域的创新与发展，并持续关注老年服务与管理领域的最新动态，不断更新和完善本系列教材的内容，确保其与时俱进，满足读者的需求。

　　最后，衷心希望本系列教材能够为推动老年服务与管理事业的发展贡献一份力量，为老年人的幸福晚年生活增添一份保障。让我们携手努力，共创美好的老年服务未来！

温州医科大学

2024 年 11 月

前　言

随着我国老龄化进程的不断加快，老龄化问题已经成为党和政府乃至全社会普遍重视的社会问题。截至 2023 年底，我国 60 岁以上人口超过 3 亿，其中有超过 4400 万失能和半失能老年人。老年人口的爆发式增加给社会经济发展和医疗保障等领域带来了深远影响。首先，老年人口增加将进一步加重社会养老负担，对社会养老保障体系产生巨大压力。其次，老年人随着年龄的增长，身体健康状况逐渐恶化，需要更多的医疗资源和服务，这给医疗保障体系带来了巨大挑战。最后，近年来由于生育率急剧下降，我国已进入生育率较低国家行列。如何破解当前和今后的养老困境，让那些为国家社会主义建设付出毕生精力的老年人享受高质量养老服务，使他们安享幸福晚年，是全社会关注的大事，关系到家庭、社会稳定和经济社会发展。

当今社会飞速发展，科学技术日新月异，特别是网络技术的不断进步给新时代康养服务注入了新活力、增添了新动能。在这种大背景下，如何培养既有精湛临床护理专业技能，又能适应网络数字技术支撑的新时代康养服务体系要求的康养领域专门人才，是高等医学教育工作者深入思考、积极探索的课题。由温州医科大学策划的高等学历继续教育"老年服务与管理系列教材"之一《老年智慧康养服务》的付梓出版，对新时代老年康养事业的发展具有标志性意义。《老年智慧康养服务》是国内首部智慧康养领域的本科教材，教材编写集聚了国内开展智慧康养理论与实践探索的 13 所本科院校的 16 名具有副教授以上职称的专家学者。本教材力求将网络数字领域的新理念、新技术与老年康养理论及临床实践有机融合，从互联网视角梳理老年康养服务，力求使具有丰富康养临床实践经验的学生在提升学历的继续教育过程中，了解和掌握网络数字技术在康养领域的应用成果，从而在今后的康养工作实践中，以互联网思维指导老年康养服务实践，提高老年康养服务质量和服务水平。

虽然本教材的参编人员具有丰富的教学经验和临床实践经验，但由于编写水平所限，书中的不足之处在所难免，敬请读者和同行提出宝贵意见，以利再版时加以改正和完善。

史宝欣　王撬撬

2024 年 6 月

目　　录

第一章　老年智慧康养概述 ………………………………………………………… 1
　第一节　康养与智慧康养的含义 ……………………………………………… 1
　第二节　智慧康养需求与服务模式 …………………………………………… 7
　第三节　老年智慧康养服务评价体系 ………………………………………… 12
　第四节　老年智慧康养国际国内现状与发展趋势 …………………………… 19

第二章　智慧康养技术 …………………………………………………………… 25
　第一节　物联网技术 …………………………………………………………… 25
　第二节　定位技术 ……………………………………………………………… 28
　第三节　大数据与云计算 ……………………………………………………… 34
　第四节　区块链技术 …………………………………………………………… 39
　第五节　可穿戴设备 …………………………………………………………… 43
　第六节　智能家用电器与智能器具 …………………………………………… 48
　第七节　人工智能与机器人技术 ……………………………………………… 52

第三章　老年智慧康养服务模式与服务 ……………………………………… 58
　第一节　智慧社区与居家康养 ………………………………………………… 58
　第二节　康养机构与智慧康养 ………………………………………………… 68
　第三节　老年智慧旅居康养 …………………………………………………… 72
　第四节　医养结合与智慧康养 ………………………………………………… 79
　第五节　终末期老年人智慧康养 ……………………………………………… 83

第四章　医疗保健与健康管理 ………………………………………………… 87
　第一节　互联网医院与老年康养 ……………………………………………… 87
　第二节　远程医疗与智能 APP ………………………………………………… 95
　第三节　老年智能健康管理 …………………………………………………… 101

第五章　饮食与营养 ……………………………………………………………… 108
　第一节　老年营养与概述 ……………………………………………………… 108
　第二节　老年饮食与健康 ……………………………………………………… 116
　第三节　智慧营养服务 ………………………………………………………… 120

第六章　移动出行与居家生活 ………………………………………………… 125
　第一节　老年人居家移动与出行 ……………………………………………… 125
　第二节　智慧居家康养系统建设 ……………………………………………… 135
　第三节　居家智慧康养服务 …………………………………………………… 141

第七章　休闲与购物 ……………………………………………………………… 147
　第一节　老年人与虚拟社区 …………………………………………………… 147

第二节　社交网络与老年社会交往 ……………………………………… 151
第三节　老年网络购物 …………………………………………………… 157

第八章　终身教育与社会服务 …………………………………………… 166
第一节　老年人知识保留与代际传承 …………………………………… 166
第二节　老年人知识更新与终身教育 …………………………………… 169
第三节　老年社会服务 …………………………………………………… 172

第九章　老年智慧康养人才培养 ………………………………………… 180
第一节　老年智慧康养人才培养概述 …………………………………… 180
第二节　老年智慧康养人才课程体系建设 ……………………………… 187
第三节　老年智慧康养人才培养评价 …………………………………… 190

参考文献 ……………………………………………………………………… 194

第一章　老年智慧康养概述

【学习目标】

掌握：智慧康养和老年智慧康养的概念。

熟悉：智慧养老服务模式和智慧康养评价体系。

了解：老年智慧康养发展历程和老年智慧康养政策。

第一节　康养与智慧康养的含义

2021年5月，国家统计局《第七次全国人口普查公报》显示，60岁及以上人口为2.64亿，占总人口的18.70%（其中65岁及以上人口为1.9亿，占总人口的13.50%）。该结果与2010年相比，60岁及以上人口比重上升5.44个百分点。预计到2030年，我国60岁及以上老龄人口总量将超过3.7亿，约占总人口的25.5%，每4个中国人中就有1位60岁及以上的老年人。上述数据充分说明我国人口老龄化程度进一步加深，我国已经进入中度老龄化社会。破解人口老龄化导致的经济社会问题，关系到民族的昌盛、社会的稳定和实现中华民族伟大复兴的中国梦。随着科学技术的快速发展，新技术日新月异，尤其是数字技术的迅猛发展，给人们的日常生活带来了翻天覆地的变化，如何将新技术应用到老年康养领域，使老年康养服务更高效便捷，更符合老年人的生理、心理社会需求，是养老领域遇到的新问题和新机遇。

一、老年康养与老年智慧康养概念解析

（一）老年智慧康养的概念

康养即健康养老，其概念无论是内涵还是外延都非常丰富。一方面，康养可以是健康、养生和养老的统称；另一方面，康养也可以是"以养生为手段、以健康为目的"的生活活动。康养是结合外部环境条件，改善人的身心健康状态，并使其不断趋于最佳状态的生活行为。

老年康养是专门为老年人提供的养生和健康管理方法和手段，目的是使老年人减缓衰老和预防、控制疾病，改善身体机能和功能，达到健康长寿的目的。

老年智慧康养是指利用信息技术（information technology，IT）如互联网、物联网（internet of things，IoT）、移动技术、大数据（big data）、云计算、人工智能和区块链（blockchain）等现代科技手段，以老年人健康长寿为目标，以老年人生活起居、安全保障、医疗护理、健康维护、休闲娱乐、继续教育等领域为服务内容，实现老年人康养全过程服务和管理，使信息技术与老年人友好交互，在有效提升老年人生活质量的同时，充分利用老年人的经验和智慧提高信息技术适老化应用的深度和广度，帮助老年人更多地实现社会参与，增加其独立性和自主性，最终实现老年人有价值和有尊严地生活的终极目标。老年智慧康养利用信息技术手段链接老年人、社区、家庭、政府、服务提供商和医疗机构等资源，并将上述资源充分整合后，满足老年人的个体化康养需求。

总之，老年智慧康养是融合健康医疗、物联网、云计算、大数据、移动互联网等信息技术和产品，采集人体体征、居家环境等相关数据，实现家庭、社区医疗机构、康复医疗机构、健康养老机构、专业医疗机构间的信息集成、互联互通和分析处理，为老年人提供智能化、个体化、多样化的康养产品和服务，满足人民群众日益迫切的康养需求。老年智慧康养的核心是老年智慧康养解决方案，即建立老年人健康档案，对基础信息进行系统维护，便于社区、养老机构、医疗机构以及平台

对老年人进行健康管理，尤其是老年人慢病管理。根据工业和信息化部、民政部和国家卫生健康委员会三部门联合发布的《智慧健康养老产品及服务推广目录（2020年版）》分类，我国智慧健康养老产品主要包括可穿戴健康管理类设备、便携式健康监测设备、自助式健康检测设备、智能养老监护设备和家庭服务机器人等五大类。

（二）老年智慧康养发展历程

老年智慧康养概念由智能居家养老（Smart Home Care）引申而来，智能居家养老的概念源于英国生命信托基金会在20世纪80年代创建的"全智能化老年系统"（Intelligent Older System），其理念是通过智能化系统帮助老年人在日常生活中不受时间和空间束缚，借助现代科技，将各服务参与主体有机整合，通过政府、社区、医疗机构等物联网平台形成有机整体，为老年人提供高质量服务，以提高全社会的养老服务水平和服务质量。2008年，国际商业机器公司（International Business Machines Corporation，IBM）提出了"智慧地球"理念，在2010年将该理念应用于"智慧城市"，智慧城市的核心是构建由新工具、新技术支持的，涵盖政府、市民和企业的全新城市生态系统，而老年智慧康养随着老龄化进程的不断加剧，成为其中重要的组成部分。

国内的智慧康养起步于中国建筑业协会智能建筑分会在2007年颁布的《新型数字化居家式养老社区解决方案》中的"数字化养老"理念。2010年，养老领域专家首次提出"信息化养老"概念，2011年出现了"科技养老"概念。2011年9月17日，国务院发布的《中国老龄事业发展"十二五"规划》中提出：加快居家养老服务信息系统建设，做好居家养老服务信息平台试点工作，并逐步扩大试点范围。此后《关于加快发展养老服务业的若干意见》和《关于鼓励民间资本参与养老服务业发展的实施意见》等多项政策中提到"养老服务信息化建设"。2012年，全国老龄工作委员会办公室（简称全国老龄办）首次提出"智能化养老"概念，标志着智慧康养时代的开始。2013年，全国老龄工作委员会专门成立了"全国智能化养老专家委员会"，以规范智能养老服务事业与产业发展。2015年，国务院颁布的《关于积极推进"互联网+"行动的指导意见》，明确提出了"促进智慧健康养老产业发展"的目标任务，明确提出要促进智慧养老产业发展，促进智慧养老领域的快速发展。2017年，民政部发布的《智慧健康养老产业发展行动计划（2017—2020年）》提出，要加快智慧健康养老产业发展，到2020年，基本形成覆盖全生命周期的智慧健康养老产业体系，建立100个以上智慧健康养老应用示范基地，培育100家以上具有示范引领作用的行业领军企业，打造一批智慧健康养老服务品牌。上述举措标志着老年智慧康养已开始上升到国家战略层面。2017年，工业和信息化部、民政部和国家卫生计生委联合制定了《智慧健康养老产业发展行动计划（2017—2020年）》，工业和信息化部办公厅、民政部办公厅和国家卫生计生委办公厅联合发布了《关于开展智慧健康养老应用试点示范的通知》；2018年，工业和信息化部、民政部、国家卫健委员会联合公布了《智慧健康养老产品及服务推广目录（2018年版）》；2019年，国务院办公厅颁布了《关于推进养老服务发展的意见》；2021年，三部委又制定了新的《智慧健康养老产业发展行动计划（2021—2025年）》，对我国智慧养老产业进行了战略规划和部署，不仅明确了智慧养老的发展目标和要求，而且出台了相应的配套政策，不断优化智慧养老产业发展环境。

各地方政府积极响应，陆续出台了深化智慧养老发展的法规与政策，上海、江西、贵州等省市出台的《养老服务条例》，均将智慧养老建设纳入地方性法规。部分省市出台了地方性行业标准与管理规范，例如上海市出台了《智慧健康养老标准体系建设指南》团体标准，江苏省制定了《智慧养老建设规范》地方标准，浙江省绍兴市发布了《智慧居家养老服务信息平台建设与管理规范》，等等，进一步强化智慧养老的规范实施。

江苏省2019年发布的《智慧养老建设规范》是全国首个智慧养老地方性标准，为推进江苏省智慧养老标准化进程打下了基础，同时为其他地区智慧康养建设提供了参照。《智慧养老建设规范》将"智慧养老"定义为一种新型的现代养老服务模式，利用互联网、物联网、云计算、大数据、人工智能等技术手段，借助各类智能化数据采集设备和控制终端，结合不同的养老模式，通过建立信息平台打通养老服务关联的社会资源、政府资源、市场资源的各项数据，数据经过清洗、挖掘和关联后，能够促进养老服务相关的物理空间和信息空间有效融合，从而对养老服务活动做出智能响应的新型服务形态。从多维视角出发，《智慧养老建设规范》还通过建设周期、用户构成、技术及数据要素等四个角度构建了智慧养老整体概念模型。

到目前为止，我国智慧养老主要包括可穿戴健康管理类设备、便携式健康监测设备、自助式健康检测设备、智能养老监护设备和家庭服务机器人等五大类，再加上与之相配套的管理与服务系统，包括信息共享平台在内的智能康养系列产品，探索实践基于互联网平台的智慧康养综合服务模式、智能居家康养模式、社区街道医养护一体化模式等。数据显示，2021年我国的智慧康养市场规模近5.5万亿元，随着我国老龄化程度的不断加深，预计智慧康养市场规模每年将会以30%的速度增长。

（三）老年智慧康养的内容

目前中国智慧养老服务领域主要有以下六个方面。

（1）慢性病管理：慢病管理系统可以为老年人提供智能化饮食运动处方、风险评估预警等。该系统还可以对病情进行实时监测、档案管理、个体化评估、趋势分析，并给出诊疗建议、异常预警、紧急救助、康复服务等。

（2）居家健康养老：居家健康养老包括健康体检、居家环境监测、远程看护、亲情关怀、健康干预、健康评估反馈等。

（3）个体化健康管理：老年个体化健康管理包括老年人信息采集、健康计划、健康教育、健康跟踪、病情诊断、风险筛查、健康信息查询等。

（4）互联网健康咨询：互联网健康咨询包括依托互联网平台的在线健康和疾病咨询、预约挂号、院前指导、诊后跟踪等。

（5）生活照护服务：老年智慧康养服务中的生活照护服务指基于互联网平台，为老年人提供家政配餐代买等智慧便民服务和居家关怀照料等养老服务。

（6）养老机构信息化服务：养老机构信息化服务主要包括机构内老年人无线定位求助、跌倒监测、夜间监测、老年人行为智能分析、阿尔茨海默病患者防走失、视频智能联动、门禁系统联动、移动定位、消费娱乐等。还有专门针对老年人的穿戴设备，可以对老年人进行定位或远程监控，遇到突发情况时可第一时间告知看护人。

（四）智慧养老模式

自2008年全国老龄办、民政部等10部门联合发布《关于全面推进居家养老服务工作的意见》以来，全国各地政府开始积极探索新型的养老模式。各地智慧养老推进过程基本类似，但又有侧重。根据养老地点的不同，目前发展较为成熟的智慧养老模式有三种，即居家养老模式、社区养老模式、虚拟养老模式。

1. 居家养老模式　居家养老模式以搭建智慧居家养老服务平台为基础，为老年人提供综合性养老服务。居家养老模式是全世界公认的理想养老模式，国内居家养老模式目前通过以下四种服务方式开展养老服务。

（1）政府补贴：主要针对年龄较大、独居、家庭经济条件不好或身体有残疾且生活不能自理的特殊老年人，由政府发放各类优惠凭证，提供无偿或低偿的生活服务以保障老年人的日常生活需要。

（2）志愿者参与：通过志愿团体、社会组织、高校大学生志愿服务组织等机构，向老年人提供无偿服务。

（3）自愿购买：有一定经济能力、需要入户服务的老年人可以自愿购买养老服务机构的各项服务。

（4）社会认购：爱心企业或社会爱心个人实行面向老年人的认购服务，通过对达到一定时长的企业和个人减免税收等方式鼓励社会力量参与养老服务。

2. 社区养老模式　社区养老模式是以社区为平台，将社区内各种服务资源进行充分整合，为老年人提供日常生活所需的各类服务的新型养老模式。社区养老模式以社区居委会和村民委员会为核心，将社会化专业服务与非专业化服务相结合。目前社区养老模式主要有以下三种形式。

（1）组建互助小组：每一位老年人既是养老服务的提供者，又是养老服务的享受者。这种老年人间的互助行为既能让老年人有更多的社会参与感，同时又能实现他们的社会价值。

（2）建设社区服务网络：建设覆盖全社区的老年人服务网络，包括针对空巢、孤寡老年人的照顾体系，如社区医疗保健站、养老院、照料中心、文化活动中心等。由经过老年医学、老年护理学和临终关怀专业培训的医护人员为行动不便的老年人提供入户服务，让老年人可以在家享受养老服务便利。

（3）创建社区日间照料中心：由社区创办的日间照料中心，可以使有需要的老年人享受日间养老服务，减轻家属的日常照料负担，节约社会资源。

3. 虚拟养老模式　虚拟养老作为"没有围墙的养老院"，可以使老年人居家享受养老机构的全程服务。老年人可以通过拨打电话或网络将需求告知养老服务平台，平台根据老年人的要求安排专业人员为老年人提供入户服务。虚拟养老院将居家养老和机构养老的优点相融合，老年人在不占用养老院床位的情况下，享受到养老院住院服务。该模式根据老年人的经济状况、家庭状况、身体状况以及不同需求进行分层服务，不但有效保障社会困难老年人的基本养老需求，还最大限度地满足其他老年人更高层次的消费需求。虚拟养老由于适合中国国情，今后必将有较快的发展趋势。

二、老年智慧康养相关政策

我国老年智慧康养相关政策是从 2011 年国务院颁布的《中国老龄事业发展"十二五"规划》中阐述"加快居家养老服务信息系统建设"开始的。随后国家层面陆续出台了 24 部涉及老年智慧康养的相关政策（表 1-1），为养老服务的健康和快速发展提供了保障，推动了老年智慧康养事业的发展。

从 2018 年开始，天津市、河南省郑州市相继出台了《天津市智慧健康养老产业发展实施意见（2018—2020 年）》和《加快建设郑州健康养老产业实施方案（2018—2020 年)》，此后，四川省、安徽省、河北省、陕西省、云南省、福建省、广东省、重庆市、上海市、江苏省、浙江省和山东省也出台了智慧健康养老的相关政策，极大地推动了老年智慧康养事业的发展。

表 1-1　2011～2024 年老年智慧康养相关政策

发布时间	发布机构	文件名称	政策内容
2011 年 9 月	国务院	《中国老龄事业发展"十二五"规划》	加快居家养老服务信息系统建设
2013 年 9 月	国务院	《关于加快发展养老服务业的若干意见》	发展居家网络信息服务
2015 年 2 月	民政部等 10 部门	《关于鼓励民间资本参与养老服务业发展的实施意见》	鼓励民间资本参与居家、社区、机构养老服务
2015 年 7 月	国务院	《关于积极推进"互联网+"行动的指导意见》	促进智慧健康养老产业发展
2016 年 6 月	国务院办公厅	《关于促进和规范健康医疗大数据应用发展的指导意见》	推动健康医疗大数据融合共享、开放应用

续表

发布时间	发布机构	文件名称	政策内容
2017年2月	工业和信息化部、民政部、国家卫生计生委	《智慧健康养老产业发展行动计划（2017—2020年）》	建立智慧健康养老标准体系。培育100家以上具有示范引领作用的行业领军企业，制定50项智慧健康养老产品和服务标准
2017年2月	国务院	《"十三五"国家老龄事业发展和养老体系建设规划》	健全养老服务体系
2017年7月	工业和信息化部办公厅、民政部办公厅、国家卫生和计划生育委员会卫生厅	《关于开展智慧健康养老应用试点示范的通知》	支持建设一批示范企业、示范街道（乡镇）、示范基地
2018年4月	国务院办公厅	《关于促进"互联网+医疗健康"发展的意见》	开展第二批智慧健康养老应用试点示范工作
2018年7月	工业和信息化部、民政部、国家卫生健康委员会	《智慧健康养老产品及服务推广目录（2018年版）》	产品类和服务类
2018年9月	工业和信息化部办公厅、民政部办公厅、国家卫生健康委员会办公厅	《关于开展第二批智慧健康养老应用试点示范的通知》	企业申请智能养老示范点工作通知安排
2019年4月	国务院办公厅	《关于推进养老服务发展的意见》	实施"互联网+养老"行动，在全国建设一批"智能养老院"，推广物联网和远程智能安防监控技术，运用互联网和生物识别技术，探索建立老年人补贴远程申报审核机制
2019年12月	国家市场监督管理总局、国家标准化管理委员会	《养老机构服务安全基本规范》	我国养老服务领域第一项强制性国家标准，明确了养老服务机构安全"红线"，本标准的全部技术内容为强制性
2019年12月	工业和信息化部、民政部、国家卫生健康委员会、国家市场监督管理总局、全国老龄办	《关于促进老年用品产业发展的指导意见》	到2025年，老年用品产业总体规模超过5万亿元，产业体系基本建立，市场环境持续优化，形成技术、产品、服务和应用协调发展的良好格局
2019年12月	工业和信息化部办公厅、民政部办公厅、国家卫生健康委员会办公厅	《关于开展第三批智慧健康养老应用试点示范的通知》	对示范企业、示范街道（乡镇）、示范基地进行公示
2020年11月	国务院办公厅	《关于建立健全养老服务综合监管制度促进养老服务高质量发展的意见》	1. 压实机构主体责任：养老服务机构应当不断提高养老服务、安全管理、风险防控、纠纷解决的能力和水平。2. 发挥标准规范引领作用：建立健全养老服务标准和评价体系，实施养老机构服务质量、安全基本规范等标准，引领养老服务高质量发展。养老服务设施应严格执行国家工程建设技术标准规范
2021年3月	文化和旅游部、国家发展和改革委员会、财政部	《关于推动公共文化服务高质量发展的意见》	积极适应老龄化社会发展趋势，提供更多适合老年人的文化产品和服务，让老年人享有更优质的晚年文化生活

发布时间	发布机构	文件名称	政策内容
2021 年 7 月	教育部办公厅	《关于广泛开展老年人运用智能技术教育培训的通知》	充分发挥教育培训在帮助老年人运用智能技术中的作用，通过广泛开展惠及老年人的智能技术应用培训，促进老年人更新观念，提高老年人运用智能技术能力，助力解决老年人在出行、就医、消费等日常生活中遇到的实际困难，使老年人愿用、能用、乐用智能技术，为老年人跨越"数字鸿沟"提供教育支持服务，共享智慧社会带来的便利性、快捷性和智能性，不断增强老年人的获得感、幸福感和安全感
2021 年 10 月	工业和信息化部、民政部、国家卫生健康委员会	《智慧健康养老产业发展行动计划（2021—2025 年）》	创新驱动，科技赋能。加强跨学科、跨领域合作，推动物联网、大数据、云计算、人工智能、区块链、超高清视频、虚拟现实等新一代信息技术在健康及养老领域的集成创新和融合应用，提升健康养老产品及服务的智慧化水平
2021 年 11 月	民政部、国家开发银行	《关于"十四五"期间利用开发性金融支持养老服务体系建设的通知》	智慧养老服务发展。支持互联网、大数据、物联网、云计算、人工智能、区块链等技术在养老服务管理中的运用，建设社区居家养老服务信息平台，引导养老机构依托新兴技术手段构建"互联网+养老服务"和智慧养老模式。支持智慧养老产品研发推广应用，开发适老化技术和产品，重点发展适老康复辅助器具、智能穿戴设备、服务型机器人与无障碍科技产品
2021 年 12 月	国务院	《"十四五"国家老龄事业发展和养老服务体系规划》	推进"互联网+医疗健康""互联网+护理服务""互联网+康复服务"，发展面向居家、社区和机构的智慧医养结合服务。开展智慧健康养老应用试点示范建设
2022 年 6 月	国家卫生健康委员会、全国老龄办	《关于深入开展 2022 年"智慧助老"行动的通知》	切实解决老年人运用智能技术困难的决策部署，结合全国打击整治养老诈骗专项行动安排，深入开展"智慧助老"行动，切实增强老年人运用智能技术的获得感、幸福感和安全感
2022 年 7 月	国家卫生健康委员会等 11 部委	《关于进一步推进医养结合发展的指导意见》	依托全民健康信息平台和"金民工程"，建设全国老龄健康信息管理系统、全国养老服务信息系统，全面掌握老年人健康和养老状况，分级分类开展相关服务。实施智慧健康养老产业发展行动，发展健康管理类、养老监护类、康复辅助器具类、中医数字化智能产品及家庭服务机器人等产品，满足老年人健康和养老需求
2024 年 3 月	国家发展和改革委员会、民政部、国家卫生健康委员会	《"十四五"积极应对人口老龄化工程和托育建设实施方案》	开展公办养老服务机构能力提升项目，普惠养老城企联动专项行动

三、老年智慧康养的特点

根据我国经济社会发展状况和社会文化习惯,参考日本和美国等国家在支付体系和适老化建设方面的经验,我国的养老模式被定义为"9073养老模式"。该模式最早出现在2007年1月24日颁布的《上海民政事业发展"十一五"规划》中,即90%的老年人由家庭照顾,7%的老年人享受社区居家养老服务,3%的老年人享受机构养老服务。无论是当前还是未来,居家养老将成为主流养老趋势,社区养老和机构养老将成为居家养老的重要补充。因此,以居家为基础、社区为依托、机构为支撑的"9073养老模式"是我国今后相当长的一段时期内的主流养老模式。

老年智慧康养作为实现"9073养老模式"的重要手段,与以往的养老服务相比,在实施过程中有以下特征。

(一) 老年智慧康养具有高科技属性

老年智慧康养集成了大量现代信息科技,融合了老年服务技术、医疗保健技术、智能控制技术、计算机网络技术、移动互联网技术和物联网技术等,为现代信息技术提供了实践场景。

(二) 老年智慧康养具有专业化属性

老年智慧康养充分体现了以人为本的社会主义核心价值观。老年智慧康养在实施过程中将老年人的衣、食、住、行、乐、学、为等需求细化为具体的服务模块,并以此作为出发点,通过高科技、设备、设施以及人性化的科学管理方式,让老年人随时随地享受高品质养老服务。

(三) 老年智慧康养具有优质高效属性

应用现代科技与智能化设施设备,最大限度提高了老年智慧康养的服务质量和服务效率,最大限度降低了人力成本和时间成本,以较少的资源最大限度地满足老年人的养老需求。

(四) 老年智慧康养具有人文关怀属性

老年智慧康养触及老年人的心理活动和精神生活。在提供优质高效服务的同时,它更加重视老年人的精神生活,使老年生活更有意义。老年智慧康养还可以让老年人的知识、经验和技能得到再次利用和充分发挥,通过网络技术和社交网络平台,使老年人的经验和智慧重新焕发青春。

(史宝欣)

第二节 智慧康养需求与服务模式

一、不同类型老年人的智慧康养需求

(一) 不同类型老年人

1. 按老年人年龄划分 世界卫生组织(World Health Organization,WHO)对年龄的划分的最新标准是:44岁以下为青年人,45～59岁为中年人,60～74岁为年轻老年人,75～89岁为老年人,90岁以上为长寿老年人。这五个年龄段的新划分将人类的衰老期整整推迟了10年。我国现阶段仍以60岁为划分老年人的通用标准,45～59岁为老年前期,即中老年人;60～89岁为老年期,我们称老人;90岁及以上为长寿期,我们称长寿老人;100岁及以上称百岁老人。

2. 按老年人自理程度划分 通常按照老年人能否独自完成洗澡、吃饭、穿衣、上厕所、室内活动、大小便等日常活动（不是唯一标准）来衡量老年人的自理能力。能够独自完成以上六项日常活动的老年人被判定为具有自理能力的老年人，而六项日常活动中有一项及以上活动不能独自完成的老年人被认定为失能老年人。老年人有如下分类。

（1）自理老人（self-helping aged people）：自理老人指生活行为完全自理，不依赖他人帮助的老年人。

（2）介助老人（device-helping aged people）：介助老人指生活行为依赖扶手、拐杖、轮椅和升降设备等帮助的老年人。

（3）介护老人（under nursing aged people）：介护老人指生活行为依赖他人护理的老年人。

（4）失能老人（disabled aged people）：失能老人指至少有一项上述日常活动不能自己独立完成的老年人。按日常生活自理能力的丧失程度，失能可分为轻度失能、中度失能和重度失能三种类型。

（5）失智老人（dementia aged people）：失智老人指因脑部受伤或疾病导致的渐进性认知功能退化，包括记忆力、注意力、语言能力和解题能力等的退化，严重时无法分辨人、事、时、地、物的老人。

（二）康养服务模式变化

1. 智慧康养服务的概念　传统的支援型养老模式是在老年人无法正常生活时给予照料的一种基础式的照护方式，主要针对失能老人。在现阶段，我国主要是以居家养老为基础，以社区养老为依托，以机构养老为补充，医养相结合的养老服务体系。然而，面对日益严峻的老龄化进程和庞大的老年群体，我国现有的养老服务体系及服务模式已难以保障养老服务供给和需求的匹配。随着老龄化程度不断深化，现有养老模式的"单一性、碎片化"状态、不同模式服务信息对接不畅等缺点开始显现，难以适应老龄化社会（中度老龄化社会）的现实需求。即将到来的老龄化社会对我国传统的养老服务、养老服务产业提出了体系优化和模式整合升级的新要求。

借助智慧技术支撑的智慧养老模式，能有效促进养老资源的有效整合、模式变革与体系优化，从微观需求视角为老年群体提供实时、高效、智能便捷、互联互通的智慧型养老服务。随着信息技术的飞速发展与老龄化进程的同步性，中国养老模式经历了从"支援型养老"向"智慧型养老"的转变。

2. 智慧康养的特征　智慧康养是以互联网、物联网、大数据、人工智能等信息技术为依托，准确捕捉居家老年人的身心状态，并与医疗机构实现信息互通与资源共享，进而为老年人提供安全、便捷、健康、舒适的医养结合模式。该模式将生活照料和康复关怀融为一体，兼具智能化、个性化、实时化等特征。

3. 智慧康养模式的分类

（1）线上虚拟养老模式：线上虚拟养老模式是智慧康养理念应用的雏形，是在数字化信息化社会背景下，依托于互联网技术的协同治理养老服务模式，各层级的参与主体相互合作，各司其职，共同完成虚拟养老服务工作。在线上虚拟养老模式中，老年人是服务核心和最终归宿，其他主体包括政府、服务供给主体及评估监督机构。

（2）"互联网+"养老模式："互联网+"养老模式是将居家养老服务机制建设与信息技术、人工智能和互联网思维相融合，重新整合并建构老年群体的消费者身份，为老年人提供更具个性化、便捷性和智能属性的线上线下互动的养老服务模式。该模式具有两大核心点，其一是重新审视老年人作为养老服务动力主体的需求；其二是以互联网思维介入到养老服务当中，以实现社会优质资源的整合。

（3）智能居家养老模式：智能居家养老起源于西方，是以物联网技术应用为基础的居家养老模式。国外对智能居家养老的研究多数以老年群体的环境状态检测及自身健康情况监测为主。其中，德国在智能居家养老方面进行了充分的实践探索。大多数德国老年人更为偏好居家的养老环境，喜欢处于熟悉和舒适的环境中。因此步入老年后，他们多数会选择在家中接受家人或专业护理机构定期提供的流动性护理服务。智能家居系统的出现极大地降低了这部分老年人独自居家养老的风险，带来了更为自主、独立且便捷的养老服务。

随着科学化技术的不断进步，智慧康养模式会不断创新和发展，由此需要我们紧紧关注着老年人各方面的养老需求，智慧康养模式就会更加完善和丰富。

（三）智慧康养需求

1. 社会现实的需求 随着我国人口年龄结构的变化，老年生活甚至可以达到 25 年以上，这使得老年人的需求不再局限于丰衣足食，而是更为理智且更贴近人类本质的追求，即对自我的不断完善与获取社会认同。年龄结构和需求的转变赋予了老年人作为养老服务接受者更多的选择权，使得老年人的表达和需求成为养老服务关注的核心。

进入老年期后，老年人的晚年生活可分为以下几个阶段：围退休期（60～65 岁）——退休培训、获取养老知识；退休后活跃期（66～75 岁）——旅游、娱乐、学习、社交、文化；非活跃自理期（76～85 岁）——学习、社交、娱乐、应急、健康；半自理期（86～92 岁）——照料、社交、娱乐、应急、健康、管家；失能期（93～95 岁）——照护、管家。

由于区域经济差异、医疗卫生资源紧张、市场活力未得到充分激发等因素的困扰，康养服务的发展不均衡、有效供给不足、服务质量不高等问题较为突出。老年群体对生活照料、家政服务、康复服务、精神慰藉、临终关怀等多元化的养老服务需求尚未得到有效满足。作为"互联网+"时代医养结合的新形态，智能手环、智能马桶、春雨医生、好大夫在线等一系列智慧医养产品和服务正逐步走进老龄群体的日常生活，但效果如何还有待于实践检验。因此，不断了解老年用户的使用意愿和行为，使智慧康养需求更加现实和有效并不断得到发展，进而推动我国养老服务事业的健康可持续发展。

2. 养老模式的智慧需求 2011 年，我国提出的"9073 养老模式"，即 90%的老人依靠居家养老，7%的老人依靠社区养老，3%的老人依靠机构养老，确立以居家为基础、社区为依托、机构为支撑的养老服务体系。作为居家养老的核心，理顺居家养老模式，解决居家养老的信息化升级问题、实现远程医疗和移动医疗问题等都是智慧康养需求。

二、老年智慧康养需求的影响因素

（一）传统养老模式的影响因素

到目前为止，传统养老模式的影响因素主要包括三个方面：个人因素、家庭因素与社会因素。

1. 个人因素 个人因素是影响养老方式选择意愿的首要因素。个人因素包括性别、年龄、婚姻状况、文化程度、从事职业、生命质量、养老观念、身体素质、心理素质、信息素养等，其影响程度各不相同。

2. 家庭因素 从我国社会传统观念来看，老年人的生活方式更倾向于家庭生活。因此，家庭因素成为影响养老方式选择意愿不可忽略的因素。家庭因素主要包括家庭规模、家庭环境、家庭子女数、是否与子女同住、教育环境等。另外，家庭经济和生活来源也会对老年人的养老方式产生重要的影响。

3. 社会因素 国家的制度体系建设也影响着养老方式的选择，如社会养老保险制度与计划生育政策带来的变化。同样的社会资源通过不同的组合会产生不同的效用，其中制度则起着枢纽的作用，建立符合经济社会发展的养老相关制度代表了一个社会组织资源的能力。同时，由于地区差异，对于养老方式选择的现状及影响因素不同地区也不尽相同。其他社会因素还包括社区因素、环境因素、行业因素、行业产品因素等。

综上所述，现阶段对于养老影响因素的探究越来越广泛，涉及领域越来越广，但还有不少的因素需要进一步研究。随着我国社会经济的持续发展，影响养老的因素会不断完善与改进，老年人的养老方式也将越来越丰富。

（二）老年智慧康养的影响因素

1. 国家政策 从 2013 年健康养老产业政策元年以来，国家陆续出台了许多鼓励智慧养老的政策，如 2017 年由工业和信息化部、民政部和国家卫生计生委联合颁布的《智慧健康养老产业发展行动计划（2017—2020 年）》、2018 年由国务院发布的《国务院办公厅关于促进"互联网+医疗健康"发展的意见》等。随着国家对养老问题越来越重视，一系列的政策扶持必将是老年智慧康养主要的发展趋势。

2. 技术发展现状 技术支持为智慧康养奠定基础，例如智慧城市的网络基础建设实现了城市各项服务功能的技术化与信息化，基本实现了网络化全覆盖，为智慧康养的发展提供了客观条件。再如智能产品技术不断革新，如智能健康养老终端的低功耗、微型化智能传感技术，室内外高精度定位技术，健康管理终端的健康生理检测、监测技术，健康状态实时分析、健康大数据趋势分析等智能分析技术等，也在老年智慧康养领域起着重要作用。其他还有如 5G 技术的应用推动了智慧康养服务转型。在 5G 网络下，诊断和服务将突破原有的地域限制，养老资源将更加均等化。健康管理和初步诊断将家居化，个人、家庭、机构可以实现更高效的分配和对接。在 5G 时代，传统养老模式将向智慧康养服务模式转型，从而有效提升康养服务质量和水平。

除以上主要影响因素外，还有许多影响因素诸如人员、年龄、行业等，均对老年智慧康养产生影响。

（三）传统养老模式的影响因素与老年智慧康养的影响因素的关系

老年智慧康养的影响因素是建立在传统养老模式的影响因素上，利用先进的信息技术手段，开发面向居家老年人、社区、机构的物联网系统平台，提供实时、快捷、高效、物联化、智能化的养老服务。智慧康养将政府、医疗机构、服务商、个人、家庭连接起来，满足老年人多样化、多层次的需求。相比传统的养老服务，智慧康养将养老服务由人工化向智能化、自动化转变，借助信息技术将人、物、信息及服务进行充分融合，通过构建服务平台，实现养老服务的全面性、整体性和社会性。智慧康养提高了养老服务的便捷性与准确性，及时、有效地满足了老年人多样化的养老需求。

三、老年智慧康养系统构建

（一）当前老年智慧康养系统构建存在的问题

当今老龄化进程的加剧并没有给我们留有充足的准备时间，未富先老、边富边老的特征非常明显。因此，落后于时代发展的智慧康养观念使我们在科学养老、健康管理等方面的意识十分薄弱，另外受传统思想及惯性思维的影响，使得智慧康养的推进充满坎坷。

现在已经步入智慧化养老的新时代，而且是智慧康养的初期阶段。这主要得益于社会重视程度的提高与科学技术的发展已经足以支撑智慧康养系统的发展。智慧康养在养老服务中也展示出其强大的可行性和有效性。但新事物的出现总与问题相伴，目前智慧康养仍处于探索阶段，如养老资源缺乏整合与链接等，均亟待得到解决。

虽然目前世界许多国家与我国出现了大量智慧康养项目，但现阶段的智慧康养项目远未达到真正切实解决养老问题的程度，在可持续性、技术接纳程度和服务满意度等方面均存在诸多问题。主要存在的问题如下：①概念炒作盛行。市场上现有的智慧康养实践项目仍以智慧康养概念研究为主，导致实际产生的效益不高，使现有的智慧康养实践项目往往只能昙花一现，难以长久、可持续地运行。②单纯依赖技术。过分强调技术在养老服务中的作用，忽略了其他关键要素。认为任何问题都可以被技术解决。实际上一个有效的技术方案能解决实际问题取决于很多技术以外的因素，如老人的使用意愿、配套方案、应用价值、商业逻辑、合规性等。③对体验效果重视不够，从而不能进行有效的改进和提高。许多智慧康养系统构建后常常因没有真正了解用户需求，导致产品及服务使用的认可度和满意度均不尽人意。有价值的智慧养老方案往往融合多项技术，但融合并非堆砌，而应以用户的使用意愿及满意度为最终目的。目前大批智慧养老产品的设计严重地忽略了用户体验，比如，定位手环的设计者完全没有考虑过失智老人是否喜欢佩戴，腕表的设计者也没有设想过老人在紧急状况下是否还能摸到并按下微小的按钮。④产业建设整体链接不够。一个构建成功的智慧康养系统很少由单项技术、单个行业构成，而是由多项技术、多个行业融合而成，但这种融合不是简单堆砌，而是有机整合。产业只有通过系统集成工作，才能发挥出各项技术与行业的特长，进而很好地发挥智慧康养的效果。

（二）老年智慧康养系统的构建思路

1. 老年智慧康养系统的构建的整体思路　首先，需要充分发掘老年群体的各种需求，服务内容作为智慧康养系统构建的基础，做到适配于需求的服务开发。其次，由于老年人的需求在不断增加，系统构建要保持服务对象与服务系统互动的积极性与持续性，在此过程中协同各方不断优化系统服务，不断扩大自身优势，是保持自身可持续性的重要前提。再次，系统智慧化的服务模式与运行流程，保障了用户在多样化的行为环境中都能获得较高的用户体验。最后，系统通过数据共享形成的信息生态网络和产业共享构建的社会服务生态网络共同生成利于多协同主体、多服务群体的可持续价值共享生态，使得整个智慧康养系统的构建设计能持续进行良性的社会资源整合，并输出有形的意识形态价值，是智性共享的终极表达。

2. 老年群体年龄的突破　老年智慧康养系统在实践与推广过程中需要突破以年龄为老年群体划分标准的固有认知。老年智慧康养系统以全体老人为目标用户，需要突破原有的老年群体"弱势"视角以及"年龄划分"的固有思维，从更综合的角度重新审视新时代老年群体的特征和需求，以此为基础探索老年智慧康养系统构建的起点和有效路径，在运行实施过程中从产业角度出发关注产品与服务的连接，促进供应与需求的有效匹配。

3. 老年群体需求的延伸　老年智慧康养系统建设过程中需要重新定义老年群体及其需求，突破"弱势"的传统老年认知，除了做好对老年群体的生理弱势进行补偿的工作外，还需要对老年人的精神需求投入更多关注，将老年群体视为社会中年群体的延伸，以更广阔的视角为老年人提供可独立自主生活的可能性。现有的老年智慧康养系统服务中存在有效需求的落差，老年智慧康养系统构建主要停留在满足老年人的物质需求和低层次精神慰藉方面，未能顺应老年人需求的时代变迁，创造条件满足老年人的自我实现需求。基于现有的社会认知，老年人在整个老年阶段迫切需要证明其自身的存在价值以及获得自我尊重与社会尊重，因此以尊重的视角看待老年人的生活特征及优良品质，不仅可以让其发挥自身优势，满足其被尊重的需求，还可以进一步触动他们潜在需求的表达。

4. 突破技术鸿沟　信息技术的快速发展在为智慧康养助力的同时，也出现了老年群体的数字鸿沟问题。忽视数字鸿沟问题会导致智慧养老的信息化和智能化停滞不前，与社会发展水平产生巨大差异。如何保证老年人在信息浪潮中不过度掉队、数字鸿沟不持续加深、代际差异不持续加大，是老年智慧康养系统构建中不可或缺的重要组成部分。

5. 与多个产业和多项技术的结合　老年智慧康养系统构建应立足老年人在社会场景下身心健康的多层次需求，智慧技术介入以实现需求数据化，从而驱动产品服务平台的运作。老年智慧康养系统是一个产品服务整合式系统，产品服务系统的设计需要面向用户需求并整合产品和服务，关注设计的整个环节，因此产品与服务的整合系统注重对系统整体性的考虑。

（三）老年智慧康养系统构建涉及的具体内容

1. 基于管理者视角　一个城市、一个区域或者一个社区，都要建设相应的平台，该平台可以采用 Web+APP 双系统并行模式。该平台主要承担以下功能：老年人健康数据在内的数据统计、涉老资源有效调配、老年人居家外出、安全监测、老年人接受服务申请、康养服务资源分配等。

2. 基于用户视角 老年人APP，申请体能评估、康养服务、家庭养老病床等服务。

3. 基于服务者视角 服务人员APP，提供体适能评估、康养服务、上门护理等服务。

4. 基于技术支持视角 数据库，如老年人基础信息数据库、服务机构和人员数据库等；云平台、物联网、云计算等；智能设备，如养老病床设备、红外检测仪、摄像头、助老设备等。

（贺江萍）

第三节　老年智慧康养服务评价体系

评价是指通过评价者对评价对象的各个方面，根据评价标准进行量化和非量化的测量过程，最终得出一个可靠且有逻辑关系的结论。评价的过程是对评价对象的判断过程，是综合计算、观察和咨询等方法的复合分析过程。评价体系是指运用多个指标，多方面对一个参评单位进行评价的方法，又称为指数评价法或者评价体系。评价体系是指选择多个指标，并根据各个指标的不同权重进行多方面的综合评价。各指标间要有一定的逻辑关系，不但要从不同的侧面反映出参评单位的主要特征和状态，而且还要反映参评单位的内在联系。指标体系的构建具有层次性，自上而下或自下而上，层层深入，最终形成一个不可分割的评价体系。

一、构建老年智慧康养服务评价体系的作用和意义

随着我国经济社会的不断发展，人口老龄化问题越来越突出，养老体系正面临急速老龄化造成的巨大压力，存在总量供给不足、供需结构矛盾的问题。传统养老模式已难以应对目前面临的严峻形势。

伴随着新一代信息技术的研发和应用不断加快，世界已经全面进入数字化、网络化、智能化时代。在新时代，我们应充分运用信息技术手段，充分发挥社会的力量和集体的智慧，提升养老服务质量；以信息化平台为支撑，利用物联网、大数据、人工智能等技术，建立可交互的个性化智慧养老服务体系，让机构养老更加"亲民"、居家养老更加"贴心"。因此，推进智慧养老是一个全新的话题。

近年来，全国各城市在智慧养老方面进行了大量有益尝试，并取得了初步成效。比如，北京市已经搭建养老数据信息服务平台，实现了线下养老和线上养老的对接，为养老服务的供应商和政府养老资源搭建了桥梁，并引导社会资本进入居家养老服务行业。安徽省多地也正在积极开展智慧养老建设试点工作。然而，我们也看到各地在智慧养老方面的发展理念和建设水平参差不齐，多数养老服务未触及老龄群体的刚需，加之受到保守消费观念的影响，在一定程度上给推进智慧养老工作带来了困难。

基于上述问题，目前非常有必要建立一套科学系统的评价体系，从全社会老龄群体的特点和视角出发，对各地智慧养老建设与服务情况进行综合系统评价，进而指导老年智慧康养服务各方面的工作。评价工作应该通过对国内外智慧养老领域的先进做法进行全方位的深入调研，找出一般规律，并在一般规律的基础上凝练出一套完整的评价体系。只有这样才有可能对未来我国养老服务事业的发展起到积极的推动作用，让老年人从科技的发展中获益。

通过老年智慧康养服务评价体系对不同城市的老年智慧康养服务进行评价，可以找出资源配置的不同重要程度，统筹公共服务资源和社会资源解决养老问题，满足老年人养老、医疗、健康生活的需求，能有效节约养老成本、提高效率，是我国应对人口老龄化的一种战略选择。通过评价可以发现智慧康养服务模式和服务内容的不足，找出差距，进而提供精准服务，提高服务质量，最终提升老年群体的获得感和幸福感。通过评价可以为政府制定政策以及老年人购买服务提供依据，有利于从顶层设计、战略角度、全局高度推动养老服务的发展，有效实施人口老龄化国家战略，并有力解决养老民生中的重点问题。

二、老年智慧康养服务评价指标构建

根据我国老年智慧康养发展现状并结合我国老年智慧康养服务行业的特点，遵循科学、系统的合理化原则，以老年人的实际需求为依据，构建老年智慧康养服务评价指标体系。

（一）评价指标构建的原则

1. 科学性　以科学性为原则构建评价指标，要做到理论联系实际，将老年智慧康养服务理论聚焦老年智慧康养服务内容以及存在的问题，科学分析总结老年人的实际需求，构建具有高度科学性和实用性，贴近老年人实际需要的老年智慧康养服务评价指标体系。

2. 关键性　评价指标构建要建立在评价明确目标之上。指标选取时应避免无关因素，并防止其对结果产生干扰。在选取指标时，尽可能地罗列指标，从中筛选最重要的指标，使评价结果更准确。

3. 可持续性　指标内容要具备可持续性。我国老年智慧康养服务起步较晚，行业处于发展规划阶段，相应的综合评价指标体系主要是为了指导和监督养老服务行业健康发展，但尚不完善。指标体系要随着我国社会发展以及人民群众对康养服务需求的不断提高而不断完善，不断适应社会发展的新需求。

（二）评价指标构建的制度依据

老年智慧康养服务评价指标体系构建的制度依据来自政府相关部委、省市及行业协会等。

1. 中央及各部委办文件　中共中央、国务院发布的《关于加强新时代老龄工作的意见》、国务院办公厅发布的《关于切实解决老年人运用智能技术困难的实施方案》、国家标准《养老机构服务质量基本规范》（GB/T 35796—2017）等。

工业和信息化部、民政部、国家卫生健康委三部委共同印发了《智慧健康养老产业发展行动计划（2021—2025年）》和《医养结合机构管理指南（试行）》，国家发改委、民政部、国家卫生健康委三部门共同印发了《"十四五"积极应对人口老龄化工程和托育建设实施方案》，国家卫生健康委发布了《关于深入推进"互联网+医疗健康""五个一"服务行动的通知》，工业和信息化部发布了《移动互联网应用（APP）适老化通用设计规范》和《互联网网站适老化通用设计规范》等。

2. 地方政府及相关部门文件　福建省工业和信息化厅发布了《面向居家和机构的智慧养老系统接口要求》，安徽省民政厅发布了《智慧社区居家养老服务模式建设规范》等。

3. 行业协会文件　中国标准化协会发布了《智能家用电器的适老化技术》，全国家用电器标准化技术委员会发布了《用于老年人生活辅助的智能家电系统架构模型》和《适用于老年人的家用电器通用技术要求》，中国老龄产业协会发布了《移动互联网应用适老化设计要求》，浙江省物联网产业协会发布了《居家养老服务智能技术建设规范》，山东省临沂市爱国拥军促进会发布了《智慧养老管理和服务规范》，安徽阜阳市养老服务行业协会发布了《养老机构服务评价体系智慧平台管理与服务规范》和《养老机构智慧安防建设指南》。

（三）评价指标选取及赋权方法

老年智慧康养服务评价是一个综合分析评判的过程。评价指标所具有的特征包括多属性和多目标性。在其指标的确定和赋权方法上，不同研究者可以采用不同的理论模型、指标选取方法及赋权方法，下面简略加以概述。

1. 理论模型　理论模型包括服务质量（service quality，SERVQUAL）模型、结构过程结果（structure process outcome，SPO）模型、服务质量三因素扩展理论模型、服务评价（service prefection，SP）模型、马斯洛需求层次理论、多属性效用理论（multi-attribute utility theory，MAU）。

2. 指标选取方法　包括文献研究法、德尔菲法（Delphi method）、质性研究法、专家会议法、焦点小组法（focus group method）。

3. 指标赋权方法 包括层次分析法（analytic hierarchy process，AHP）、德尔菲法、专家会议法、G1 法、熵权法、多元线性回归法。

三、老年智慧康养服务评价指标体系应用

在科学、系统地构建老年智慧康养服务评价指标体系时，应在多主体参与、多资源协同、全局性支持的模式下，对老年智慧康养服务的全过程、全环节进行规范和优化。结合老年用户在应用端上的特征，构建老年智慧康养服务评价体系，以实现老年智慧康养服务全过程的评估。由于我国老年智慧康养服务起步较晚，行业处于发展规划阶段，目前还没有一套统一的、科学的、系统的老年智慧康养服务评价指标体系。有学者从不同角度对老年智慧康养服务评价指标体系进行了有意义的探讨和研究，为后期建立统一系统的评价体系奠定了基础。下面介绍三个关于老年智慧康养服务评价指标体系的研究，这些研究从不同视角出发，并探讨其实际应用。

（一）城市老年智慧康养服务评价体系

1. 评价指标的选取和确立 《智慧养老评价指标体系研究》通过借鉴"投入–产出"理论、智慧养老产业链以及智慧城市指标体系相关研究，初步拟定三级指标构成指标体系，再采用两轮德尔菲法考核，搭建了由"硬件应用、服务内容、服务模式、基础建设"共同构成的三级智慧养老评价指标体系（表 1-2）。

表 1-2 智慧养老评价指标体系

一级指标	二级指标	三级指标
A1 上游（硬件应用）	B1 可穿戴设备（wearable device）	C1 手环、腰带、胸带类设备普及率
		C2 手表类设备普及率
		C3 服饰内置类设备普及率
	B2 智能监护服务设备	C4 智能康复设备普及率
		C5 智能意外监测设备普及率
		C6 智能养老照护设备普及率
	B3 便携式健康检测设备	C7 心电、血压、血糖类检测设备普及率
		C8 基层诊疗随访设备普及率
		C9 体温、体重/体脂类设备普及率
	B4 自助式健康检测设备	C10 自助健康体检设备普及率
		C11 智能健康筛查设备普及率
		C12 全自动红外测温设备普及率
A2 中游（服务内容）	B5 生活照料	C13 家政服务机构数量
		C14 家庭护理机器人数量
	B6 健康管理	C15 健康档案建档率
		C16 健康信息查询水平
		C17 健康指导及干预率
		C18 紧急救援率
	B7 价值实现	C19 老年大学个数
		C20 体育健身场地个数
		C21 老年兴趣课堂数
		C22 老年人集体活动数
	B8 人文关怀	C23 在线心理危机干预水平
		C24 在线情绪疏导水平
		C25 在线沟通交流水平

续表

一级指标	二级指标	三级指标
A3 下游（服务模式）	B9 居家养老	C26 居家健康跟踪系统数量
		C27 家庭医生数量
		C28 日间照料中心数量
	B10 社区养老	C29 信息化监护服务覆盖率
		C30 信息服务系统覆盖率
		C31 小区监控传感器安装率
		C32 物业管理系统信息化水平
	B11 机构养老	C33 养老机构与服务设施数量
		C34 健康管理质量水平
		C35 食宿服务水平
A4 底层（基础建设）	B12 智慧基础建设	C36 无线网络覆盖率
		C37 光纤接入覆盖率
		C38 3S[区域服务器（region server，RS）、地理信息系统（geographic information system，GIS）、全球定位系统（global positioning system，GPS）]设备覆盖率
		C39 智能电网铺设率
		C40 信息与通信技术（information and communication technology，ICT）资金投入率
	B13 养老基础建设	C41 养老建筑总面积
		C42 固定资产投资额
		C43 养老专业人才数量
	B14 医疗基础建设	C44 老年医院数
		C45 医疗床位数
		C46 远程医疗系统覆盖率
		C47 医疗专业人才数

2. 智慧养老指标说明

（1）上游：硬件应用包括智慧养老产品的应用和普及。智慧养老产品可随时收集老年人的个体与生理数据，通过整合数据和养老资源，向老年群体提供个性化和智能化服务。硬件应用主要包含可穿戴设备、智能监护服务设备、便携式健康检测设备和自助式健康检测设备 4 个二级指标。可穿戴设备为老年人提供身体特征检测和定位功能。智能监护服务设备可检测老年人的意外情况，为失能和失智老人提供辅助作用。便携式健康检测设备可检测老年人的身体健康指标，便于基层医务人员的随访。自助式健康检测设备对老年人身体指征进行测量与筛查。

（2）中游：服务内容包括专门针对老年群体提供的智能康养服务。服务内容主要包含生活照料、健康管理、价值实现和人文关怀 4 个二级指标。在生活照料方面，可基于互联网平台提供家政服务和生活辅助等服务。在健康管理方面，可提供个性化的健康指导方案，为高风险老年人提供紧急救援服务。在价值实现方面，除充分考虑老年人学习和娱乐的需求外，还满足老年人价值实现的需求。在人文关怀方面，包括关注老年人的心理健康状况，降低心理风险等内容。

（3）下游：在服务模式方面，随着时代变化传统养老模式逐渐已无法满足新型养老需求。智慧康养在传统养老的基础上，以家庭为核心，以社区为依托，融合公共卫生体系，合理配置公共医疗资源。在居家康养层面，可发挥基层的健康管理作用，提供家庭医生的服务，建立居家健康跟踪系统，便于及时更新健康数据并导入医疗体系，发挥日间照料中心的作用，促进居家医养结合的开展。在社区康养层面，以物联网、互联网为依托，搭建智慧养老服务平台，提高康养效率和服务质量。机构康养是专业性的养老场所，智慧康养使养老机构实现信息化，为机构内的老年人提供智能化和个性化的服务，从而提高养老质量。

（4）底层：在基础建设方面，在传统养老的基础上智慧康养利用物联网等新兴技术对老年人的生活、健康和医疗卫生等方面进行管理。智慧康养的长期发展与牢固的基础建设投入水平密切相关，这就涉及智慧基础建设投入、康养基础建设投入及医疗基础建设投入。从物力、财力、人力三方面进行分析，在智慧基础建设层面，采用无线网络覆盖率、光纤接入覆盖率、3S（RS、GIS、GPS）设备覆盖率、智能电网铺设率以及 ICT 资金投入率 5 个指标。康养基础建设采用康养建筑总面积、固定资产投资额、康养专业人才数量 3 个指标。医疗基础建设采用老年医院数、医疗床位数、远程医疗系统覆盖率、医疗专业人才数 4 个指标。

3. 赋权方法　在评价智慧康养系统的实用性、科学性时，一般采用主观赋权法、客观赋权法和组合赋权法。从实践角度而言，更多采用主观赋权法，具体的方法一般采用 AHP 确定权重系数。AHP 是一种定性与定量相结合的计算权重的研究方法，采用两两比较建立矩阵，利用数字大小的相对性，即数字越大权重就会越高的原理，最终计算出每个因素的重要性。AHP 比较适用于难以用定量方法分析的问题。

4. 分析和评价　通过指标体系评价，一级指标的重要程度依次为上游（硬件应用）、下游（服务模式）、底层（基础建设）、中游（服务内容）。这意味着智慧康养建设应该注重硬件设备的研发和普及以及服务质量的提升，避免将大量的资源投入到底层的基础建设中。中游（服务内容）的重要程度最低，这说明在现阶段服务内容仅作为智慧康养建设的辅助性因素。由于智慧康养相关产业的发展处在初步阶段，智慧养老的服务内容还存在局限性、单一性的问题，未来随着智慧康养的进一步发展，其权重可上升空间较大。在二级指标中，排在前五的依次为居家康养、社区康养、机构康养、可穿戴设备、智能监护服务设备，这进一步印证了智慧康养建设应注重服务模式和硬件应用，居家康养是我国的主要养老模式。目前我国的智慧康养以家庭为核心，以社区为依托，为老年人提供社会化服务，可弥补机构康养供给不足的问题，具备较大的发展空间，应该予以重视。可穿戴设备以及智能监护服务设备可以给老年人提供定位、监测、辅助等功能，可在不影响老年人正常活动的情况下提供个性化服务，能有效提高智慧康养的质量，推动智慧康养的发展。在三级指标中，排在前五的依然是服务模式和硬件应用。通过系统评价，智慧康养的设计应注重硬件设备研发和推广，应重视康养服务质量的提升，避免将大量的资源投入底层的基础建设中造成浪费。

（二）老年智慧康养（居家）服务评价体系

1. 质量模型　有专家通过文献研究法和专家会议法，提炼出智慧居家养老服务质量的构成维度，并综合 SERVQUAL 模型和 SERVPERF 模型，构建了智慧居家养老服务质量模型。基于该模型，他们开发出智慧康养居家服务质量测量表（表 1-3）。

表 1-3　智慧康养居家服务质量测量表

维度	代码	测量题项	题项来源
有形性（T）	T1	提供的餐饮色香味良好	SERVQUAL 量表定性访谈
	T2	服务人员服装整洁	
	T3	救援人员设备先进	
	T4	监控监测设备完善，技术先进	
	T5	有完善的休闲娱乐设施	

续表

维度	代码	测量题项	题项来源
可靠性（RL）	RL1	提供的餐饮营养搭配合理	SERVQUAL 量表定性访谈
	RL2	康复服务人员熟练掌握康复护理技能	
	RL3	服务人员有专业的心理疏导技能	
	RL4	能够监测您的健康指标，有效预警健康隐患	
	RL5	一键求救，提高求救效率，保障救助成功率	
	RL6	子女可以随时获得您的个人数据，让双方都感到安心	
及时性（RP）	RP1	对于约定好时间的服务项目（比如送餐、清洁）能够按时提供	SERVQUAL 量表定性访谈
	RP2	服务人员能够第一时间响应您的要求	
	RP3	对于不能立即处理的问题，服务人员能够给出确切的服务时间	
	RP4	当服务过程出现错误时，服务人员能及时补救	
移情性（E）	E1	会按照您的身体状况和出行要求定制出行方案	SERVQUAL 量表定性访谈
	E2	会按照您的口味、身体状况、经济情况配菜定价	
	E3	会按照您的健康状况和需求，制订康复计划，提供护理服务	
	E4	会按照您的个人需求特点提供特定服务方案	
易用性（EU）	EU1	智慧养老系统和设备的使用与操作简便易学	定性访谈
	EU2	服务平台的使用很容易掌握	
	EU3	操作这些设备不会让人觉得浪费时间	
	EU4	家人能够熟练运用智能养老系统和设备	

2. 赋权方法 采用 G1 法确定智慧居家康养服务质量评价指标的主观权重，采用熵权法确定评价指标的客观权重，对主观权重和客观权重进行组合赋权。

3. 评价和应用 利用已建立的智慧居家康养服务质量评价指标，对广州市智慧居家康养服务质量进行测评。评测结果显示，广州市智慧居家养老服务处于"有点满意"的评价水准，这说明广州市智慧居家康养整体服务质量仍然处在起步阶段。5 个维度的权重从高到低依次为可靠性＞移情性＞及时性＞易用性＞有形性，这表明在智慧居家康养服务行业中，消费者最为重视服务的可靠性，最不重视康养服务的有形性。从权重数值上看，可靠性维度在所有维度中占比最大，占比接近一半，这说明改进服务可靠性对整体服务质量评价的提升最为有效，例如增加监测健康指标的数目，提供更全面的健康预警系统；组织老人及其家人进行常规医疗操作演习；等等。提升整体服务质量的另一个关键是推动智慧居家康养定制化，权重计算结果表明服务移情性的重要程度仅在可靠性之后，排名第二位，这说明随着消费者物质生活水平的提高，老年人对服务产品的要求不再局限于经济性，满足康养服务市场的定制化需求是提升整体服务质量的新路径。从评价结果上看，移情性的平均值在所有维度中排位最低，这说明现阶段智慧居家康养机构在按照个体需求特点提供定制服务这一环节上最为薄弱，移情性维度的重要性较高意味着通过改进服务质量的移情性能够有效提升整体服务质量。例如，为每个老人建立详细的客户数据库，记录饮食口味、颜色偏好、性格特点等特征，为老人打造真正适合的服务项目。智慧居家康养服务比普通居家养老服务在资讯技术支援上更有优势，大力提升服务的移情性是智慧居家康养服务未来的发展方向。

建立智慧居家康养服务质量评价体系，促进服务体系的建设，从而推动智慧居家康养服务商业模式的健康发展，打造真正意义上的"没有围墙"的养老院，让老人足不出户就能获得各项生活帮助。

（三）老年智慧康养（机构）服务评价体系

1. 评价指标来源 《产业链视角下湖南省智慧康养服务的综合评价》在智慧康养服务评价指

标选取中，以《老年人社会福利机构基本规范》、《养老护理员（试行）》（GZB 71-2002）和《老年人建筑设计规范》为基本依据，参照民政部印发的《养老机构"两规范一标准"检查表》和国家标准委制定的《服务业标准化试点评估计分表》，结合部分康养服务机构的标准体系文件进行编制。同时，他们按照湖南省民政厅最新印发的《湖南省省级社会福利机构评定标准》《湖南省养老机构规范化建设指引》等文件的具体要求对指标进行了修正，保证了指标的准确性和有效性（表 1-4）。

表 1-4　老年智慧康养（机构）评价指标体系

一级指标	二级指标	三级指标
机构养老（A）	B1 机构条件	C1 基础设施
		C2 员工培训
		C3 服务人员
		C4 服务收费
		C5 优惠政策
		C6 环境卫生
		C7 区位交通
	B2 生活照料	C8 食品营养健康
		C9 照料规范/标准
		C10 清洁/沐浴服务及时
		C11 服务需求快速/良好
		C12 个性化服务
	B3 医疗保健	C13 快速/绿色就医通道
		C14 专业护理服务
		C15 智能医疗设备配置齐全
		C16 医疗诊断迅速准确
		C17 个性化医疗保健服务
	B4 精神慰藉	C18 服务人员主动关心老人
		C19 娱乐、休闲活动丰富
		C20 经常有志愿者前来慰问且效果良好
		C21 及时获得心理疏导服务
		C22 文化娱乐活动丰富
	B5 服务要素	C23 智慧康养服务平台系统功能齐全
		C24 养老机构与智慧康养服务平台资源共享
		C25 智慧康养服务平台系统运行稳定安全
		C26 专业技术团队保障平台运行
	B6 服务链条	C27 配备多种服务链条设备
		C28 服务链条设备符合老年人需求和喜好
		C29 通过服务链条设备进行服务需求表达、评价、投诉

2. 赋权方法　赋权采用 AHP 确定权重系数。

3. 评价和应用　喻琨等人选取了湖南省 5 家康养机构，对其智慧康养服务进行了全面系统的分析。基于 AHP-模糊综合评判模型的综合评价，得出湖南省康养机构智慧康养服务得分为 79.1 147分。这说明，湖南省康养机构智慧康养服务在养老机构服务中处于中上水平，康养机构智慧康养服务水平能够满足湖南省老年人对康养服务的基本要求。同时，这也反映出湖南省康养机构智慧康养服务尚处在发展阶段，在机构条件现代化、生活照料的标准化上存在着短板，需要在今后的工作中不断改进。对于评价良好的智慧康养服务要素来说，未来应秉承个性化、特色化的原则，深入挖掘特色，促进智慧康养服务质量的提升，从而让更多的老年人享受到更加优质、体贴的服务。

（邵泽生）

第四节　老年智慧康养国际国内现状与发展趋势

一、老年智慧康养的时代背景和科技支撑

党和政府高度重视老龄工作，实施积极应对人口老龄化的国家战略，把积极老龄观、健康老龄化理念融入经济社会发展全过程，提升广大老年人的获得感、幸福感、安全感。随着经济社会发展和老龄化进程加快，传统养老模式难以适应新时代老年人日益多元化的康养需求，深度融合新一代信息技术、丰富智能产品和服务供给的智慧康养服务顺应时代发展应运而生，大力发展老年智慧康养成为推进健康中国建设和构建和谐社会的内在要求。

（一）老年智慧康养的时代背景

1. 国家政策指导　2019 年，中共中央、国务院印发《国家积极应对人口老龄化中长期规划》，明确指出打造高质量的为老服务和产品供给体系，强化应对人口老龄化的科技创新能力，该规划是到 21 世纪中叶我国积极应对人口老龄化的战略性、综合性、指导性文件。

2021 年 3 月颁布的《中华人民共和国国民经济和社会发展第十四个五年规划和 2035 年远景目标纲要》确立了积极应对人口老龄化的国家战略地位，实施积极应对人口老龄化国家战略。对完善养老服务体系作出详细规划，提出构建居家社区机构相协调、医养康养相结合的养老服务体系，完善社区居家养老服务网络，加大养老护理型人才培养力度，健全养老服务综合监管制度，开发适老化技术和产品，培育智慧养老等新业态。2021 年 11 月，中共中央、国务院印发的《中共中央　国务院关于加强新时代老龄工作的意见》指出，要健全养老服务体系，创新居家社区养老服务模式，进一步规范发展机构养老；完善老年人健康支撑体系，提高老年人健康服务和管理水平，加强失能老年人长期照护服务和保障，深入推进医养结合；促进老年人社会参与，扩大老年教育资源供给，提升老年文化体育服务质量，鼓励老年人继续发挥作用；积极培育银发经济，发展适老产业。同时，该意见强调要把积极老龄观、健康老龄化理念融入经济社会发展全过程。

2. 老龄化进程加快　根据《第七次全国人口普查公报》，60 岁及以上人口为 2.64 亿，占总人口的 18.70%。据测算，"十四五"时期，60 岁及以上老年人口总量将突破 3 亿，占比将超过 20%，我国进入中度老龄化阶段。2035 年左右，60 岁及以上老年人口将突破 4 亿，占比将超过 30%，我国将进入重度老龄化阶段。可见，我国老龄化进程加快，老龄化趋势日益严峻，健康养老问题不仅是国家高度重视的民生问题之一，而且成为老年群体关注的热点。

从中国统计年鉴公布的数据来看，2020 年 60～69 岁的老人占总人口的 10.46%，70～79 岁的老人占 5.74%，80 岁以上的老人占 2.54%。低龄老年人口数（60～69 岁老人）占老年人口总数的 55.83%，中龄老年人口数（70～79 岁老人）占 30.61%，高龄老年人口数（80 岁及以上老人）占 13.56%，低龄老年人口数超过中高龄老年人口总数。我国老年人口年龄结构相对较年轻，为老年智慧康养提供了现实可行性。

3. 康养需求日益多元化　老年人对康养的需求日益多元化，不仅体现在康养服务内容方面，而且体现在对康养服务的便捷性、专业性、有效性、参与性需求的提升。

进入老年阶段后，老年人在生活娱乐、角色转变、预防康复、疾病诊疗、社会参与、价值实现等方面与过去相比都有所不同。职场退休引起生活娱乐和个体角色的转变，慢性病和其他各类疾病

患病率的提高促使老年人更加关注疾病的预防、诊疗和康复，康养观念的转变使老年人对社会参与和价值实现的需求越来越强烈，传统的康养服务不再适应老年人快速发展的需求。推动物联网、大数据、云计算、人工智能、区块链、超高清视频、虚拟现实（virtual reality，VR）等新一代信息技术在康养领域的集成创新和融合应用，提升智慧康养产品和服务供给水平。

在家政、保洁、用餐等服务中，老年人更希望根据自身实际情况选择个性化服务，而不是在体验过入户服务后再进行调整，互联网信息服务平台满足了这种需求，增强了康养服务的便捷性。在医疗保健、安全救护等服务中，老年人更倾向能够自行随时监测各种慢性病的指标，对饮食和运动进行健康管理，对居所和个人安全进行智能监控和报警，这些都可以依靠现代信息技术、智能产品和供给服务来实现，从而增强了康养服务的专业性，并提升了康养服务质量。在精神和心理慰藉服务中，智能机器人聊天、远程心理咨询、网络交友等方式更有助于老年人获得归属感，提升了康养服务的有效性。实现个人的社会价值和自我价值是很多低龄老年人的强烈愿望，扩大教育资源供给、搭建信息共享平台，为老年人提供了更多参与公共事务、社区治理、志愿服务等的机会，提升了康养服务的参与性。

不同年龄阶段的老年人对康养需求的侧重点和程度也有差异。低龄老年人侧重社会参与、价值实现、文娱生活、智慧旅居、健康监测等，中龄老年人侧重日常生活照护、医疗监测、安全监测等，高龄老年人侧重长期照护、专业医疗服务、心理疏导等。这些需求更加需要强化信息技术的支撑作用，提升产品供给能力和数据应用能力，推动智能产品的适老化设计，并丰富智慧康养服务的内容。

（二）老年智慧康养的科技支撑

1. 大数据和云计算技术 大数据技术的关键是采集、存储、处理、挖掘数据，以数据规模庞大、数据类型多样、传输速度很快、价值密度较低为主要特征。云计算技术是通过互联网使多个物理分散的服务器在连接后形成高性能计算资源池，对大体量数据进行处理和共享计算，高效完成任务并反馈。在老年智慧康养中，运用大数据和云计算技术对老年人进行健康管理，全面采集老年人的身体状况数据、各类慢性病指标数据，高效实时监控和记录，同步并行处理和分析，作出即时准确的健康评估，提供更加智能化、有针对性的健康指导，随时进行健康提醒和报告。基于大数据和云计算技术，可以实现远程医疗服务，老年人的各项检查数据和信息能够及时传输和共享，对数据进行建模分析和信息挖掘，可以发现疾病之间的关联性，从而有效提高诊疗效率和准确率。

2. 物联网技术 物联网技术是通过射频识别（radio frequency identification，RFID）、红外感应、全球定位、激光扫描等系统，将终端设备与互联网连接，实现智能化识别、定位、追踪、监控和管理。在老年智慧康养中，通过智能手环、移动 APP、心电记录设备、智能化家用血压计、呼吸监测仪、睡眠监测仪、跌倒监控装置等，对老年人的血压、血氧、血糖、心率、睡眠、行动能力等进行实时监控，发出警报，推送就医提醒给个人或者与老年人联通的卫生服务救治系统，在就医过程中提供详细的相关数据，帮助医生快速且有效地作出诊断。

3. 互联网技术 互联网是以一组通用的协议互相连接在一起的网络。互联网技术突飞猛进，在老年智慧康养中发挥着重要作用。通过互联网获取各种资讯，满足便捷化就医需求，实现智慧旅游。老年人充分运用互联网获取人文艺术、养生保健、社区治理、兴趣爱好等方面的信息，丰富老年生活，提升生活品质。通过互联网智慧医疗信息化平台，查找科室和医生，实现在线问诊，医生根据患者的病情描述或者大数据提供的既往病史情况，提出诊疗意见或者开具处方，待处方审核通过后配送药品或者转到线下就医。通过旅游服务线上平台，查看景区介绍、美食风俗、交通住宿等信息，运用 GPS 定位和导航，根据个性化需求定制旅游项目，体验互联网技术带来的更加智能化的智慧旅游。

4. 区块链技术 区块链是一种按照时间顺序将数据区块以链条的方式组合形成的数据结构，具有分布式、不可篡改、可追溯、安全性、匿名性等特性。将区块链技术运用到智慧医疗领域中，可以解决数据存储、电子病历流程管理、隐私保护等问题，实现医疗数据在多方实体之间的存储与安全共享。基于区块链技术的养老资源优化，有助于整合和共享资源，实现资源的透明化。在智慧康养社区信息化系统建设中，使用区块链技术设置智能管家、健康数据检测、医保理赔、财务管理等模块，保证了相关数据的安全和隐私。区块链技术在老年人社会参与方面也有裨益，可有效降低老年人的社会参与成本，提升自主性和信任度，保障安全性。

5. 人工智能技术　人工智能是研究、开发用于模拟、延伸和扩展人的智能的理论、方法、技术及应用系统的技术科学，其主要研究包括机器人、语言识别、图像识别、自然语言处理等。在老年智慧康养中，人工智能可以帮助老年人跨越数字鸿沟，解决他们在获取信息、收集归纳信息以及辨别判断信息时遇到的困难，采用声光文字等方式协助老年人从网络终端获取信息，通过适老化设计的语言文字和图像处理功能方便老年人理解和使用，同时筛选过滤有风险的信息防止老年人受骗。人工智能机器人在老年人日常照护中也至关重要，聊天陪伴机器人与老年人交流、沟通，纾解情感，缓解孤独，释放压力，提升人文关怀；认知训练机器人识别基本信息，提醒定期服药，完成吃穿、清洁等基本生活内容；辅助康复机器人协助老年人进行康复训练，恢复机体运动功能。人工智能还可以帮助老年人预控疾病，识别疾病危险因素，预测评估疾病，预防延缓疾病发生。

二、国内老年智慧康养现状与发展趋势

（一）国内老年智慧康养现状

1. 整体情况

（1）智慧康养产业发展：在民政部颁布的《智慧健康养老产业发展行动计划（2017—2020年）》的指导下，我国智慧康养产业飞速发展，已建成多个养老示范项目，主要聚焦于慢性病管理、居家健康养老、个性化健康管理、互联网健康咨询、生活照护与信息化康养服务六大领域。

（2）智慧康养服务体系建设：指导推动各地在区县层面建设连锁化运营、标准化管理的示范性居家社区康养服务网络，建设街道（乡镇）区域康养服务中心和社区嵌入式养老服务机构。截至2022年第一季度，全国社区康养服务机构和设施32万个，床位308万张，分别占到全国康养服务机构设施数和床位数的88.9%、38%。2021年、2022年，投入22亿元支持84个地区开展居家社区基本康养服务提升行动。医养结合的标准规范体系初步建立，开展社区医养结合能力提升行动，增加居家社区医养结合服务供给。截至2021年底，全国医养结合服务签约数是2017年的6.6倍；两证齐全医养结合机构数较2017年增加76.7%。

（3）智慧康养产品研发：积极研发高科技、智慧型的康养产品。2021年，我国智慧健康养老领域新申专利共1116项，其中发明专利513项，互联网、物联网、人工智能、虚拟现实等新型技术，正在被逐步应用到养老用品中。

2. 部分省市情况

（1）北京：以打造五级战略服务体系为主，旨从设备、智护、养老、救护、监控等角度多层次、多架构提供智慧康养服务。"北京通e个人"APP是我国第一个老年居民个人信息化综合应用平台，北京通-养老助残卡整合了政策性津贴发放、社会优待、市政交通一卡通和金融借记账户等功能，"北京通e个人"APP与北京通-养老助残卡相对应，将老年人的政府补贴和养老服务融合在一张支付卡上，老年人可以直接使用政府补贴购买养老服务。

（2）上海：智慧康养服务起步早、发展快，获批4个区级全国智慧健康养老示范基地，有3个智慧健康养老产品、3项智慧健康养老服务被列入国家推广目录。在区级层面，重点依托一张养老"电子地图"、一个监管平台、一个服务平台和一个交易平台的"一图三平台"，打造智慧养老新模式。在社区层面，重点实施社区居家养老智能应用场景建设，推广包括安全防护、照护服务、健康服务、情感关爱等内容的适老智能产品和供给服务，使老年人乐享、共享智慧数字生活。

（3）浙江：宁波形成了"互联网＋医疗"云端医疗、"甬城智慧康养服务平台"等各具特色的居家养老模式。乌镇形成了"智慧养老2+2"新模式（智慧养老综合服务平台和远程医疗诊疗服务平台+综合养老服务中心和社区卫生服务站）。智慧康养综合服务平台主要是利用阿里云服务器、社交软件、APP 等对家中老人进行远程监控；乌镇远程医疗服务平台是浙江省首家互联网医院；综合养老服务中心是以社区为基本单元的专业化综合康养中心，提供生活服务卡和养生医疗类服务；社区卫生服务站提供代办预约、健康检查宣讲、慢性病防治、远程诊疗、护理疗养等服务。

（4）厦门：形成了"平台—照料中心—社区服务站—助老员"四级居家养老服务网络一体化，推进居家养老服务专业化、标准化、功能化。以智能养老"平安铃"终端设备打造为主，大力加强智能设备投入，充分发挥智能产品在智慧养老中的作用。

（5）福州：福州市智慧健康养老平台是全国首个集服务与监管为一体的市县两级、互联互通、分级管理的综合性服务监管平台，涵盖养老服务机构管理应用、公众养老服务应用、政务业务及政务管理应用等方面。2022 年 3 月，福州市养老服务指导中心与通联支付合作的"支付+云商通"解决方案成功上线，助力康养服务平台升级。

（6）兰州：构建智慧健康养老服务平台，拥有智能化管理模块，多元化、人性化服务模块，服务内容包括生活服务、安全救援、精神关怀等。智能居家康养平台可以提供健康监测、慢性病预防管理、诊疗康复、远程会诊等服务。建成新型虚拟养老院，通过一个指挥平台、一部热线电话、一批加盟企业，实现足不出户便可享受专业化、标准化康养服务，服务项目涵盖五大类 60 项，该养老院被老年人亲切地喻为"没有围墙的养老院"。

（二）国内老年智慧康养发展趋势

《智慧健康养老产业发展行动计划（2021—2025 年）》指出："到 2025 年，智慧健康养老产业科技支撑能力显著增强，产品及服务供给能力明显提升，试点示范建设成效日益凸显，产业生态不断优化完善，老年'数字鸿沟'逐步缩小，人民群众在健康及养老方面的获得感、幸福感、安全感稳步提升。"以新技术为支撑已经成为老年智慧康养未来的发展方向。

现代社会已经步入信息化时代，推动了新一代信息技术与健康养老的融合发展，并增强了大数据、云计算、物联网、互联网、区块链、人工智能等关键技术的集成创新和融合应用能力。例如，融合运用大数据、云计算、物联网技术，实现医疗卫生服务资源的优化配置；运用大数据和人工智能技术，提升智能机器人的精准识别能力、环境感知能力、自主学习能力，在老年人生活照料和精神慰藉中发挥更有效的作用；区块链技术未来用于诊疗历史追踪和全民医疗大健康，在养老金融方面可以将个人、家庭、金融机构和政府联系在一起，为老年人提供精准的金融产品和服务；综合运用信息技术，实现医卫上云，增加诊疗的准确性和全面性。

丰富智慧健康养老产品种类，拓展适老化家居及适老化养老产品，重点发展具备血压、血糖、血氧、心电等检测监测功能的健康管理类智能产品，加强康复评估、肢体康复训练、智能轮椅、助听器等康复辅助器具类智能产品的设计研发，大力发展防跌倒、防走失、智能护理床、睡眠监测仪等具有行为监护、安全看护等功能的养老监护类智能产品。

提升智慧健康养老服务供给能力，进一步拓展应用场景、创新服务模式，建立健康教育、预防保健、疾病诊治、康复护理、长期照护、安宁疗护"六位一体"、综合连续、覆盖城乡的老年健康服务体系。重点发展远程医疗、个性化健康管理、互联网+护理服务、互联网+健康咨询等智慧健康服务。深化医养资源共建共享，加大居家社区医养结合服务供给，提升社区康养服务和医疗服务能力。加强综合性医院老年医学科建设，到 2025 年，二级及以上综合性医院设立老年医学科的比例达到 60%以上，建成老年友善医疗卫生机构约 2.1 万个，设有安宁疗护科的医疗卫生机构将超过1000 家。

拓展智慧养老场景，推动新一代信息技术和智能设备在居家、社区、机构等康养场景集成应用，打造家庭康养床位、智慧助老餐厅、智慧养老院等智慧养老场景，创新互联网+养老、"时间银行"互助养老等智慧康养服务，提升康养服务质量。

完善信息服务平台，优化升级智慧康养产业，加快构建政产学研用深度融合的产业生态，打造集生活照护、健康管理、医疗服务于一体的医养康养新模式，兼具旅游、医疗、养生、"互联网+"

等多产业融合发展。推动康养产业与旅游业、养生保健、研学融合发展，打造休闲康养、银色康养、研学康养。

三、国际老年智慧康养现状与发展趋势

（一）国际老年智慧康养现状

1. 日本 充分运用信息技术和智能产品，对各类数据进行收集、分析和处理，建立有效的信息网络，将智慧康养纳入医疗、公共卫生、护理等整体工作中，提升老年智慧康养水平。

通过信息技术的整合应用和智能产品的集成创新，构建生态友好宜居型智能社区和智能建筑。智能社区与医院、诊所、药房建立网络连接，提供医疗、护理、配药等一站式服务，大大方便了老年人的日常生活。智能养老院配备了各种感应装置，如离床感应器、自动感应式马桶、电动入浴、动作探知感应器、宠物机器人、远程医疗诊断等高科技设施，为老年人提供了智能化起居照料、行为辅助、精神关怀、诊疗护理等优质服务；囊括日常生活方方面面的感应装置、及时传输数据的终端系统、贴身服务的智能化机器人，极大地提升了智能养老的专业性和有效性，使老年人体验到科技带来的便捷生活。此外，医院中另设机构长期照护老年人，在康复护理方面体现了医疗技术和器械设备的独特优势，并为处于康复期的老年人提供茶话间、健身房、文娱室、花房等，既满足了老年人的功能需求，也赋予了老年人家的归属感。

日本的医学馆整合医疗管理服务、介护服务、培训服务、日常协助服务，围绕老年人的医疗护理、养生保健需求，培养具有专业技能的人才，为康养服务的可持续发展储备了人才。

2. 英国 建立"社区照护"型居家康养模式，政府支持，社会、市场、志愿者等多元主体全面参与。按照是否能够自理将老年人分类，建立完善的健康信息档案，以便提供更加精准、更加优质的医护服务。为老年人提供生活照料、医疗保健、物质支持、生活关怀等服务，具体包括家政卫生、送餐助浴、疾病预防、养生保健、疾病诊疗、适老性环境改造、无障碍设施、文娱活动等。全智能老年公寓采用智能化设计，实现了老年人基本生活的智能化，老年人的生活自理能力得到了很大提高，其生活质量得到了有效提高。

3. 德国 构建技术集成的康养大数据平台，连接各种智能设备，收集数据并进行分析处理，不断优化服务。建立了环境辅助生活系统、智能家居系统、远程智慧医疗系统等。

环境辅助生活系统是云端平台对与之连接的智能设备进行远程操控，智能设备在与老年人的无障碍交互中灵敏感知环境、时间、老年人的情感变化和需求，借助人工智能技术识别言语、表情和动作，将相关数据上传至云端，云端平台运用大数据技术对数据进行分析并反馈，协助老年人完成清洁、烹饪、饮食、服药等任务。

智能家居系统以大数据平台为支持，不断优化算法以提升使用体验，收集数据并进行分析以便提供预测、预防服务，例如，智能炉灶可防止被意外打开，并在启动时间过长后自动关闭；室内传感器自动监测老年人起夜以便提前亮灯；门旁传感器监测老年人进出家门，以便在家门长时间未开启时自动报警；床脚传感器毛毯被踩到时发出警报，防止阿尔茨海默病老年人半夜起床和走失。

远程智慧医疗系统将老年人的就诊信息、健康数据、图文资料等通过智能信息交换网实现远程诊疗会商，综合处理既往疾病数据、诊疗数据、治疗效果数据等，为老年人提供个性化诊疗服务，预防疾病发生。

此外，依托大数据、物联网、人工智能等技术，积极研发出各类智能产品，如智能服装、智能轮椅、智能机器人等，实现了及时收集、即时监测、灵敏识别、智能辅助等功能，从而提高了老年人的生活质量和自理能力。

（二）国际老年智慧康养发展趋势

国外一些国家在智慧养老方面也存在诸多限制因素，例如劳动力成本增加使老年照护成本增加，专业照护人员缺乏，政府财政压力增大等。为此，积极探索技术创新，研发智能产品，鼓励社会力量参与，提高照护人员的工作效率，智能机器人替代人工陪伴老年人，降低人工成本，减轻政府财政压力。

日本重点开发的项目是智能穿戴设备和生活辅助型机器人，未来将不断增加智能穿戴设备的种类，提高灵敏度，优化性能，在生活辅助型机器人精准识别、智能处理等方面积极研发，以便更有效地提供康养服务。

英国积极推动"虚拟伴侣"项目，"虚拟伴侣"是可以同老年人互动交流的智能电脑，也可以检测老年人的血压、心率等健康数据，精准识别并分析老年人的语言表情、行为动作，并及时反馈，例如在老年人发生意外时及时通知医疗机构以给予救助。此外，英国不断探索将人工智能技术应用于"交互屋"系统中，使之具有更加完善的学习能力，通过对老年人居住环境、生活习惯、行为动作的观察、学习、记忆，实现与老年人日常生活、辅助训练、安全监测等的有效对接。

德国的环境辅助生活系统改变了照护老年人的方式，为老年人生活提供了极大便利，但是价格较高，普通家庭负担困难。第三方机构正在积极推进项目实施，努力使越来越多的老年人能够享受到该系统提供的各项便利服务，提升老年人生活质量。

欧盟一直在积极推动全天候老年人护理机器人的研发，这些机器人可以提供医疗、家政、交流等方面的服务。通过可穿戴设备，对血压、血糖、血氧、心率等进行实时监测；辅助老年人进行清洁、做饭、整理等家务劳动；通过视频通信设备与医护人员和救援机构人员进行实时互动。

鼓励社会团体、志愿者、企业等社会力量参与智慧养老，提供科技研发、人力支撑、人员培训等多方面的保障，使智慧养老成为一种社会责任。

（闫　群）

【问题与思考】

1. 简述智慧养老模式。
参考答案：
（1）线上虚拟养老模式
（2）"互联网+"养老模式
（3）智能居家养老模式
2. 老年智慧康养的技术支撑有哪些？
参考答案：
（1）大数据和云计算技术
（2）物联网技术
（3）互联网技术
（4）区块链技术
（5）人工智能技术

第二章 智慧康养技术

【学习目标】

掌握：可穿戴设备和人工智能的概念；物联网的概念。

熟悉：定位技术在老年康养服务中的应用。

了解：基于物联网的老年康养服务实践；可穿戴设备的发展趋势；机器人技术应用的伦理问题。

随着经济社会的快速发展，我国已进入人口老龄化快速发展期，预计到 2050 年老年人口的总量会超过 4.65 亿人，其中 32.3% 的老年人将超过 80 岁，养老不仅是民生问题，同时还是社会问题。

老龄化带来了巨大的医疗挑战，中国疾病预防控制中心（Chinese Center for Disease Control and Prevention，CDC）慢病预防控制中心调查显示，老年人慢性病患病率高，带病时间长，约 76.3% 的老年人患有至少一种慢性疾病。其中，血管疾病、癌症、慢性呼吸系统疾病和糖尿病是老年人最常见的疾病，占所有疾病负担的 70%，占总死亡人数的 88%。此外，老年失能状况也日趋严重，老年人群的总失能率高达 11.8%，其中重度失能约占 4.8%、中度失能约占 7%，这导致老年人对康复护理服务、健康管理服务等的需求进一步增加。

面对如此庞大的老年康养人群，如何应用现代化手段，应对养老服务人才短缺和老年人日益增长的高质量养老需求的困境，是当前和今后无论是政府机构还是老年康养服务机构，乃至社会各界直面和深入思考的问题和挑战。随着网络数字技术的不断创新，应用网络技术来实现社会康养目标和满足老年人高质量养老需求已成为现实。

第一节 物联网技术

一、物联网的概念

物联网源于传媒领域，是信息科技产业的第三次革命，通过信息传感设备，按照事先约定的协议，将物品与互联网连接，通过信息交换和通信，实现智能化识别、定位、跟踪、监控和管理的网络系统。物联网作为"物与物相互连接的互联网"具有两层含义：其一，物联网是互联网的延伸和扩展，其核心和基础仍是互联网；其二，物联网的用户端不仅包括人，还包括物品，物联网实现了人与物品以及物品与物品间的信息交换和通信。

（一）物联网的起源和发展

物联网一词是 1999 年美国麻省理工学院的自动识别中心（Auto-ID Center）最早明确提出的概念，物联网是将所有物品通过射频识别（radio frequency identification，RFID）等信息传感设备与互联网连接，以实现智能化识别和管理的网络系统。此时的物联网技术仅限于 RFID 和互联网。

随着物联网技术的不断发展，国际电信联盟（International Telecommunication Union，ITU）、欧洲智能系统集成技术平台（European Technology Platform on Smart Systems Integration，EPoSS）和欧洲物联网研究项目组（Cluster of European Research Projects on the Internet of Things，CERP-IoT）等机构对物联网各自给出了定义，物联网概念由萌芽逐渐走向清晰。2005 年 11 月在突尼斯举行的信息社会峰会上，国际电信联盟发布了《ITU 互联网报告 2005：物联网》，并在报告中正式定义了物联网的概念。2008 年，国际商业机器公司（International Business Machines Corporation，IBM）

提出的"智慧地球"战略,得到了美国政府的支持和认可,国际多家知名物联网研究机构进一步将"智慧地球"的内容融入其发布的物联网相关报告中。

世界各国和地区对物联网给予高度关注,韩国、日本、美国、欧盟等国家和组织分别发布了物联网战略,将物联网作为 21 世纪重点发展领域,日本和韩国基于物联网的"U 社会"战略、欧洲"物联网行动计划"以及美国"智能电网"和"智慧地球"等计划相继实施。我国政府同样也在积极谋划布局物联网发展,2011 年 11 月工业和信息化部印发的《物联网"十二五"发展规划》,明确了物联网发展的方向和重点,以加快培育和壮大物联网发展。2013 年 2 月,国务院发布了《关于推进物联网有序健康发展的指导意见》,明确了发展物联网的指导思想、基本原则,并提出了发展目标、主要任务和保障措施。

随着物联网的不断发展,其技术体系逐渐丰富。物联网技术体系包括信息感知、传输、处理以及共性支撑技术。物联网产业主要涵盖物联网感知制造业、物联网通信业和物联网服务业。

(二)大力发展物联网的意义

物联网作为新一代信息技术的高度集成和综合运用,具有渗透性强、带动作用大、综合效益好的特点,是继计算机、互联网、移动通信网之后信息产业发展的又一推动者。物联网的应用和发展,有利于促进社会生产生活和社会管理方式向智能化、精细化、网络化方向转变,可以极大提高社会管理和公共服务水平,能够催生大量的新技术、新产品、新应用、新模式,推动传统产业升级和经济发展方式转变,并将成为未来经济发展的增长点。作为老年智慧康养的主要应用技术,物联网对提高养老服务质量和服务水平,提高老年人生活质量和幸福感具有重要意义。

二、物联网技术在老年康养服务中的应用

随着物联网关键技术的不断完善,其应用领域也在不断拓展,物联网技术在养老领域得到越来越广泛的应用。国际国内物联网技术在机构康养、社区居家康养领域中均已得到普遍应用并取得了显著效果,极大地提高了老年康养服务水平和服务质量。同时由于物联网技术的便捷化和低成本优势,随着老龄化进程的不断加快,物联网技术与老年康养领域必将实现更加广泛和深度的融合。

(一)机构康养服务中的应用

物联网技术在老年康养机构中的应用主要体现在,医养结合机构对入住老年人日常健康照护服务。在西方国家的医养结合型养老机构中,物联网技术的应用较为普及,尤其是护理院的日常诊疗和照护服务中广泛应用了医学物联网技术,医学物联网技术将患病老年人、医生、护士、医疗仪器设备有机联结,在疾病诊疗护理、药品管理、医疗废物处置、老年人相关信息收集和管理、定位呼救等领域实现了信息交换和通信。

(二)日常老年人健康监测应用

物联网技术在老年人健康监测领域的应用一般是指远程健康管理技术,该技术起源于 20 世纪中叶,最早应用在航天领域,通过该技术收集宇航员的心率、呼吸、体温、血压、睡眠等生理数据,经综合分析后由地面健康专家适时进行生理指标评估和健康建议。目前,远程健康管理技术已由物联网技术主导,通过信息技术,以及芯片、软件、高端应用集成等技术开发出电子秤、人体脂肪分析仪、电子体温计、血压计和心率监测仪等传感设备,实现了对老年人各项生理和病理指标的实时监测、风险预警和积极应对。

(三)老年人定位与跟踪应用

无论是国际还是国内,借助 RFID 技术依托物联网对老年人的行动轨迹进行定位和跟踪,是老

年康养机构、医养结合机构应用物联网场景的最成功范例。20世纪90年代中期，美国的医院和护理院开始通过物联网技术对入住老年人进行定位和跟踪，客观上提高了医院和护理院病床的利用率。德国的老年中心配备了无线保真（WiFi）实时定位系统，被监护对象只需佩戴能连接WiFi的腕带。腕带上有双色LED信号灯和呼叫按钮，不仅能通过患者或老年人触发紧急开关报警，而且工作人员可以凭借他们配备的连接WiFi的定位装置及时发现事故和确定监护对象的位置，从而适时报警。该设备与系统的应用有效地帮助养老机构进行患者跟踪与管理，减轻了护理员的工作强度，提高了老年人的安全水平，并提高了养老机构的工作效率。近年来随着我国物联网技术的广泛应用，许多养老机构为了提高对入住老年人的安全管理水平，为老年人提供具有定位跟踪功能的腕带。

（四）老年人生活环境远程监控应用

利用物联网技术对老年人生活环境和生活状况进行远程监控，目的是及时了解空巢老年人和独居老年人的生活状况，以提供相应的服务和帮助。老年人生活环境远程监控系统即在老年人日常生活空间内安装由无线网络摄像机和传感器组成的远程照护系统，具体设备包括网络摄像机、各种专用功能的无线传感器、报警系统、控制系统和客户端等。网络摄像机被安放在老年人日常生活和活动的合适地点，支持单向或双向语音、视频交互，使照护者和相关医护人员及时了解老年人的生活状况和疾病状态，控制器将现场采集的视频图像、语音信息及其他数据经过数字压缩后完成本地存储，并通过网络传输到相关终端，以便相关人员采取相应措施，维护老年人的日常生活能力和健康状态。通过物联网技术在老年人住所内部布置一定数量的传感器，可以实时监测老年人住所内的温度、湿度和亮度等环境信息，同时老年人佩戴射频传感标签，可以实时采集体温、血压、脉搏等连续生命体征数据，还能实现对失智老年人尤其重要的物理定位功能。

（五）老年人智能药事管理应用

通过物联网康养机构可以将药品的名称（化学名和商品名）、品种、产地、批次等信息储存在电子标签中，批发商可以将药品的生产加工、运输、存储、销售等环节信息储存在电子标签中，出现问题时可以及时追溯药品的销售和使用全过程的每个节点，从而实现更科学、更高效的药事管理体系。另外，无论是在老年康养机构，还是在老年人家中或社区，医护人员将老年人每天需要服用的每一种药品均配上一个嵌入式RFID，标签中的信息记录了药品名称、用法、用量和服用时间。老年人拿取药品后，RFID阅读器读取药品的RFID，提示用药时间与用量；而在老年人拿错药或未取药时，物联网会及时提醒。

三、基于物联网的老年康养服务实践

将物联网技术应用于老年康养服务实践，无论是国际还是国内主要体现在居家养老领域。

（一）美国的居家老年康养实践

美国是最早进入老龄化社会的国家，也是物联网技术的主导和先行国家。由于美国的人口居住形式不是我国城市的社区单元形式，而是以独楼独居形式居多，所以其康养方式以居家康养为主。由于高昂的用工成本和居住地过于分散，美国从20世纪70年代开始探索以物联网为载体的居家康养服务，在物联网发展初期并没有完善的战略规划，凭借强大的技术研发创新能力，以及居家康养新技术、新产品的推广与应用，逐步形成了发达的物联网服务体系。在居家康养领域，美国最早并成功使用机器人、视频技术和RFID技术。

第一代居家照护机器人的顶部装有微型摄像机，机器人依靠其室内的可移动性和摄像机的可拍可视性，将获取的实时图像经过A/D转换器、ZigBee技术处理，通过互联网发送到主要照护者（监护人）的手机上，实现了24h无死角监控老年人的生活起居状况。如今的照护机器人除监护功能外，还有移动转运、支撑老年人自主行走、协助排泄、照顾阿尔茨海默病患者等多种功能。

2003 年，美国推出了 RFID 技术，目前美国的 RFID 技术专利申请量占全世界的 53%。在居家康养方面，利用 RFID 技术将电子标签嵌入老年人日常使用的物品中或制成可穿戴产品，对居家老年人的健康指标进行实时监控，利用电子标签上传的信息对老年人的健康状况进行动态评估，出现问题和危险时由物联网信息平台发出预警，同时将相关指标发送给医院相关部门和主要照护者（监护人）的手机，为及时救治提供信息支撑。

（二）日本的居家老年康养实践

日本最早将物联网技术用于生活领域，在 20 世纪 80 年代就将芯片技术用于各种遥控器中，从而方便了居家生活，如电视无线遥控器、无线窗帘控制器、无线灯光调节器等。日本物联网的快速发展基于"U-Japan"科学发展战略的"U-Japan Xict"政策。"U-Japan Xict"政策的核心是民众日常生活领域，即"生活（人）Xict"。"生活（人）Xict"通过物联网为民众创造衣、食、住、行、育、乐等方面的便利生活服务。在居家康养领域，芯片植入技术与 ZigBee 网络技术相融合，使物联网技术在居家康养领域得到更广泛的应用。

在日本独居老年人家中安装的无线烟雾探测器，当芯片探测到的烟雾达到一定浓度时，网络系统会自动报警。居家老年人穿戴的无线跌倒探测器，在老年人跌倒的瞬间，就会发出语音提示，同时将老年人跌倒的信息和数据传到网络服务中心，服务中心会迅速派人前往老年人家中查看情况。近年来，日本应用物联网技术对老年人日常居家健康照护开展远程数据监控，在老年人上厕所时，智能厕所将老年人的尿液、血压、脉搏、心率、体重等数据传输到社区医疗机构的老年人健康档案，一旦数据出现异常立即启动"远程医疗"服务，为老年人提供医疗护理服务。

（三）中国的居家老年康养实践

我国将物联网技术应用于老年人居家健康照护始于 2009 年。随着我国智慧康养服务领域的快速发展和移动物联网技术的普及和提高，物联网作为智慧康养服务的核心中枢系统将拥有广阔的发展前景。将物联网技术应用于智慧康养领域，目的是保障老年人的基本生活需要和医疗护理服务需求，利用物联网技术实现老年人、助老服务主体和医疗机构间的资源无缝连接，提升老年人的服务体验，并确保康养服务的及时性和高质量。

2010 年，南京市率先启动了在全国系统中引进国外物联网先进技术的智能养老项目，开启了老年人的智慧生活模式。鼓楼区的试点内容包括在老年人房间的地板中植入电子芯片、在灶台上安装温度传感器、在厨房安装无线烟雾探测器等，有效提高了老年人的居家生活安全，为有效提高独居高龄老年人的生活质量提供了新模式。

深圳作为国内创新型城市最早提出了无线智能居家概念，智能家居（smart home, home automation，E-HOME）概念包括智能网关系统、智能化家电与灯光控制系统、智能照明控制系统、居家综合布线系统等，上述智能系统具有兼容性、扩展性、可升级性的特点，使老年人享受高品质、智能化的居家护理服务。

（李　莉）

第二节　定 位 技 术

一、老年日常照护的定位需求

第七次全国人口普查数据显示，我国 60 岁及以上人口已达 2.64 亿，其中独居老年人有 3279

万。随着经济社会的快速发展，人民生活水平和医疗卫生条件不断提高，截至 2023 年底，我国居民的平均寿命已达 78.6 岁，其中一些东部沿海地区的居民平均寿命超过 80 岁，随着人口寿命的增长，阿尔茨海默病的发病人数已超过 1200 万。如何使独居老年人和阿尔茨海默病患者提高生活质量，安全、幸福地安度晚年是全社会关注的大事，关系到家庭稳定和社会安定。

（一）老年人跌倒

对于老年人而言，尤其是独居老年人，跌倒是最常见的问题。同时，跌倒也是公众健康问题，即使是身体状况良好的老年人也容易跌倒，跌倒会给老年人造成巨大的身心伤害，严重影响老年人的生活质量。

1. 老年人跌倒的概念　如何描述老年人跌倒，多年来一直是学术界和临床界争论的问题。1987 年，Kellogg 国际老年人跌倒预防工作组将"跌倒"定义为突发的、不自主的、非故意的体位改变，摔倒在地上或更低的平面上，不包括暴力、意识丧失和癫痫发作导致的摔倒。1993 年，《国际疾病分类》第十版（International Classification of Diseases-10，ICD-10）将"跌倒"更名为"跌倒倾向"（tendency to fall，R29.6），指老年人由于其他不明健康问题引起跌倒的一种疾病状态，并根据跌倒发生地点进行了编码分类（W00-19，Y34）。老年人跌倒不是意外事件，而是健康问题，是老年人机体功能下降和机体老化导致的，是老年人所患的急慢性疾病的非特异性表现，跌倒造成的意外伤害是导致老年人伤亡的主要原因。

2. 老年人跌倒的流行病学资料　世界卫生组织将跌倒归纳为老年人慢性致残的第三大原因，全世界每年大约有 30% 的 65 岁以上老年人发生过跌倒，其中有 15% 发生过两次以上跌倒，同时伴有骨折、软组织损伤和脑损伤等。跌倒不仅影响老年人的身心健康和生活自理能力，而且会增加老年人家庭的痛苦和负担，同时还会成为医疗纠纷的隐患和医患关系的不和谐因素。

（1）国外老年人跌倒的统计学资料

1）据世界卫生组织报告，全球每年有 39.1 万人死于跌倒，其中 60 岁以上的占比不低于 50%，70 岁以上占 40%；全球人口的跌倒死亡率为 4.7/10 万，其中 60～69 岁、70～79 岁及 80 岁以上的老年人的跌倒死亡率分别为 9.1/10 万、21.7/10 万和 107.8/10 万。

2）西方国家每年有 28%～35% 的 65 岁以上老年人发生过跌倒，75 岁以上老年人发生跌倒的比例为 32%～42%，80 岁以上老年人发生跌倒的比例高达 50%。在发生跌倒的老年人中，有大约 40%～70% 会引发伤害，10%～11% 有严重伤害，5% 可造成骨折。在住院的老年人中，跌倒患者比遭受其他伤害的患者人数多 5 倍，跌倒已成为导致老年人伤亡的首要因素。

3）因跌倒造成的损伤康复后，有 20%～30% 的老年人身体机能下降，独立生活能力降低，甚至过早死亡。在美国跌倒位居老年人死因的第 6 位，因跌倒死亡的老年人人数占老年人意外死亡人数的 2/3，其中，75 岁以上老年人因跌倒导致的意外死亡人数占比超过 70%。此外，跌倒的医疗费用每年超过 200 亿美元。

（2）国内老年人跌倒的统计学资料：在我国 65 岁以上的社区老年居民中，有跌倒史的男性占 21%～23%，女性占 43%～44%。研究显示，各地区的老年人跌倒发生率虽然不尽相同，但均随老年人年龄的增加而增大，老年女性的跌倒发生率高于老年男性。中国疾病监测系统数据显示，跌倒已成为我国 65 岁以上老年人因伤致死的首位原因。据测算，我国每年有 4000 多万老年人至少发生过 1 次跌倒，其中大约 50% 发生在老年人家中。

3. 导致老年人跌倒的危险因素　导致老年人跌倒的危险因素可分为内在危险因素和外在危险因素。

（1）内在危险因素

1）感觉系统：感觉系统包括视觉、听觉、前庭觉和本体感觉，老年人本体感觉敏感度降低，视觉敏锐度和视觉感知力下降，前庭平衡功能衰退，上述功能衰退导致老年人容易发生跌倒。

2）运动机能：老年人的运动途径效能缩减导致反应时间延长，抗重力肌效能和关节活动度下降，尤其是踝关节的屈曲和伸展功能下降，上述机能衰退导致老年人容易发生跌倒。

3）中枢神经系统：老年人的中枢神经系统退变影响智力、肌力、感觉、反应能力和反应时间、平衡能力、步态以及协调运动能力，这会增加老年人跌倒的风险。

4）骨骼肌肉系统：老年人的骨骼、关节和韧带退化，肌肉结构和功能损伤、退化是跌倒的主要诱因。老年性骨质疏松及老年性骨骼脆化、弱化均可增加跌倒后骨折的风险。

5）心理因素：进入老年期后，随着生活适应能力的下降，老年人身体机能不断退化，容易产生焦虑、抑郁、沮丧、自卑等不良情绪，降低老年人的注意力，导致其对环境危险因素的感知和反应能力下降，进而增加跌倒风险。

6）药物影响：许多老年人长期服用常用药物后，其血压、意识、视觉、平衡能力等会受到影响，这增加了跌倒风险。老年人长期口服降压药后最常见的症状是眩晕、短暂性意识丧失等中枢神经系统症状，老年人可能会出现体位性低血压导致跌倒。降糖类药物如服用不当可导致低血糖，使服药者的跌倒风险增加。服用抗精神病和抑郁症药物容易导致共济失调和体位性低血压。服用利尿剂可使老年人在短时间内丢失大量电解质，导致嗜睡、站立步态不稳，从而跌倒。另外，由于老年人记忆力下降，服药不规律，多服、漏服情况经常发生，这也是导致老年人跌倒风险增加的因素。

7）自身疾病：老年人的患病特点是共病现象，高血压、糖尿病、帕金森病、脑卒中、阿尔茨海默病等均可导致老年人跌倒风险增加。

（2）外在危险因素

1）环境因素：老年人居住的房间光线昏暗，地面湿滑不平，卫生间、楼梯台阶没有扶手和防滑设施，步行途中有障碍物，豢养宠物，床过高或过低，穿着不适合的鞋子、过长的衣裤，无专业陪伴和护理人员数量不充足均可导致跌倒风险增加。对于健康状况较好、能独立生活的老年人，由于活动增多，受环境因素影响，他们的跌倒风险大大增加。

2）社会支持：老年人的卫生保健水平、室外环境的安全设施设备设计和购买，以及老年人的社会交往均会增加老年人的跌倒风险。

（二）老年人走失

1. 老年人走失的概念 老年人走失是指老年人在日常生活中因无法确认自己所处位置或找不到目的地，而导致的迷途不返或下落不明的情况。近年来由于老龄化人口不断增加，老年人走失的发生率呈上升趋势。大部分老年人走失的主要原因是患有阿尔茨海默病或精神类疾病，或因高龄导致的记忆力减退和认知功能减退。老年人走失的不良后果主要包括跌倒和受伤风险增加，死亡风险增加。

2. 老年人走失的流行病学资料 随着我国将进入深度老龄化社会，因各种原因走失的老年人数量呈上升趋势，老年人走失问题关系到老年人的家庭幸福和社会稳定。根据民政部下属的中民社会救助研究院发布的《中国老年人走失状况调查报告》，全国每年走失的老年人约有 50 万人，平均每天走失 1370 人，走失死亡率为 9.78%。虽然走失原因难以准确归类，但主要原因是迷路、阿尔茨海默病和精神类疾病。走失老年人的平均年龄为 75.89 岁，其中男性占比为 42%，女性占比为 58%，女性的走失比例略高于男性，75 岁以上老年人的走失比例较高。

老年人走失给家庭和社会造成了沉重的精神压力和经济压力。在走失老年人中，阿尔茨海默病和精神类疾病的占比较高。随着我国经济社会的快速发展，尤其是医学科学的进步与发展，中国人的平均寿命不断延长，导致阿尔茨海默病的发病率明显上升。《中国阿尔茨海默病报告 2021》的数据显示，在过去的 30 年间，我国因阿尔茨海默病导致死亡的顺位从 1990 年的第十位上升到 2019 年的第五位。2019 年，阿尔茨海默病患病率在 40 岁以上人群中呈现随年龄增长不断上升趋势，在 70~74 岁人群中呈快速上升趋势，在男性 80~84 岁年龄组人群中达到峰值，患病人数为 1 004 237 例；女性 85 岁以上年龄组的患病人数达到最高，为 2 277 864 例，在发病人数方面，女性明显多于男性。目前，我国有 1200 多万阿尔茨海默病患者，到 2050 年阿尔茨海默病患者将超过 4000 万。

另外，我国还有 3800 万已有阿尔茨海默病症状尚未确诊的老年人。

阿尔茨海默病导致患者的认知功能丧失，生活难以自理，还会给患者家庭造成巨大的经济负担和心理压力，同时还会给社会造成沉重的经济负担。由于阿尔茨海默病患者的认知功能丧失，他们极易发生走失风险。无论是居家养老还是机构养老，如何管理数量庞大具有走失风险的老年人是现在和将来需要面对的巨大挑战。

3. 老年人走失的危险因素 老年人走失的危险因素因病因不同而呈不同的类型。

（1）生理因素：生理因素主要体现在患有阿尔茨海默病的老年人群，阿尔茨海默病患者走失行为与病程、疾病严重程度、年龄和性别等因素有关。阿尔茨海默病的严重程度与走失行为发生的频率相关，在疾病早期，阿尔茨海默病患者会在不熟悉的环境中存在定向障碍，随着疾病不断恶化，即使在熟悉的环境中也会走失。研究显示，第三期的阿尔茨海默病患者会在不熟悉的环境中走失，第四期阿尔茨海默病患者则会在熟悉的环境中走失，第五期和第六期的阿尔茨海默病患者通常不能依靠记忆寻路，而第六期的阿尔茨海默病患者走失呈常态化状态。

（2）病理因素

1）精神疾病：患有精神疾病的老年人走失的最常见原因是受妄想、幻觉支配。患者认为自己住院是有人蓄意谋害，或认为自己住院期间家人会遭遇危险，因此寻找机会回家解救亲人；有的患者为实现某种病态心理目标而逃离医院，去从事想象中的事业和工作等；有的患者受幻觉、妄想支配，产生了强烈的自杀愿望，因住院达不到目的而寻找机会离开医院后自杀。

2）阿尔茨海默病：阿尔茨海默病患者走失行为的发生机制尚未完全清楚，普遍认为大脑功能损害导致阿尔茨海默病患者的空间记忆、视空间定向、导航能力以及其他执行类行为功能衰退，这些功能障碍可能造成老年人走失。目前，阿尔茨海默病患者走失行为的发生机制主要存在两种观点，一是视空间定向和导航障碍，二是寻路能力障碍。研究显示，阿尔茨海默病患者的视空间定向、导航障碍和寻路能力障碍与海马受损有关。

（3）环境因素：老年人尤其早期阿尔茨海默病患者，如果对其长期居住地的周围环境很熟悉，则不会发生走失行为；如果改变居住地，由于对周围环境不熟悉，外出离家较远或时间较长，老年人则容易迷路走失。

无论是阿尔茨海默病患者还是精神病患者，其走失行为还与医院、养老机构或其他健康服务系统的环境特征有一定关系。澳大利亚的一项研究显示，建筑设计不合理、管理系统超负荷、工作人员缺乏系统培训和对阿尔茨海默病患者和精神病患者的歧视是造成走失行为的重要因素。另有研究显示，机构护理管理和临床护理能力低下、缺乏有效的防护措施、报警系统设置不科学合理等因素，是阿尔茨海默病患者走失的常见原因。国内研究显示，护理人力不足、护理人员的评估能力不足、工作责任心不强、服务态度不佳、环境安全管理缺陷等因素，具体包括脱岗、注意力不集中、夜间打瞌睡、服务态度生硬、未锁门、丢失钥匙、门窗等设施损坏等，均可造成患者走失。

（4）心理因素：患病住院的老年人，由于沟通因素的影响，对自身所患疾病缺乏正确认识，容易出现抑郁情绪；入住康养机构的老年人，由于长期受到所患慢性疾病的折磨，并且长期居住在陌生环境，难以适应康养机构的集体生活，对治疗和今后生活失去信心，上述原因导致老年人走失。

二、定位技术在老年康养服务中的应用

在防止老年人，尤其是防止失能、半失能老年人跌倒，患有精神疾病和阿尔茨海默病的老年人走失方面，国内一般的干预措施大多采用加强制度管理、提高相关工作人员责任意识等人为方式，例如进行患者风险评估，严格执行护理交接班制度，加强病房巡视（特别是夜间巡视），患者佩戴安全提示卡，对患者开展经常性的风险教育，开展患者的健康教育和心理疏导等。上述措施是防止老年患者跌倒和走失的有效手段，但是由于人力成本耗费巨大，上述措施在实践操作过程会出现许多问题和困难。随着网络技术的飞速发展，应用物联网技术防止老年人跌倒和走失已成为可能。

随着互联网技术、卫星定位和移动通信技术的发展，基于位置服务（location-based service，LBS）作为新兴信息服务模式，其应用场景越来越广泛。它在老年康养服务领域的最主要服务就是获取老年人全方位、不受环境约束的位置信息，既包括在户外环境下老年人跟踪导航，还包括在复杂的室内环境下老年人定位信息。

（一）基于无线传感器网络的老年人防走失系统

基于无线传感器网络的老年人防走失系统是基于 Zigbee 技术的无线防走失跟踪装置，在医院、老年康养机构、小区住所等小范围内，通过该装置可以判断老年人实时所在位置，了解老年人的行踪。当出现异常情况时，平台及时报警提醒，以达到主动防走失的目的。

1. 技术概述 无线传感器网络是部署在监测区域内的大量微型传感器结点，通过无线信道方式形成的一个多跳自组织网络系统，其目的是协作地感知、采集和处理网络覆盖地理区域中感知对象的信息，并发布给观察者。典型的无线传感器网络系统通常包括传感器结点、中心节点和管理中心。中心节点位置固定，传感器结点监测、采集到的数据经多跳后汇聚到中心节点，最后通过互联网或卫星到达管理中心。用户通过管理中心对传感器网络进行配置和跟踪管理，发布监测任务以及收集、处理监测数据。

Zigbee 技术是一种新兴低功耗、低数据率、低成本、高可靠性的短距离无线网络技术，传输距离可达几千米。利用 Zigbee 技术可以组成一个庞大而有效的无线数据网络传输平台。Zigbee 技术支持地理定位功能，据此可以及时获取目标的节点位置，以实现对移动目标的动态监测。

通过各防走失模块中无线网络节点与中心节点的通信状态，判断防走失模块的物理位置及移动趋势。当该模块节点即将进入脱离区时，及时报警提示，从而有效实现对佩戴者位置的监测，主动预防走失；同时，通过加载红外传感器以确定模块处于正常佩戴状态，以防止在模块脱离人体后，跟踪装置失去作用，不能准确判断移动人员的位置。

2. 方案构建 将老年人活动的区域划分为安全区（A 区）、活动区（B 区）和脱离区（C 区）。安全区是物理上以及可探测范围内的老年人处于有人陪伴或护理的安全状态区域；活动区是老年人进行小范围单独走动、锻炼以及与友人交往休息的区域；脱离区是与活动区相连的区域。

在需要监测的范围内配置若干 Zigbee 节点，主要分布在大门口、路口和公共活动区域。中心节点布置密度根据安全等级的不同而不同。在安全区，部署少许中心节点，保证在此区域的任意移动节点都能与其中至少一个中心节点通信，以判断移动节点是否处于该区域；在活动区，需部署一定数量的中心节点，每个节点模块都有接收信号强度指示（received signal strength indication，RSSI）功能，通过读取移动目标（老年人）的信号强度，以确定移动目标的位置信息。

每个需要定位的移动目标均需随身携带或固定一个无线身份卡模块即传感器结点，该模块内置携带者的身份信息。每个模块的发射功率很小，为了延长电池使用寿命，同时保证发射出的信号能被顺利接收，模块每隔一段时间（30 秒左右）连续发射一组（10 次左右）身份码信号；在发生紧急情况时，还可以通过卡上的按钮随时发出紧急求救信号。

（二）基于物联网技术的机构防走失监测系统

该系统适用于老年康养机构、医养结合机构和老年病医院，由硬件部分和软件部分组成。

1. 硬件 硬件部分包括 RFID 腕带和电子标签读卡器。读卡器分别安装在"病区（科室）""住院部出入口""机构出入口"和其他建筑的关键出入口，分别对应一级警报位置、二级警报位置和三级警报位置。其中在"病区（科室）"内安装多个读卡器以覆盖整个区域，从而对老年人进行实时监测。例如，机构有多栋建筑或大门，需安装多个读卡器，确保读卡器对关键出入口全覆盖。读卡器通过读取老年人佩戴的腕带（内置电子标签）确定其所在位置，并将定位信息实时传输给系统服务器进行数据处理。在"病区（科室）"、"住院部出入口"和"机构出入口"分别配置显示器和声光报警装置，用于提醒相应的护理和安保人员。此外，读卡器采用非接触式感应，无须安装物理闸机，只需安装在隐蔽处，不影响整体消防安全。由于每个读卡器的位置可能远近不同，系统采用光纤将读卡器和系统服务器连接，以保证通路畅通。

2. 软件 软件部分的编程语言一般采用 C#，其中服务器部分采用互联网信息服务（Internet Information Services，IIS）方式实现，采用 Web Service 等分布式技术，使得系统的伸缩性很强且稳定；数据库采用 Microsoft SQL Server 2005 数据库。各个显示终端采用 Web 页面的方式显示，并且 1～5 秒刷新一次，以便随时获取每个老年人的位置。另外，终端的 Web 页面适应 Windows 操作系统，同时还要适应 Android 和 iOS 两种操作系统；除此之外，系统具有微信推送、短信推送功能，以便于工作人员（护理人员、安保人员等）在移动设备中实时查看老年人状态，并能即时定位老年人。

（三）防走失定位导航纽扣

防走失定位导航纽扣是一款适用于老年阿尔茨海默病患者的定位导航装置，具有小巧、轻便和实用性强等特点，适合老年人长时间携带。装置外壳较坚固，能够承受老年阿尔茨海默病患者各种激烈运动所产生的较大冲击力的撞击。该纽扣采用北斗导航定位技术，实现了老年阿尔茨海默病患者实时位置的精准定位，同时还具有实时通信、语音导航、自动报警等功能。该纽扣能满足对老年阿尔茨海默病患者的定位需求，同时还能为家庭成员和老年康养机构提供有效的监护和平台服务。

防走失定位导航纽扣包括控制处理单元、通信单元、开关单元、温度感测单元和电源等五部分。控制处理单元通过电线连接定位导航单元和摄像单元。通信单元与控制处理单元通过电性连接，通信单元里有 SIM 卡、发送器和接收器。开关单元与控制处理单元通过电线连接，包括导航开关、通信开关和 SOS 开关。温度感测单元与控制处理单元通过电性连接。电源通过太阳能充电板进行充电。该纽扣还包括助听单元、扩音器、麦克风以及照明灯、警示灯。

（四）协助扶起功能的老年防跌倒智能拐杖

协助扶起功能的老年防跌倒智能拐杖可以确定老年人的地理位置信息和周围环境信息，具有摔倒后自动扶起、卫星定位、发送短信、录像拍摄等基本功能，能够通过地理位置信息获取模块来获取使用者所处的具体状况，随时反馈给家属，便于家属时刻掌握老年人的位置状况和体态状况。该拐杖由加速度传感器、压力传感器、摄像头模块、地理位置信息获取模块、主控电路、电动推杆和远程通信模块等模块组成。在物联网背景下，各模块相互配合，实时监测老年人是否跌倒，自动向智能移动终端发送其所处的地理位置信息，并能通过电动推杆配合压力传感器和主控制器在老年人摔倒时协助将老年人扶起。协助扶起功能的老年防跌倒智能拐杖能够实现以下功能。

1. GPS 定位功能 监护人或老年康养机构的护理人员可随时通过智能移动终端获取使用者的具体位置，可获取使用者的活动轨迹，实现实时定位。

2. 摔倒扶起功能 当拐杖倾倒超过预设角度后将自动收缩，之后通过高精度压力传感器检测使用者是否扶着拐杖，如果检测到并达到预设压力值，则判定使用者处于被扶状态，直接通过拐杖中的正反电压模块导通直流电动推杆把使用者扶起，扶起过程中可通过手动开关按键随时停止。

3. 摔倒警报功能 当该拐杖判定使用者摔倒时，系统将通过远程通信模块将报警信息发送至预绑定监护人的手机，监护人可通过手机查看使用者摔倒时摄像头所采集的信息。

4. 照明功能 在夜晚或环境光线较暗时，该拐杖自动开启 LED 灯，如同开启手电筒为使用者出行提供安全保障。

三、老年康养服务中定位技术的发展趋势

随着互联网技术、卫星定位技术和移动通信技术的快速发展，老年康养服务领域的老年人定位技术同样也在不断进步，尤其是智能手机的普及应用，使得老年人定位技术呈现精准化和多功

能化趋势。

（一）室内室外无缝化是老年人定位技术的发展趋势

老年人定位服务由室外到室内室外无缝化是今后老年康养机构防止老年人跌倒、坠床和走失的关键技术。现在较为普遍采用的 WiFi、超宽带（ultra wide band，UWB）、iBeacon、RFID、超声波和计算机视觉等室内定位技术存在两个问题：①室内场所需提前布设基站，还需定期更新数据库，而且由于基站的安装与维护成本较高，在老年康养机构布设基站的可行性较低；②由于室内环境复杂，用户在室内外环境切换过程中存在部分定位盲区，这导致连续定位的准确度不高。利用智能手机多源传感器技术实现老年人室内外连续定位，准确识别室内外环境，精准完成室内外定位技术切换，在不同环境下使用不同定位技术，实现低成本的室内外无缝定位，对准确了解老年人的动态活动轨迹，有效防止老年人跌倒、坠床和走失具有重要意义。

（二）可穿戴和多功能化是老年人定位技术的发展趋势

互联网技术的飞速发展和传感器技术的广泛应用，使得可穿戴式定位装置被广泛应用于老年康养服务领域。可穿戴式定位装置的功能与远程生命体征监测系统的功能相融合是老年人定位技术的发展趋势，其优势是可以利用互联网技术呈现的智能手环将生命体征监测和防跌倒、防走失功能相结合，融入手机 APP 技术，使智能手环成为集生命体征监测、防跌倒、防坠床和防走失于一体的多功能智能手环。

（三）个体化是老年人定位技术的发展趋势

根据不同年龄、不同健康状况老年人的定位需求，在充分保障老年人权益，尤其是充分保障老年人隐私权的基础上开展定位服务是定位技术的发展趋势。随着老年人权利意识的不断增强，老年人对个人隐私的重视程度不断提升，这导致许多老年人排斥定位服务。如何在不侵犯老年人权益的前提下提供定位服务，是研发机构和生产厂商今后关注的领域，是定位技术和定位服务今后的发展趋势。

（四）系统化是老年人定位技术的发展趋势

通过物联网技术，在提供定位服务的同时，融合生命体征监测服务，在报警后自动与老年康养机构和医院联结，为急救成功赢得时间。定位服务与医疗机构联结和定位服务自动报警模式是今后的发展趋势。

（李　莉）

第三节　大数据与云计算

一、康养大数据的概念

随着科学技术的迅猛发展，大数据已然与人类的生活息息相关，是继物联网、云计算、移动互联网之后一个热门科技概念，被定义为无法在一定时间范围内使用常规软件工具进行捕捉、管理和处理的数据集合，需要新处理模式才能具有更强的决策力、洞察发现力和流程优化能力的海量、高增长率和多样化的信息资产。一般认为，大数据具有 5V 的特点（图 2-1）：volume（大量）、variety（多样）、velocity（高速）、value（价值）、veracity（准确）。但也有一些专家认为，大数据的特点不包括准确。5V 的具体解释如下。

（一）Volume

volume 指数据体量巨大，包括采集、存储、计算的量都非常大，当前数据单位已从 GB 级到 TB 级再到 PB 级，未来甚至会是 EB 级、ZB 级和 YB 级。其中，1YB=1024ZB，1ZB=1024EB，1EB=1024PB，1PB=1024TB，1TB=1024GB，1GB=1024MB，1MB=1024kB，1kB=1024B，1B=8bit（比特）。

（二）Variety

variety 指数据类型和来源繁多，包括结构化数据、半结构化数据和非结构化数据，具体表现为网络日志、音频、视频、图片、地理位置信息等。

（三）Velocity

variety 指通过一定的算法对数据进行逻辑处理的速度非常快，即"1 秒定律"或者秒级定律。也就是说，一般要求在秒级时间范围内，能从各种类型的数据中给出分析结果。

（四）Value

value 大数据的核心特征，其含义有两点：①大数据本身存在较大的潜在价值，需要挖掘和分析才能体现；②大数据的价值密度低，由于大数据的数据量过大，其价值往往呈现稀疏性的特点，以监控视频为例，在不间断的监控过程中可能有用的数据仅仅只有一两秒。

（五）Veracity

veracity 指数据的准确性和可信赖性，即数据的质量。

康养大数据就是综合利用各种信息技术，以互联、移动、开放、共享为特征，获取围绕老年人生活起居、安全保障、保健康复、医疗卫生、娱乐休闲等各个方面的相关数据。获取方式包括涉及老年人的物联网、互联网、社交网、养老服务系统等各种网络平台，以及手机、可穿戴设备、平板电脑等各种终端，还有安装在康养机构或老年人家中的各种传感器和各类监控。主要目的是支持对老年人的心理和行为进行分析，对涉老的产品或服务进行更好的优化与管理，从而提升老年群体对康养相关服务的满意度。

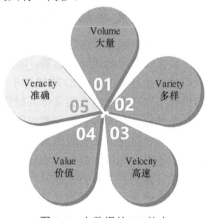

图 2-1 大数据的 5V 特点

二、大数据技术在老年康养服务中的应用

我国自 1999 年进入老龄化社会以来，老龄化趋势逐年加快。作为社会庞大的弱势群体，由于大脑功能、生理机能的减退，大部分老年人容易出现自理能力减弱、社交能力减退、记忆力衰减等情况；而且由于免疫力下降，老年人群极易患多种慢性病。因此，该群体对基本生活、医疗保健、文娱活动等的需求也更加多种多样。为了满足当代老年人个性化、多层次、全方位的需求，大数据采集、储存、分析技术已被广泛应用到老年康养服务中的各个方面，数字技术推动着传统康养服务向数字化、智能化发展，以实现对老年人生活全方位照护。

（一）大数据在社会保险中的应用

养老金对于老年人来说是最主要的稳定收入之一。随着人口老龄化程度的加剧和劳动力市场供求关系的变化，养老金欺诈现象时有发生，养老保险管理水平有待进一步升级。欺诈养老金的情况大致可分为以下三种：①伪造相关材料冒领养老金，例如伪造死亡证明、延后办理火化等；②利用政府部门数据未完全实现全网互通的漏洞冒领养老金，例如个人瞒报死亡，在多地参保、重复领保；

③社保机构内部人员监守自盗，例如社保机构人员利用职务之便变更参保人信息冒领养老金。从以上可以看出，养老金冒领是养老保险监管中最突出、最困难的问题。大数据技术作为一种高效率的实用工具，在预测、模式识别或分类、风险管理等方面得到了广泛应用。

目前，大数据技术在我国社会保险中的应用主要集中在以下两个方面。①社会保险基金服务水平和运行效率得以提高。社会保险属于一种非营利性和帮扶性的制度，大数据技术的使用能够准确把握和分析整个过程中各种各样的数据，如全流程保险数据、社交媒体数据、人员结构信息数据等，使社会保险更好地满足潜在投保人和实际投保人真实的个性化需求。同时，大数据技术可以协助社会保险基金推出个性化的产品，实现精细化管理，从而提高保险收入补偿的精准度，提高参保人的生活质量和社会保险基金服务水平。鉴于大数据的高效挖掘、分析数据的特性，政府可以在短时间内获取到更准确的决策信息，从而合理地进行资源配置。②大数据技术的运用可以协助社保监管，改进风险管理。大数据技术对社保监管与风险防控的作用表现在事前、事中及事后。在事前和事中，利用大数据技术进行风险管理能够基于海量的多维度实时信息，通过构建模型对用户群体进行划分整合，以完成风控并引导决策。在事后，大数据技术则在改善社会保障基金审计上发挥重要作用。大数据审计技术摆脱了时间和空间的限制，其连续性和完整性更强，在发现和识别问题方面更加准确高效，调取相关数据也更加高效。另外，我国逐步推进"互联网+鉴定"方式，利用大数据技术手段为老年人群提供了一种更加便捷、可靠的认证方式，使老年人随时随地就可以认证。其全程无人工操作，既提高了效率，又节省了人力资源。

（二）大数据在构建老年康养服务平台中的应用

老年康养服务平台在交易过程中收集到众多与老年人有关的信息，其中不乏庞大的人口数据、服务数据和相应的地理信息等，如何运用获取的数据体系，从海量的数据中提取出有价值、可高效利用的信息是关键。因此，构建基于大数据的综合老年康养服务平台，利用大数据技术和智能设备，提供线下和线上相结合的老年人健康服务，实现"未病先防、已病早治、既病防变、预后防复"，满足个性化、全方位的健康养老服务需求是趋势所在。

就平台运营方面大数据具有以下三个优势，首先，大数据技术有利于指导康养设施规划。老年康养服务平台利用大数据技术获取了海量、复杂、多变的老年人信息、康养设施和康养服务信息，通过云计算对其中具有空间属性的数据进行分析、提取并加以应用，结合规划布局技术，可以指导社区居家康养设施的规划布局。其次，大数据技术能实现多部门信息协同。一般来说，传统康养模式中康养相关的各部门之间信息不互联、不互通、不共享，即"信息孤岛"现象，而将大数据技术运用在老年康养服务平台上能有效实现信息随时随地互联互通，从而有利于推进康养服务供给主体互动合作、供需匹配以及监督管理机制的持续优化，在数据共享、整合、深度挖掘和分析的基础上，不断推进健康养老服务高质量发展。最后，大数据技术有利于平台运营商监管平台运营。采用大数据技术对平台的运营全过程监控、管理，对获取到的数据进行有规律、有层次的统计分析，进而输出各种分析结果，根据所得结果指导工作人员对平台进行科学管理，从而更好地推动平台发展，为老年人健康康养提供便利。

就政府方面，老年康养大数据推动了平台构建，通过平台高效获取、分析数据，政府能够掌握多种涉老动态信息，从而有利于政府方对平台进行监管和指导。政府业务部门对养老管理服务系统产生的众多数据进行研究和分析，能够加强科学编制和地区乃至全国康养服务事业的规划指导，统筹确定康养机构、社区服务的数据量、布局、规模、扶持方向，增强未来康养规划的实施性，避免规划不合理和浪费资源的现象，同时缓解辖区内人口老龄化社会的压力，更加深刻影响经济社会的全面协调发展。

（三）大数据在日常生活中的应用

跌倒是老年人生活中最容易发生的"险情"之一，尤其是独居老年人。世界卫生组织的数据显示，跌倒是意外或非故意伤害死亡的第二大原因。在中国，有超过 20%的老年人在跌倒后成了重伤，即使是平时健康状况非常好的老人，仍有 17.7%摔倒后会成重伤。据测算，我国每年有 4000 多万老年人至少发生过 1 次跌倒，其中大约 50%发生在家中，且发生后往往不能及时被发现。因此，如果我们能准确预测跌倒、发现跌倒情况并及时给予干预的话，就可以有效降低跌倒给老年人带来的伤害。由于大数据技术具有海量、智能、实时等特征，通过它获取、分析老年人相关数据，可以对老年人居家安全状况进行监测。例如，某人工智能可以实时、无侵入性地识别老年人的动作行为，一旦发现老年人摔倒，该平台随即发出报警并有人工客服介入，人工客服利用自动储存的数据查看老人现状、回放摔倒过程，并使用传感器进行高清通话等方式进行核实，然后通知老年人家属、看护人员、物业人员等上门救助或帮助呼叫救护车。另外，还有一部分智能设备可以通过持续识别、记录老年人的行、走、坐、卧等行为或者基础健康指标（如体温、脉搏、呼吸、心率、血压、血糖）等，利用大数据技术分析老年人的健康程度和趋势，并提供准确、高价值的健康指导建议，满足老年人居家慢病管理、病后康复、失能护理等需求。

老年人因记忆力衰退，容易忘记关闭水电燃气，同时也时常发生外出走失现象，这构成了较大的安全隐患。对此，各种检测仪可采集水电燃气相关数据，联动智慧养老平台实现居家险情的预警。例如上海市为独居老年人安装智能水表，当 12h 内水表读数小于 $0.01m^3$，就默认为老年人饮水过少，具有潜在的危险，平台就会自动发出警报，并及时将信息反馈给社区管理部门，接收到警报信息的社区管理部门会第一时间上门探望。而就位置信息，大数据技术可将老年人实时位置信息、社区居家康养服务设施位置信息等数据上传到云端，然后投射到地图上，有效看护居家老年人的人身安全情况，同时也能使居家老年人的儿女在外安心工作，减轻照顾者负担。

除居家险情报警的需求外，随着家庭结构小型化、劳动力流动增强，儿女大多不在身边，很多老人得不到足够的陪伴，精神慰藉也成为近年来老年人最为迫切的需求之一。推荐系统是大数据在互联网领域的典型应用，其在老年文娱活动方面也发挥着重要作用。例如，有些老年人在退休后喜欢到各地旅游，也就是现在常说的旅游养老，大数据的推荐系统可以对老年人多年来的旅游养老数据进行分析、归纳，进而总结出旅游养老的发展规律和方向；然后根据这些规律，针对老年群体的特征、偏好，制定出个性化的旅游养老方案，合理安排相关资源，同时也能将老年人在外的实时位置投影到地图上，既满足了老年人在外旅游的需求，也让照顾者安心。

三、云计算服务模式与服务类型

对于大数据而言，云计算是底层基础大数据则是其应用。也就是说，没有云计算就无法实现大数据的存储与计算；而没有大数据，云计算就缺少目标与价值。两者均需要人工智能的参与。云计算是指一种全新的模式，它能让人们方便、快捷地自助使用远程计算资源。例如，在日常生活中，人们如果要手洗衣服就要进行放水、放洗衣液、揉搓等步骤，而云计算就相当于把衣服送去洗衣店那样。云计算包括以下服务模式和服务类型。

（一）服务模式

根据美国国家标准与技术研究院（National Institute of Standards and Technology，NIST）的权威定义，云计算的服务模式有基础设施即服务（infrastructure as a service，IaaS）、平台即服务（platform as a service，PaaS）、软件即服务（software as a service，SaaS）三大类（图 2-2），具体如下。

1. IaaS　如果把云计算理解为一栋大楼，那

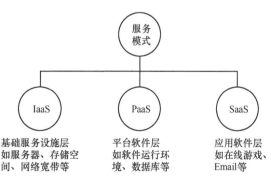

图 2-2　云计算三大服务模式

么 IaaS 就是这栋大楼的底层部分。IaaS 提供给用户的服务是指云计算对所有计算基础设施的利用，包括处理中央处理器（central processing unit，CPU）、内存、存储、网络和其他基本的计算资源（如路由器、防火墙、负载均衡器、公网 IP 地址等），即把信息技术系统的基础服务设施层作为服务出租。用户能够部署和运行任意软件，包括操作系统和应用程序，而且不需要管理或控制任何云计算基础设施；同时，用户还能控制操作系统的选择、存储空间、部署的应用，也可以获得有限制的网络组件。如对于租来的主机，租户只需要关心计算资源（CPU、内存、硬盘）的容量是否与租赁时要求的相同。

2. PaaS PaaS 是云计算大楼的中层部分。PaaS 提供给用户的服务是指云计算把用户开发或收购的应用程序（例如 Java、Python、Net 等）部署到供应商的云计算基础设施中，相当于把信息技术系统的平台软件层作为服务出租。用户不需要管理或控制底层的云基础设施（包括网络、服务器、操作系统、存储等），但用户能控制部署的应用程序，也能控制运行应用程序的托管环境的配置。相对于 IaaS 云服务提供商，PaaS 云服务提供商要做更多的事情，需要把基础服务设施层和平台软件层都搭建好，还要安装各种开发调试工具。相反，用户只要开发和调试软件，或者安装、配置和使用应用软件即可。例如，我们要安装和使用 OpenERP 软件，这个软件要用到 PostgreSQL 数据库和 Python 语言，我们只需要租赁一个 PaaS 型容器（平台软件层划分的各"小块"，常被称为容器）并在里面安装 OpenERP 即可，无须再去安装和配置它们（PaaS 型容器内包含 PostgreSQL 数据库和 Python 语言）。

3. SaaS SaaS 提供给用户的服务是指运营商运行在云计算基础设施上的应用程序，用户可以在各种设备上通过客户端界面访问这些应用程序。云服务提供商把信息技术系统的应用软件层作为服务出租。用户不需要管理或控制任何云计算基础设施。用户无须自己安装软件，可直接使用。

（二）服务类型

从部署方式划分云计算可分为四种。

1. 公有云 其核心特征是基础设施所有权属于云服务商，云端资源向社会大众开放。优势是成本较低、无须维护、使用便捷且易于扩展，符合个人用户、互联网企业等大部分客户的需求。该服务类型比较常见的有百度的搜索引擎、各种邮箱服务等。

2. 私有云 其核心特征是云端资源仅供某一客户使用，其他客户无权访问。私有云模式下的基础设施与外部分离，因此数据的安全性、隐私性相比公有云更强。私有云满足了政府机关、金融机构以及其他对数据安全要求较高的客户的需求。

3. 社区云 其核心特征是云端组织是由一组具有类似需求的组织共同拥有，供组织内部成员使用。与私有云的单一所有权不同，社区云具有多重所有权。云端的所有权、日常管理和操作的主体可能是本社区内的一个或多个单位，也可能是社区外的第三方机构，还可能是二者的联合。云端可能部署在本地，也可能部署在他处。

4. 混合云 混合云由两个或多个不同的云组成（公有云、私有云、社区云），它们各自独立，同时，用一定标准或专有技术能将它们组合起来，从而实现云之间的数据和应用程序的平滑流转。例如，公有云和私有云组合同时存在，一方面，用户在本地数据中心搭建私有云，处理大部分业务并存储核心数据；另一方面，用户通过网络获取公有云服务，满足峰值时期的信息技术资源需求。混合云能够在部署互联网化应用并提供最佳性能的同时，兼顾私有云本地数据中心所具备的安全性和可靠性，更加灵活地根据各部门工作负载选择云部署模式，因此受到规模庞大且需求复杂的大型企业的广泛欢迎。

四、数据伦理与数据安全管理

数据驱动的互联网、人工智能等新兴产业作为未来国家经济和社会发展的重要引擎正在我国蓬勃发展，为了进一步推动行业和国家层面的数据开放共享，加大对数据伦理问题的治理成为当务之急。在数据伦理的范畴中隐私是数据伦理的核心，数据安全管理是内容。也就是说，想要治理数据伦理问题，首先要做的是保证数据的安全管理。

针对数据安全管理应明确大数据的导向问题，即如何做才能推动社会健康发展。同时，也要考虑到大数据的边界问题，即什么应该做和什么不应该做。就以上两个问题数据安全管理的具体行动包括：首先，国家要进行多层次的伦理教育，政府要制定针对性的法律法规，网络平台数据管理要做到正确的价值观引导，从认识和行为上对所有网民进行约束；其次，技术人员要做到网络技术实时更新、改善、加强，严格把控网络平台的技术规范；最后，由于数据中大量存在的个人隐私的不确定性，网络平台需要考虑即使数据是通过正规途径获取的，用户是否愿意自己的阅读空间受到打扰，即个人隐私与数据获取的矛盾。因此，对数据的获取和应用过程还应该进行严格的伦理风险评估。

综上所述，数据安全管理的技术规范和社会规范缺一不可，需要从个体、机构、行业、国家乃至国际多主体、多层面监管，通过伦理教育、政策引导与法律规约等多种途径，对大数据的获取、存储、处理、传输、共享、应用、删除的全生命周期实行全系统合理有序、兼顾规范的有效治理。

（何朝珠）

第四节　区块链技术

一、区块链技术的概念、类型与特点

随着现代化社会的飞速发展，各种信息技术逐渐渗入到人们的日常生活中，区块链技术也不例外。区块链实质是一种分布式账本，其可以被理解为一种数据结构，该数据结构包含交易记录，每一份记录被称为一个区块，这些区块像链条一样按照时间顺序连成一串，由此便形成了区块链。简单而言，区块链就是一种将包含信息的区块按照时间顺序排列组合而形成的链式数据结构。该技术具有以下特点。

（一）交易去中心化

交易去中心化是区块链技术最突出、最本质的特征，即区块链技术不依赖第三方管理机构和硬件设施，通过分布式核算和存储实现各个节点信息的自我验证、传递和管理。区块链的核心是没有任何人或团体拥有整个网络的权利，这一独特功能可在提高透明度和安全性的同时为用户提供动能（图2-3）。

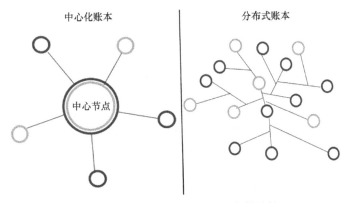

图2-3　中心化账本和分布式账本的比较

1. 信息的公开透明性　区块链技术的基础是开源，即在极短的时间内交易的数据信息会被复制到网络中的所有区块中，实现全系统内数据同步，整个区块链系统的运作和数据库都是公开透明的。

2. 信息的可回溯性　区块链是按照时间顺序将每个交易打上时间标志进行储存、备份和转发，任何一个交易都可以进行回溯，因此提高了交易的可验证性。对于每个节点任何人都可以通过公开接口回溯双方过往的所有交易信息，每次交易的产品和服务来源也是可以清晰回溯的。

3. 信息的不可篡改性　信息一旦被写入区块中就不能更改或撤销。除非掌握了整个系统 51% 的节点，否则篡改就是无效的。由于整个系统参与者众多，掌握足够多的节点显然是无法实现的，这就避免了主观人为的数据变更。以发送电子邮件为例，将某电子邮件群发后，发布者无法撤回，为了找到解决方法，就必须要求所有收件人删除你的电子邮件，此举在理论上和实践中都是无法实现的。

（二）非对称加密

非对称加密也叫公钥密码，密钥分为加密密钥（公钥）和解密密钥（私钥）两种。发送者用加密密钥对消息进行加密，接收者用解密密钥对密文进行解密。即加密密钥是发送者加密时使用的，而解密密钥则是接收者解密时使用的。这种加密方式确保了只有文件接收者，也就是拥有解密密钥的接收者才能打开相关文件，由此提升了数据的安全水平。

1. 共识机制　指所有记账节点之间根据既定的规则达成共识，去选择和认定记录的真实性和时效性，这既是认定的手段，也是防止篡改的手段，如同国家的法律维系着区块链系统内的正常运行。共识机制要求不同节点记录的数据必须相同，且节点记录的数据格式和内容必须满足区块链规则。其本质是消耗资源以换取信任，即"消耗多少资源，换取多少节点的信任"。例如，全系统认可是最长的一条区块链，因为在此时的交易次数最多或工作量最大。如果想要修改某个区块内的交易信息，就必须修改该区块和该链条后面所有区块的信息。这种共识机制是交易数据记账的基础，可以避免虚假交易和信息篡改。

2. 资产上链　指将个体的资产信息、权益、流通等对应到区块链上，生成加密的数字凭证，形成唯一的对应关系。资产包括实物资产和数字资产，如房屋、汽车、医保、股票、公积金、知识产权等。资产信息建模上链，将会彻底改变整个价值流通，提高生产效率，造福各方权益相关者。

除以上介绍的技术特点外，区块链技术还有对等传输、集体维护性、可编程性等特点。随着不同领域的研究者对区块链应用研究的深入展开，区块链根据不同的应用需求被细化为不同的类型。例如根据去中心化程度的需求，区块链可分为公有链、私有链和联盟链。其中，公有链以去中心化为显著标志，所有人都可通过匿名的方式对其进行访问，公开透明是其最大特点；私有链以弱中心化为其显著标志，私有链内部的个人或组织机构可以通过注册许可的方式对其进行访问，安全、可溯源是其最大特点；联盟链以多中心化为显著标志，联盟内成员需要通过注册获得许可后方能对其进行访问，高效是其最大特点。另外，区块链也可根据部署环境分为主链和测试链；根据对接类型，区块链分为单链、侧链和互联链；根据应用范围，区块链分为基础链和行业链两类；等等。

二、区块链技术在老年康养服务中的应用

我国大部分老年人对于新生事物的接受能力与学习能力较差。信息时代的飞速发展，导致数据信息体量庞大，更新速度非常迅速，对于网络技术的认知和操作能力较弱的老年群体来说，相关服务人员及其提供的服务都不能完全地让他们相信，进而导致该群体难以通过一些平台享受康养服务。以上原因均大大阻碍了老年康养服务业的发展，所以，现在需要建立一种能让老年群体方便操作、愿意相信的可靠的系统。我国康养服务资源存在着明显的分布式、零散式、孤立式的特点，加之老龄化人口已经在我国形成了一个庞大的银发群体，区块链技术能够有效整合和撬动康养资

源,有效解决传统康养的痛点,从而实现智慧养老。针对上文阐述的区块链特点,尤其是在系统可信度方面可能为老年康养服务业发展提供契机,下面将分三个部分分别阐述区块链技术在老年康养服务中的应用。

(一)涉老资产与记账

当居民处于"康养"阶段时其资产行为的重心从积累财富和创造财富转为将现有财富转变成可用资源,以满足老年生活的各种需求。"以房养老"就是其中一个典型的例子。当前由于"4+2+1"的家庭模式(夫妻父母 4 人+夫妻 2 人+孩子 1 人)使全社会成员面临巨大的家庭康养压力,独生子女一代很难再给老年人一个安稳的晚年。另外,整个晚年的花费也在不断增加,而"以房养老"恰恰能与现状契合,成为一部分老年人的选择。虽然老年人住房反向抵押养老保险能实现价值流动,为老年人安稳度过生命剩余时间建立起一笔长期、持续、稳定乃至延续终身的现金流,但是目前仍存在业务办理手续复杂、资金流动监管不到位、老年人信任度不足等问题。对此,区块链的信息不可篡改性发挥着重要作用。选择"以房养老"的老年人可以利用区块链技术将房屋资产上链,由机构根据其房产价值按照合约规定方式自动发放养老金,并全部记录在区块链中,从而实现对资金使用的有效管理和实时监督,使得各方对合同的执行性显著增强。另外,区块链技术解决了业务办理手续复杂的问题,机构人员利用公有链的特征,可以从网上实时查到老年人的真实可信的数据,从而实现房屋网签的高效办理,无须到现场验证书面材料的真实性。除住房外,老年人相关的资产流动还包括养老金、退休金、社保金、个人医药费支出明细等,均可利用区块链技术的特点进行有效监督,从而降低了老年群体上当受骗的概率。

政府未来可以基于公有链的运行机制,给每个老年人发放一定数量的养老币,发放的数量可以根据当地的财政收入、福利政策、个人的纳税情况和为当地所作的贡献等进行调整。养老币作为一种虚拟货币可以用来购买上链后的康养服务,服务由系统自动记录,可回溯,且不可篡改。鉴于区块链技术信息公开透明性的特点,如果康养机构的声誉获得社会公众的广泛认可,这些机构可以探索发行联盟链或私有链的养老币,公众可以通过购买养老币,类似于"捐献"筹集用于康养基础设施建设,并且可以确保这些养老币落实到康养服务上。当然,老年人也可以通过力所能及的志愿活动来赚取养老币以供未来自己享受康养服务。

除了带有货币性质的养老币之外,还可以探索基于传统时间银行的康养模式,即利用区块链接技术建立的新型康养时间银行。时间银行是指志愿者通过为老年人提供服务来获取时间币,当自己老了的时候,便可以花费时间币来让志愿者服务自己,从而形成低龄老年人帮助高龄老年人的互惠互助模式。在国内,传统的时间银行是建立在熟人信任的基础上,且信息的传导过度依赖信息链条中的"中介枢纽",如时间银行机构、社区服务机构和政府主管部门等,这导致该康养模式面临着可信度低、安全性差等问题。另外,阻碍康养时间银行运行的最大的问题是时间数据存储的真实性与服务兑换便利性问题,即记账问题。对于以上问题,区块链可以说是时间银行的最佳解决方案,能解决其大部分问题。区块链具有交易去中心化、信息公开透明性、信息可回溯性和信息不可篡改性等特性,其通过去掉第三方信任机构强化了时间银行的公信力,信息的公开透明、可回溯、不可篡改的特性均加强了时间银行信息的安全性,为公众参加时间银行提供了技术上的保证,建立了大家对该模式的信任。

(二)涉老补贴、缴费与智能合约

随着年龄的增长,老年人的行动能力下降明显,因此,领取养老金及政府养老补贴、医院就医支付、到相关部门进行医保报销、缴纳水电物业费用等生活琐事,对老年人来说具有不同程度的困难,在过程中不免出现忘领、漏领和少领养老金的情况,并存在因行动不便导致跌倒等潜在安全隐患。如何才能有效规避这些风险呢?老年人可以利用区块链技术将个人相关业务进行资产上链,成功授权后,收入与消费的各种明细会由系统自动执行并记录。老年人无须到现场,只需每月交付老年人清单即可。区块链系统稳定性好、可信度高，老年人可以完全放心使用。

以上涉老补贴和缴费能够自动执行，智能合约是其中的关键。智能合约类似"强制版合同"，是基于区块链系统里不可篡改的可信数据，根据事先设定好的规则和条款自动执行交易和请求并进行自我验证，然后形成新的数据区块，发布给该区块链系统的全体成员，可以确保合约能够按照先前的规则顺利执行，从而有效防止违约行为。

（三）涉老公证与隐私保护

区块链技术能将包含可信数据的区块按照一定的时间顺序真实记录下来，并且只能读取和写入，不能篡改和删除。该特征恰好能解决涉老公证上的问题。例如，国家规定所有领取养老保障金、退休津贴和生活津贴的人，每年必须向当地人力资源和社会保障局进行资格认证。由此给行动不便的老年人带来诸多不便。这说明，一方面不同部门系统之间不能做到信息协同，另一方面人们也担心数据造假的问题。如果老年人生命中重要时间节点的事件都能上链，也就不会发生诸如数据造假等不良事件。一旦医院开具死亡证明或者殡葬事务结束，系统就会自动销户，停发养老金和补贴等交易也会自动执行。当然，对此我们要做的是合理安排这些事务之间的顺序，使之合理、合法、合情。除此之外，老年人房产证明、医疗照护记录、退休证明、遗嘱证明等也均适用。

针对上述公证问题，人们可能会担心个人信息上链后，隐私是否会被泄露呢？系统获取到的数据都去哪了呢？由于私有链运行，系统内只允许特定组织或个人访问、储存、分析或分享个人数据，所以社区居民既拥有数字身份，又能维护自身隐私。虽说目前老年人相比之前自我隐私意识有所增强，但隐私保护现状却不容乐观。例如，很多健康监测设备缺乏数据加密功能，极易泄露信息，导致老人及其子女对于部分康养服务不信任，而区块链技术应用非对称加密技术，该技术可以保证前端匿名、后端实名，即可控匿名。也就是说，通过某些规则的设定使老年人的生理指标、所患疾病基本特征、既往史、过敏史等必须用于判断健康状况的信息可以被服务主体获取，但是关于老年人的姓名、住址、经济状况等相对敏感的信息是匿名的。这些信息均被安全存储于后端的区块链账本中且可溯源，是值得信任的。老年人自身信息安全防范意识较弱，如若不从技术更新层面保护老年人的信息，诈骗团伙很可能会利用这些信息，使老年人蒙受经济损失。因此，区块链技术在老年人康养服务领域发挥着重要的作用。

三、区块链技术的发展趋势

我国康养资源普遍存在分布不均、共享有限、信息化成本高、资源供给不足、信息透明度较低等问题，而区块链技术作为一种创新型技术，不仅能够有效整合康养资源，更能够实现跨平台、跨区域以及跨国家的优质康养资源共享，从而让老年人通过更少的成本享受更好的服务，实现康养产业的数字化。据学者分析，区块链能给人类社会带来多大的技术影响仍然是未知数，目前普遍认为我们所看到的仅仅是区块链的冰山一角，该技术后续将持续得到发展。

（一）区块链技术将拓宽康养服务领域

将区块链技术应用到智慧康养中，能够基于大数据的海量化分析优势，实现社会资源的最优化配置，越来越多的人将认识到区块链技术，各种空气币将逐步被淘汰，去中心化、多方协同、防篡改等技术特征将受到相关行业领域的高度重视，区块链技术应用将回归到更加理性的轨道。例如，政府可以通过区块链的数据信息，对相关老龄工作的落实情况有全面的了解，明确养老资金的具体流向，保证公共服务资源的有效利用。"养老币""时间银行"等可以吸引志愿者加入老年康养服务，有效缓解了康养资源不足的压力，同时为老年人及其照顾者提供充分支持。当前，区块链技术不断完善，区块链知识不断普及，技术标准也逐渐形成，未来将会有越来越多的老年个体或康养服务企业自愿选择将资产及相关服务上链。我们相信区块链技术会在老年康养服务领域得到更广泛的应用，大幅度提升老年康养服务综合水平，充分保障老年人的康养安全和生活品质。

（二）区块链技术将拓展康养服务理念

区块链将推动人类社会建立基于加密算法而无须人工干预的新型信任机制。人们将更愿意通过共同参与、公平可见、基于技术的机制来构建信任、传递价值、开展合作，人与人之间、产业上下游之间将形成更加平等的生产合作关系，共建、共治、共享的平台经济将更好地解决康养服务多元主体间的共赢合作和利益分成等问题。

（三）区块链将拓宽国际竞争赛道

世界很多国家加强了对区块链技术的关注度，密集出台了相关政策规划，加大产业扶持引导力度，努力提升本国区块链技术和产业竞争力。德国政府制定了区块链战略实施指导原则和路线图，并指出区块链技术是未来互联网的基石。澳大利亚联邦政府在区块链领域进行了多项投资，旨在推动区块链技术发展，以成为国际区块链标准开发的领导者。美国参议院商业、科学和运输委员会批准了《区块链促进法案》，该法案明确要求美国商务部为区块链建立标准定义，以及建立新的法律框架，为未来新兴技术的应用提供指导和防范风险。

我国发布的《区块链白皮书（2022 年）》显示，我国区块链产业已初步形成较为完善的产业链条，区块链产业融通发展格局已具雏形，其应用路径日益清晰，人们利用区块链技术信任来解决传统人际信任、制度信任中存在的风险难题，助力打通机构间信息壁垒，赋能行业数字化转型，未来应用多元化趋势明显，各行业相互融合、大规模扩展是未来发展的重点。

由此可见，区块链技术作为新兴产业正蓬勃发展，各国都期待在区块链时代抢占先机。区块链这场基于技术革命的全球全产业变革正在席卷各行业，各国已将区块链上升到国家战略高度，其发展前景不可估量。

（何朝珠）

第五节　可穿戴设备

随着信息技术的进步和发展，人们的生活方式已经发生了巨大的改变，如社交、通信、购物、学习、健康等活动，都自觉或不自觉地与移动互联网产生了极大的联系。因此在生活、工作、交往等过程中，人们迫切希望拥有体积更小、更轻便、更舒适地依附在身体上的智能载体。随着 2012年谷歌眼镜的发布，智能设备的创新、研发掀起了新一轮浪潮，可穿戴设备更如雨后春笋般地涌现。"可穿戴"这个合成词，已经成为代表未来新生活方式中不可或缺的关键词之一，也成为智能产品设计师所关注的热门话题之一。

一、可穿戴设备概述

可穿戴设备是一种便携式设备，可以直接穿在身上，或者整合到用户的衣服或配件中。可穿戴设备不仅仅是一种硬件设备，更是通过软件支持以及数据交互、云端交互来实现强大的功能的一种设备（图 2-4）。可穿戴设备将会给我们的生活、感知带来很大的转变。

可穿戴设备具有以下两个特点：首先，可穿戴设备是一种能够实现数据采集、存储和计算的软硬件相结合的设备；其次，可穿戴设备将传感器、无线通信等技术嵌入到一些人们在日常生活所佩戴的柔性设备中，强化了人们和设备之间的交互。

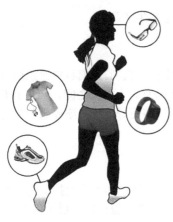

图2-4 可穿戴设备概述图

（一）可穿戴设备的发展历程

早在20世纪60年代，为了预测赌博结果美国麻省理工学院的数学教授索普（Thorp）创造了一台可穿戴计算机。随后，在1975年末，首款手腕计算器Pulsar正式发布，并随即流行开来。然而，由于技术实现成本高以及准确率较低，之后的一段时间内可穿戴设备研发维持在较小的规模。

2012年由于谷歌眼镜的亮相而被称作"智能可穿戴设备元年"。在智能手机的创新空间逐步收窄和市场增量接近饱和的情况下，智能可穿戴设备作为智能终端产业的下一个热点已被市场广泛认同。

2013年，国际各路企业纷纷进军智能可穿戴设备研发，争取在新一轮技术革命中占有一席之地。例如，2013年9月三星推出了智能手表Galaxy Gear，该款设备拥有一块1.63in（1in=2.54cm）的显示屏、蓝牙以及摄像头，可通过连接互联网实现通信、文件处理和娱乐等功能。2013年10月15日耐克推出了Nike+FuelBand SE，帮助用户收集运动信息。苹果公司也在2014年9月推出了智能手表Apple Watch，除了强大的产品性能和优异的加工工艺外，苹果公司更是将其标榜为"时尚"产品。

2022年12月2日人工智能赋能的可穿戴设备入选"智瞻2023"论坛发布的十项焦点科技名单。

（二）可穿戴设备的产品形态

可穿戴设备多以具备部分计算功能、可连接手机及各类终端的便携式配件形式存在，主流的产品形态按照不同的应用特点可分为以下6种。

1. 头戴式可穿戴设备　以头部作为支撑，包括智能眼镜、智能耳机、智能头盔、智能头环等。

2. 腕戴式可穿戴设备　以手腕作为支撑，按照其功能和技术含量的不同，腕戴式可穿戴设备可分为智能手表和智能手环。

3. 身着式可穿戴设备　主要用于运动检测，它经常以服装的形式呈现，主要有智能T恤衫或背心、智能手套等。

4. 脚穿式可穿戴设备　包括鞋、袜或者将来的其他腿上佩戴产品，最具代表性的脚穿式可穿戴设备之一为Nike+训练鞋。

5. 佩挂式可穿戴设备　一般不直接佩戴在肢体上，而是贴附在服饰上进行使用。佩戴方式非常简单，只需将传感器放在衣服内侧锁骨位置贴近皮肤，磁贴在衣服外侧吸住传感器即可。如果姿势太过懒散或前倾，传感器就会通过振动帮助用户养成良好的坐姿习惯。

6. 其他非主流可穿戴设备　其他非主流产品包括智能书包、拐杖、配饰等，基本功能为GPS定位、人机互动等。

（三）可穿戴设备的主要用途

可穿戴设备通过连接互联网与各类软件应用相结合，使用户能够感知和监测自身生理状况与周边环境状况，无须动手便能迅速查看、回复和分享信息，其功能覆盖健康管理、运动测量、手机信息共享、社交互动、休闲游戏、影音娱乐、移动支付、教育及表演等诸多领域。

1. 健康管理　可穿戴设备可以时刻追踪高血压、低血糖、心率异常等各类疾病数据，能够长期监测病程的变化情况，从而为慢性病诊疗提供长期、方便、快捷且细致准确的各项健康数据，最大程度地帮助用户提高自我监测及监督的能力，并按照科学健康的方式生活。同时，有些可穿戴设备监测到的数据可以通过无线连接传送至中央监控站，让医护人员实时了解患者的情况。

2. 运动测量　可穿戴设备可与传感器融合，实时捕获精确的运动数据，为运动员及教练提供获得最佳成绩所需的数据。同时，在现代社会中健康生活的理念已经深入人心，很多人喜欢运动健身，使用可穿戴设备可以帮助用户在健身的时候及时调整身体状态，以达到更好的运动效果。而且，很多运动手环、手表等还具有运动规划功能，可以帮助用户制定更加切合自身状况的训练方式。

3. 手机信息共享 可穿戴设备能够与智能手机相连接，进行数据汇总、数据共享、信息交互等，以完成社交互动、休闲游戏、影音娱乐、定位导航、移动支付等功能。最具代表性的和具有跨时代意义的智能眼镜产品莫过于谷歌眼镜，其本质上属于微型投影仪、摄像头、传感器等设备的结合体。除拥有智能手机所具备的一切功能外，谷歌眼镜还同时采用了反射式棱镜显示屏、骨传导耳机以及传感器等高新技术，尽可能地让用户在一种很自然的状态中完成使用，并通过增强现实技术在用户眼前展现实时信息，用户只需眨眨眼就能完成拍照上传、使用 GPS 导航、收发短信、进行通信、查询天气路况、上网冲浪或者处理文字信息和电子邮件等操作，而无须动手操作。在兼容性上谷歌眼镜可同任一款支持蓝牙的智能手机同步。

4. 教育领域 利用虚拟现实技术身临其境和游戏互动的高科技手段，采用学生易于接受的方式，学习和体验课程内容的重点知识和难点知识，让学习不再枯燥。

5. 表演领域 身穿可穿戴设备在舞台表演中发挥了重要作用，例如利用传感器感知用户的情绪，或通过移动终端来变换服装的形态、颜色。

（四）可穿戴设备存在的问题

虽然可穿戴设备如雨后春笋般涌现，但依然暴露出制约其发展的各种问题。

1. 产品市场定位模糊 可穿戴设备的跟风现象十分严重，缺乏明确的定位。一旦一款新的产品出现之后，各大厂家都会跟风推出类似产品，如何针对不同的消费群体推出相适应的产品不仅是产品设计初期需要考虑的问题，更是以后产品发展的重心。

2. 同质化严重 目前可穿戴设备的功能基本有计步、导航、推送信息、来电提醒等几个方面，而这些功能在智能手机中就可以实现。如果没有新的功能逐渐被开发出来，可穿戴设备的最终发展很可能会变成可有可无的产品，甚至被智能手机所取代。

3. 不能独立使用或功能不全 在人机交互方面，随身佩戴的产品如手环、手表，不能直接与产品交互，给用户的感觉更像是数据收集器，用户如想看到相关数据分析、结果必须依赖于手机和电脑，体验不佳。

4. 数据和服务结合较差 可穿戴设备本身价值并不大，关键在于其获得的数据与提供的服务，越垂直、越深入往往价值越大。用户要的不只是数据，大部分用户对一些数据本身是没有概念的，经过分析得出的结果和解决方案才是最重要的。

5. 安全性问题 几乎所有的可穿戴设备都会通过蓝牙或 WiFi 与手机等设备相连，但在个人数据被创建并上传到云端或者服务器的过程中，由于其加密程度较低或者存在安全漏洞，通过对其进行渗透进而控制使用者的手机或其他设备，用户个人以及周边人群的隐私就可能被窃取。

6. 价格昂贵 例如 Google Glass 售价高达 1500 美元，Nike+ FuelBand SE 售价为 149 美元，阿迪达斯推出的安卓系统智能手表售价 399 美元。这样高价的产品会让很多消费者望而却步。

7. 电池续航时间短 普通的智能手表电池使用时间在 24h 左右，如果开启更多功能，耗电量会增加。这样不得不每天充两次电才能正常使用，使用者将陷入续航焦虑中。

二、可穿戴设备在老年康养服务中的应用

近年来，可穿戴设备作为新一代高科技人工智能产品，因其具备精准性、可靠性、便携性、可操控性等特点，可以作为老年照护服务的有效补充，为居家、社区、机构等不同场所的康养服务提供高效帮助。

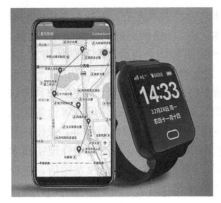

图 2-5　可定位手表

（一）实时定位与紧急呼救

1. GPS 定位　实时定位可以帮助家人或照护者远程随时掌握老年人当前所在位置。尤其是患有阿尔茨海默病的老年人如果佩戴了定位精确的可穿戴设备，家人或照护者不再担心老年人因外出找不到回家的路而走失，为照护提供帮助（图 2-5）。

2. SOS 呼救　老年人专用的可穿戴设备往往会有 SOS 一键报警及呼救功能。当老年人出现走出设定空间范围、跌倒、血压过高、血糖过低或心跳停止等紧急情况时，设备即发出警报声或直接拨通提前设定的紧急求救电话，以最快的速度降低危险事故的发生，从而保障老年人的安全。

（二）移动呼叫与来电提醒

在居家适老化改造中，呼叫系统往往是重要的项目之一。社区、康养机构内大多配备呼叫器，但一般情况下会固定安装在床头和卫生间等高频使用场所。例如老年人外出参加集体活动或在室外活动时使用了可穿戴设备，便可通过对讲功能及呼叫功能随时随地告知家人、社区工作人员或照护者当前的照护需求。而且大多数可穿戴设备具有来电提醒功能，这样便可轻松与他人取得联系，避免漏接电话。

（三）健康监测与实时预警

多数老年人伴有各种慢性疾病，时而突发，难以预测，一旦监护不到位，就会造成严重后果。可穿戴设备可根据老年人的实际情况，在社区、居家、机构等多个场景的康养系统里预设心率、血氧、血压等个性化阈值，当老年人的健康数据超出阈值时，系统自动将测量数据实时向智慧康养平台或监护人发送预警信息，做到早识别、早发现、早治疗，以保障老年人的生命安全（图 2-6）。

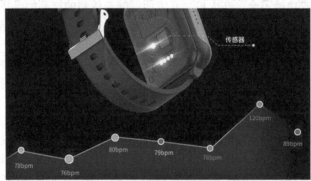

图 2-6　健康监测手表

睡眠质量是困扰很多老年人的问题之一，可穿戴设备可准确识别深睡、浅睡、快速眼动和清醒状态，从而获得睡眠质量评估和睡眠质量改善建议。

新冠疫情期间，体温数据是监控疫情的重要数据之一，智能手表能定时采集老年人的体温数据，实时上传，通过智能化养老系统大数据分析，有异常实时预警。

（四）运动测量与实时预警

适当运动对老年人的健康起着关键作用。有些老年人不喜欢运动，每日宅在家中，或在社区、康养机构过着棋牌室、卧室、食堂三点一线的生活。此时，可穿戴设备就起到了"运动量监管员"

的作用，在康养管理系统中可以给不同需求类型的老年人设置计步数、卡路里消耗等每日目标运动量，通过实时监测，当老年人运动量未达标时，系统会自动提醒或给监护人发送预警信息，督促老年人有效调整自己的运动状况来保持身体健康。

（五）安全辅助与实时提醒

1. 智能防摔裤 由于身体机能的逐渐退化，老年人的动作及幅度逐渐变小。当老年人因站立不稳出现跌倒风险时，智能防摔裤会自动打开气囊，保护老年人的重要部位，避免因跌倒导致严重后果。

2. 可穿戴智能服药提醒器 老年人因患各种慢性疾病，口服药的种类及数量往往较多，但因记忆力减退、时间意识模糊等情况而出现漏服、错服药物等现象，后果严重。可穿戴智能服药提醒器可以通过麦克风接收语音录入，从而设置服药时间和服药种类，并提醒老年佩戴者在预先设置好的时间里服药，为老年人提供了便利性与安全保障。

三、可穿戴设备的发展趋势

（一）消费级产品积极谋求向医疗领域转型升级

目前可穿戴设备多以数据采集、呈现为主，对数据的处理分析能力较弱。可穿戴设备还存在数据采集不准确、整理不及时等问题。因此，可穿戴设备不仅需要在数据采集的准确性和抗干扰性方面有效提升功能，还需要利用云计算、大数据等新兴技术，提供更加智能、更加完善的数据研究、分析和处理功能。随着用户对医疗价值需求的提升，可穿戴医疗设备将会成为关注点。苹果、华为、小米等传统消费电子科技巨头纷纷转战医疗领域，在各自产品的基础上不断更新迭代，提升医学价值属性，并搭载人工智能软件，为用户提供实时监测与预警、数据分析等更专业化的健康管理功能。

（二）健康监测与慢性疾病管理成为热门应用领域

由于人口老龄化与疾病年轻化趋势的加剧，使得心血管疾病、糖尿病、高血压等慢性疾病患病人数和患病率不断增加。随着分级诊疗、医养结合以及主动健康管理覆盖广度和深度的不断提升，二三级医院、社区医院以及居家场景将承担更多慢性疾病管理职能。可穿戴医疗设备的应用使得慢性疾病管理更加精细化、专业化、持续化。同时，应用场景的多元化也对医疗设备提出了更高的要求，即可靠的医学价值、实时长程监测、良好的用户体验、亲民的价格体系、丰富的功能应用等。

（三）多样化、个性化的人机交互方式

目前主流的可穿戴设备都搭载了一块小型屏幕，用于信息显示和设备操作，但由于其空间限制的原因，大大增加了现有交互方式的操作难度，从而降低了用户体验。2015 年 6 月谷歌 ATAP 团队发布了颠覆式创新技术，即 Project Soli。它利用微型雷达捕捉到亚毫米级别的手指和手的运动，并以此来操控多种设备。通过该种技术，不论是智能手表、智能手机还是平板电脑都将不再受制于屏幕。

因此，我们相信随着虚拟现实、柔性屏幕以及各类感应技术的综合发展和运用，可穿戴设备的交互方式必将走向多样化，体态捕捉、语音识别、眼球追踪等非接触性交互技术都将运用于其中。

（四）功能结构的多元化发展

目前市场上大多可穿戴设备的功能服务单一，需要配合手机和电脑端进行使用，从而导致了产品的独立性不足，影响用户体验。只有少数产品在不断地迎合市场需求，增加功能结构。在未来多功能的可穿戴设备将更普遍。

（五）技术迭代关注迫切需求

可穿戴设备经过多年发展始终未能成为人们生活中的必需品，其主要原因是这些设备没能满足用户的真正需求。例如智能手环通过传感器告知用户心跳、血压甚至睡眠状态，而这些数据对普通用户并没有太大的用处。相反，如果将可穿戴技术运用在老年人健康检测设备上，不仅可以满足使用者对生命保障的迫切需求，充分发挥可穿戴设备全天候实时监测身体情况方面的技术优势，又可以发挥可穿戴设备在使用过程中舒适无感的设计优势。因此，可穿戴设备更应该从弱势群体的角度切入，实现用户对产品的真正需求。

（六）可穿戴设备在老年康养市场的发展趋势

1. 操作方式的简易性 考虑到老年人的身体机能下降、学习能力减退，针对老年人的可穿戴设备应穿脱便捷、操作简便。例如穿戴时不会因动作过于烦琐给老年人增加额外负担，从而引发潜在危险；字体大小、颜色设计等更符合老年人的阅读习惯，应尽量使用实体按键避免触屏方式等。

2. 数据测量的多样性及准确性 针对老年人慢性病多发的状况，在研发设计方面应考虑呼吸、血压、血氧、心率等指标的准确监测需求。

3. 功能的独创性 将拥有老年人特色的可穿戴设备纳入医疗器械领域，提高监测结果、评测标准，统一的质量标准且方便的监管模式，有利于提高可穿戴设备获取的数据的可信度，改变可穿戴设备市场鱼龙混杂的状况。

4. 产品的记忆性 建立统一的健康监护平台：每一位佩戴者生成一个单独账号，使数据实现连续性和可追踪性。系统可以与可穿戴设备相连，将可穿戴设备获取的数据传输到后台系统分析整合。期待有更好的可穿戴产品可以通过互联网将老年人在家中的日常活动建立专属档案，并对其行为模式和身体数据进行分析。如果检测到发病前期症状、紧急状况，设备将即时信息反馈给佩戴者本人、亲属或社区，从而使老年人在遭遇突发状况时能够得到及时有效的救治和帮助。

5. 交互方式的高效性 老年人因自身功能及能力下降，往往会有孤独、焦虑、抑郁等心理问题。情感化设计已成为当下可穿戴设备的一种新的设计思路，如何全面深入理解情感化设计理论，并将其成功导入可穿戴设备的设计中，已成为可穿戴设备未来需要考虑的领域。

6. 信息传递的认知性 作为当今信息的承载媒介，可穿戴设备的出现使得智慧康养模式成为未来发展的趋势。随着我国老龄人口的日益增多，单单依靠现有的康养机制与传统康养模式已不足以应对，唯有将先进的技术与我国老龄化社会的特性相结合，增加"智慧"因素，方能减轻子女的养老负担，为国家释放出更多的生产力，从而推动智慧康养模式的快速发展。

（何海燕）

第六节　智能家用电器与智能器具

一、适老化智能家用电器

智能家用电器就是将微处理器、传感器技术、网络通信技术引入家电设备后形成的家电产品，具有自动感知住宅空间状态、家电自身状态、家电服务状态的功能，能够自动控制及接收住宅用户在住宅内或远程的控制指令。同时，智能家用电器作为智能家居的组成部分，能够与住宅内其他家电和家居、设施互联组成系统，实现智能家居功能。适老化智能家用电器简言之就是适合老年人使用的智能家电。

我国智能家电经历了萌芽期（1994～1999年）、开创期（2000～2005年）、徘徊期（2006～2010年）和融合演变期（2011～2022年），从最初的对整个行业处在概念形式、产品认知阶段，代理商进行国外进口产品的零售业务，国外的智能家电品牌逐渐进入中国市场，到目前智能家电一方面进入一个相对快速发展阶段，另一方面协议与技术标准开始主动互通和融合，行业并购现象开始出现甚至成为主流。人口老龄化是 21 世纪人类社会共同面临的重大问题，家用电器是老年人使用最多的消费品之一，老年人作为特殊的消费群体与其他消费群体相比存在很大差异，需要更多的生活辅助，老龄化的加剧使传统家电产品面临着适老化问题的挑战。为了更好地解决这一问题，2021 年 6 月中国家用电器研究院发布了《智能家用电器的适老化技术》系列标准，其中包含 5 项团体标准和 4 项公司技术规范，涵盖空调器、电冰箱、洗衣机、电视机、吸油烟机、净水机（饮水机）、马桶盖、热水器 8 类产品，基本涵盖了老年人在日常生活中会使用到的所有家电类型。符合该系列标准的家用电器经过中国家电研究院检测认证之后，将会获得智能适老家电认证。2021 年国家市场监督管理总局、国家标准化管理委员会发布了《用于老年人生活辅助的智能家电系统架构模型》和《适用于老年人的家用电器 通用技术要求》两项适老家电国家标准，这两项标准对家电产品在适老化方面提出了要求：带盖电器应有盖子缓降功能；带轮电器应有防移位锁紧装置；有线吸尘器要有"防绊倒"设计；说明书和包装都得让老人易理解、易开启。上述要求使老年家电将有标准所依，适老化家电将迎来发展新机遇（图 2-7）。

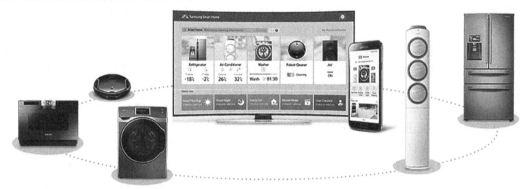

图 2-7　适老化智能家用电器

老年人通常视力、听力出现障碍，行动不便，相对应的反应能力与准确控制能力也会下降等，因此他们对适老化家电产品的需求主要体现在产品操作的简单性、安全性、提示性、适宜性以及健康方面。

二、适老化智能生活器具

随着银发经济的崛起，适老化智能生活器具等适老产品已经成为老年消费的重要组成部分。适老化产品通过搭乘高科技的快车，给老年人带来了舒适便捷与体面的老年生活。

2020 年民政部等九部门联合发布了加快实施老年人居家适老化改造工程的指导意见，居家适老化改造之老年用品篇（民政部推荐）在适老化改造项目和用品配置上也给出了推荐清单。主要用品有手杖、轮椅/助行器、放大装置、助听器、自助进食器具[防洒碗（盘）、助食筷、弯柄勺（叉）、饮水杯（壶）等]、防走失装置、安全监控装置（家用报警套装、老人安全手环、老人定位吊坠），安全监控装置（家用可通话摄像头、雷达跌倒报警器、报警按钮、防水报警按钮、烟感探测报警器、水浸报警器）。

（一）适老化智能生活器具呈现方式

1. 常用适老化产品中加装智能元素　例如在防走失装置中，老年人使用的 GPS 定位装置主要有手表型和钥匙扣型，具有体积小、方便携带、操作简单等特点，方便老年人穿戴。定位装置具备多重定位、远程聆听、通话报警、轨迹回放、运动测量等功能，能提醒家人和管理人员及时作出反应，从而避免危险发生，是目前最受欢迎且普及率最高的适老化产品之一。定位装置适用于患有认知症、抑郁症等的老年人。手杖、轮椅/助行器中加入智能化，同时具有电动化、安全预警、辅助行走等功能。在适老化改造中，越来越多的智能化产品也加入其中。

2. 新开发的适老化智能生活器具 目前市场上出现的新开发的适老化智能生活器具种类繁多，常用的有以下 7 种。

（1）互联网智能药盒：智能药盒通过互联网、蓝牙与专门的 APP 和小程序连接，可设置多次服药计划、提供定时声光提醒、自动送药、一次配药可满足多天服药量、用药记录分析汇总、实现远程实时监护等。服药时间，家属可通过已绑定的手机及时收到提示，有效减少老年人忘服药的情况，随时掌握老年人的用药情况，实现科学管理，确保老年人用药安全。

（2）输液报警器：输液报警器很好地解决了老年人住院无人陪护问题。输液报警器是一种配有智能传感器的输液提醒器，使用时只需夹在滴管上方，输液结束时感应到空气进入就会发出嘀嘀嘀的报警声，同时提醒护士及时换瓶、拔针。

（3）马桶辅助起身器：老年人体质虚弱行动不便，即便是上厕所的蹲下、起立等小动作，都会让老年人备受折磨。为解决老年人如厕难的问题，近年来市场推出了马桶辅助起身器。每当老年人需要站起时，该起身器就会自动提供相应的助动力，使老年人能够轻松站起来。

（4）智能防抖餐具：由于神经系统功能衰退，大部分老年人在进餐过程中会出现手抖现象，还有一些老年人因疾病引起手痉挛、握力不足、抗阻运动差的症状，难以握住餐具。针对这些问题研发出的智能防抖餐具具备智能感应功能，无须学习，拿起即用，能有效抵消老年人进食过程中的抖动，方便老年人用餐，减轻家属和照顾者的负担，提高老年人的生活质量。

（5）会报警的纸尿裤：老年人穿好纸尿裤后在纸尿裤腰边安上传感器，当传感器的小灯渐渐由绿变红时，就会响起报警声，提醒照护者为老年人更换纸尿裤。

（6）智能大小便收集器：当老年人排出大/小便后，感应器自动感知，便立即抽取大/小便并粉碎存储在污物桶内。在老年人大/小便结束后，干净的温水通过各处喷嘴自动喷出，冲洗老年人的隐私部位及集便器内部，每一处喷嘴还设有干燥臀部和隐私部位的功能，即时进行暖风干燥。全自动智能化设备能够完成从感应、抽吸、清洗到干燥的所有过程。智能大小便收集器能使老年人保持洁净干燥，轻松解决大小便护理问题。

（7）智能家居系统：智能家居系统是利用先进的计算机技术、网络通信技术、智能云端控制、综合布线技术、医疗电子技术，依照人体工程学原理，融合个性需求，将与家居生活有关的各个子系统如安防、灯光控制、窗帘控制、煤气阀控制、信息家电、场景联动、地板采暖、健康保健、卫生防疫、安防保安等有机地结合在一起，通过网络化综合智能控制和管理，实现"以人为本"的全新家居生活体验（图 2-8）。整合社区康养、居家康养、机构康养、医养结合等多种养老场景，可覆盖全场景康养管理体系与信息管理系统，为不同康养场所提供丰富的、多维度的智能养老方案。

（二）适老化智能生活器具存在的问题

1. 适老化产品"选择少" 互联网发展日益迅速，手机更新换代较快，每年各大手机厂家都会出新手机，各大应用 APP 也是常年更新，但这些迭代和更新基本都是以年轻人的视角进行的，适合老年人使用的产品缺乏。

2. 面对智能产品和应用"不会用" 其一，由于老年人不会正确触控屏幕，不会使用指腹去触控。老年人总觉得手机不好操作，点了没反应，或容易误操作。其二，由于老年人本身文化水平限制。智能手机的许多使用习惯是从电脑操作系统沿用而来，对于本身就存在电脑使用困难的老年人来说，智能设备小型化后，依旧面临着使用上的困难。

3. 互联网平台不"懂老" 互联网平台在"懂老"方面缺乏足够多的用户数据，难以了解老年群体的真正需求。另外，由于老年用户的流量难以迅速变现，部分互联网平台对推动适老化改造的动力不足。而仔细剖析这些原因就会发现，归根结底还是因为推动适老化改造时日尚短，各方对适老化改造的必要性和重要性的认识都有待提升。

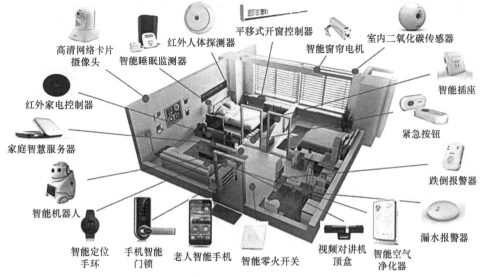

图 2-8 智能家居系统

4. 适老化"走形不走心" 其一，广告植入套路繁多，且关闭困难，部分 APP 适老版虽然简化了界面，但却为了利益未按有关规范简化广告，仍可见到广告推送和诱导类按键。其二，界面设置徒有其表。部分 APP 适老版只有首页是大字体、大图标，但点进二级界面、三级界面后便立即"打回原形"。其三，有的软件是有适老模式的，但是很多人不知道如何打开。

三、适老化智能用具在老年康养服务中的应用

（一）老年用户对产品的需求

以马斯洛需求层次理论作为理论基础，根据生理需求的变化、行为方式的特点能够归纳总结出老年用户对适老化智能产品的需求（表 2-1）。

表 2-1 老年用户需求趋势分析

需求层次	特征	需求趋势
生活需求	健康	重视身体健康信号，治未病，注重养生
	社交	网络和新媒体社交多元化接纳度高
	产品	功能需求和品质需求都要满足，追求潮流
	消费	为自己消费、有机会消费和提前消费
精神需求	文化	学习兴趣高，接纳多元文化
	科技	智能、互联网接受度普遍
自我实现 需求	工作	退而不休，发展第二职业
	自我提升	兴趣爱好广泛，投入时间和金钱自我提升

（二）适老化产品与老年用户需求对照分析

只追求智能产品的功能已经不能满足老年用户的需求，应从更多的领域进行适老化需求的挖掘。根据国内外现有的适老化智能产品，我们可以按照功能和用途对适老产品和用户需求进行对照

分析（表2-2）。

表2-2　适老化产品与老年用户需求对照分析

产品类别	需求	产品功能	呈现方式	设计属性
智能家居产品	满足居家生活、娱乐消遣的需求	智能台灯、智能清洁、智能门铃、智能空调、智能药盒	产品形态	功能简化
智能穿戴产品	满足定位、健康报警等需求	智能运动鞋、智能手环、智能听力设备等	智能技术	感知强化
智能医疗产品	满足生理数据监测、辅助健康诊断的需求	血糖仪、血压计、智能穿戴健康手环	产品形态+智能技术	安全稳定
老年护理	满足日常行为辅助的需求	智能拐杖、智能健康床	产品形态	安全稳定
智能助老系统	满足提醒、社交、娱乐等需求	智能医疗系统、在线社交系统、养老服务系统等	智能技术	外观融合

（三）适老化智能产品设计策略

适老化智能产品不能过度追求智能技术的堆叠，不仅要在功能上满足老年用户的多元需求，也要尽可能地减少老年用户在使用产品过程中的误操作率和出错率。首先应从心理层面消除老年人对智能产品的负面情绪，增加产品的使用信任感，消除智能产品带给老年用户的技术壁垒感，建立正面积极的使用情感。其次根据老年用户的产品需求，制定产品策略，提升使用体验。在技术条件成熟的时候，发展定制式智能产品的开发和推广，针对老年用户的生理特征和心理特征进行用户细分，满足老年人在医疗急救、康养看护、文化娱乐等方面的多样化需求。

目前市场上已经有诸如一键呼叫、移动定位、智能床垫、生命体征监测、燃气预警、服务监管等智能设备，并且已经在社区养老机构和居家养老模式中得以使用。智能家居系统也在新建养老机构和社区增设养老床位的过程中，以及居家适老化改造项目中受到青睐并得以运用。

例如典型应用在社区居家的康养服务平台，上海市长宁区江苏路街道为社区独居老年人安装智能水表和智能门磁系统等联网智能化设备。如果12h内水表走位不超过0.01m³，设备就会自动报警，居委会相关人员将第一时间上门探视。

例如典型应用在机构-社区-居家的综合服务平台，在多地政府的指导下，康养机构联合社区便民服务中心，推出了居家康养综合服务类平台，从代买生活用品、上门送餐到预约上门问诊，只要一键下单就可把相应养老照护服务送上门。在社区、居家康养模式中，利用物联网、人工智能、远程监测等技术手段建立平台，能够将服务资源有效整合，完成供需的对接，并通过系统的设计，提升服务效率和老年人自我支持能力，从而解决康养人力资源缺乏等问题，改变传统康养模式。

例如典型应用在医养结合机构的康养服务平台，医养结合机构凭借自身的医疗优势，针对老年人的健康情况进行远程医疗、远程会诊及实时查房等医疗护理帮助，信息系统之间实时互联互通，实现了院前、院中、院后的全程闭环监控与数据智能化，让智慧医疗与智慧康养的互联互通得以实现。同时，该平台配有专业护理设备，如全自动护理床、人脸识别、语音识别系统、多功能护理机器人、智能适老扶手、紧急呼叫装置、GPS定位装置等，使家属放心，让老年人更有安全感，为老年人的幸福晚年保驾护航。

（何海燕）

第七节　人工智能与机器人技术

一、人工智能的概念

人工智能也称机器智能，是研究、开发用于模拟、延伸和扩展人的智能的理论、方法、技术及应用系统的一门新学科。人工智能是研究人类智能活动的规律，构造具有一定智能的人工系统，并应用计算机的软硬件来模拟以往需要人的智力才能胜任的工作的理论、方法和技术。

（一）人工智能的发展历程

人工智能技术自 1956 年诞生至今已走过 60 多个年头，在经历了萌芽发展期、两次高潮发展期和两次低谷发展期后，已取得了长足的发展，并成为一门新兴的交叉科学和前沿科学。就研究解释和模拟人类智能、智能行为及其规律这一总目标而言，人工智能已经迈出了可喜的一步，某些领域已取得了相当的进展。

当前人工智能已迎来第三次发展浪潮，尤其在美国、欧洲和日本得到飞速发展。在人工智能技术领域十分活跃的 IBM 公司，已经为加州劳伦斯·利弗莫尔国家实验室制造出 ASCIWhite 电脑，号称具有人脑千分之一的智力能力。而更为强大的新超级电脑——"蓝色牛仔"（BlueJean）据其研究主任保罗·霍恩称"蓝色牛仔"的智力水平大致与人脑相当。

在 2022 全球数字经济大会上，中国信息通信研究院和深度学习技术及应用国家工程研究中心发布的《深度学习平台发展报告（2022）》认为，伴随技术、产业、政策等各方环境的成熟，人工智能已经跨过技术理论积累和工具平台构建的发力储备期，开始步入以规模应用与价值释放为目标的产业赋能黄金十年。

（二）人工智能的产品形态

1. 弱人工智能（weak AI）　也被称为狭隘人工智能（narrow AI）或应用人工智能（applied AI），指的是只能完成某一项特定任务或者解决某一特定问题的人工智能。苹果公司的 Siri 就是典型的弱人工智能，它只能执行有限的预设功能。同时，Siri 目前还不具备智力或自我意识，它只是一个相对复杂的弱人工智能体。

2. 强人工智能（strong AI）　又被称为通用人工智能（general artificial intelligence）或全人工智能，是指可以像人一样胜任任何智力性任务的智能机器。该人工智能是一部分人工智能领域研究的最终目标，同时作为经久不衰的话题出现在许多科幻作品中。该人工智能需要具备以下能力：思考能力（运用策略去解决问题，并且可以在不确定的情况下做出判断，展现出一定的知识量）、计划能力、学习能力、交流能力、利用自身所有能力达成目的的能力。

3. 超人工智能（super AI）　牛津大学人类未来研究院院长尼克·波斯特洛姆（Nick Bostrom）把超级智能定义为"在几乎所有领域都大大超过人类认知表现的任何智力"。超人工智能正是超级智能的一种。超人工智能能实现与人类智能等同的功能，即可以像人类智能实现生物上的进化一样，对自身进行重编程和改进，也就是"递归自我改进功能"。

（三）人工智能的主要用途

随着人工智能技术的发展，几乎各种技术的发展都涉及人工智能技术，可以说人工智能已经广泛应用到许多领域，并对国家、社会、家庭、个人有着深远的影响。人工智能主要在计算机科学、金融、医院和医药、重工业、顾客服务、运输、远程通信、玩具和游戏、音乐等领域发挥着巨大作用，其主要成果包括人机对弈、模式识别、自动工程、知识工程等四大方面。其典型的应用包括符号计算、模式识别、机器翻译、机器学习、问题求解、逻辑推理与定理证明、自然语言处理、分布式人工智能、计算机视觉、智能信息检索技术、专家系统等。

（四）人工智能的深远影响

人工智能在自动推理、认知建模、机器学习、神经元网络、自然语言处理、专家系统、智能机器人等方面的理论和应用上都取得了异乎寻常的成果。许多领域都将知识和智能思想引入本领域中，使许多难题得以较好地解决。人工智能的成就是巨大的，影响是深远的。

1. 人工智能对自然科学的影响 在需要使用数字计算机工具解决问题的学科中，人工智能带来的帮助不言而喻。更重要的是人工智能反过来有助于人类最终认识自身智能的形成。

2. 人工智能对经济的影响 智能专家系统正逐渐渗透进各行各业，并带来了巨大的宏观效益。同时，人工智能也促进了计算机工业、网络工业的发展。然而，人工智能也带来了劳动就业问题。由于人工智能在科技和工程领域的应用，能够代替人类进行各种技术工作和脑力劳动，由此可能会导致社会结构发生剧烈变化。

3. 人工智能对社会的影响 人工智能为人类文化生活提供了新的模式。现有的网络游戏将逐步进化为更高智能的交互式文化娱乐手段，游戏中的人工智能应用已经深入到各大游戏制造商的开发中。针对科学研究可能涉及的敏感问题，需要对可能产生的冲突进行及早预防，而不是等到问题矛盾激化到难以解决的时候才去想办法化解。

（五）人工智能存在的问题

随着全社会对人工智能需求的日益增长，人们越来越关注人工智能的发展，但是人工智能出现了一些问题。

首先，要认识机器思维同人类思维的本质区别：①人工智能纯系无意识的、机械的物理过程，而人类智能则是生理和心理的过程；②人工智能没有社会性；③人工智能没有人类意识所特有的能动的创造能力；④在两者的关系中，总是人脑的思维在前，电脑的功能在后；⑤机器思维总是遵循人类预定的程序进行。

其次，目前人工智能依然缺乏真正可把控的智能。人工智能虽有许多应用，比如搜索引擎、语音识别、自动驾驶等，但依然受限于现有技术，不能做出完全像"人脑"智能的行为。

再次，人工智能的发展仍然受伦理的制约。例如在自动驾驶过程中，出现了对抗选择，要么避让行人，要么避让车辆，这时候人工智能系统就会出现严重的伦理困境，而且还有很大的不确定性。伴随着人工智能和智能机器人的发展，人工智能本身就是超前研究，需要用未来的眼光开展现代科研，因此不可避免地会触及社会伦理底线。对于科学研究可能涉及的敏感问题需要提前做出预案，从而避免社会伦理冲突的发生。

最后，现在的许多人工智能系统过于依赖传统编程和大量数据。如果没有传统的编程技术，很多人工智能系统是无法正常运行的，而各种数据又是人工智能系统继续运行的重要基础。只有解决了上述问题，人工智能才能真正发挥其作用，帮助人类成就更加美好的未来。

二、机器人技术在老年康养服务中的应用

随着老龄化社会的如期而至，智慧养老被提升至国家战略，全面贯彻智慧康养的发展路线被愈发重视。2022年2月21日，国务院在相关文件中提出"促进老年用品科技化、智能化升级"。在智能养老普及阶段的十多年时间里，中国康养20时代产品"康养机器人"随之孕育而来。

机器人技术在老年康养领域的发展有助于缓解当前康养资源短缺的问题，有效缓解康养压力。它不仅有助于老年人解决生活上的基本需求，为老年人的日常生活提供有力的保障，而且有助于减轻子女在赡养老人方面的负担。机器人在老年康养领域的发展将是未来趋势之一。

（一）康养机器人的种类

目前，市场上已有各式各样的康养机器人，其中关注度、使用度较高的分别是护理机器人、康复机器人、陪伴机器人三类。

1. 护理机器人 护理机器人集安全看护、主动提醒、危险预警、日常巡逻、社交陪护、健康管理等应用场景于一体，主要以帮助老年群体的日常起居为目标，满足老年人生活上的需求。护理机器人主要包括移动辅助、生活辅助、护理检测三大类，解决老年群体因行动不便带来的

问题，护理机器人的发展不仅能够有效缓解目前老年护理人才短缺的压力，而且能够为老年群体提供有效的医疗保障。

目前护理机器人均聚焦于实现护理功能。目前国内的多款护理机器人产品市场情况来看，专门为生活不能自理的老年人以及其他卧床失能的患者研发的智能护理产品运用较为广泛，如下面几类产品。

（1）排便机器人：主要用于自动解决卧床患者的大小便问题。"伊利诺"护理机器人由主机、工作头、软管三部分组成，采用微电脑控制技术，能够智能检测并自动感应患者的大小便排泄情况。通过真空水汽分离技术，该机器人采用多级系统处理，实现了大小便的自动清洁与烘干，确保及时有效清洁，能够预防局部感染、尿路感染、压力性损伤等问题，并有助于防止败血症的发生。从市场销售情况来看，这种机器人不仅被医疗机构作为医疗器械购买使用，还因其占地面积小且功能性极强等特点，已经开始得到部分个人消费者的认可。

（2）护理床：主要用于按时翻身以防止压力性损伤的发生，为老年人坠床等意外事件提供警报，检测患者的呼吸、心率等指数。它受到了部分康养机构及医院的青睐。

场景助力护理机器人系统：此类产品设计了一个老年人服务的空间，系统化地解决失能老年人上下床、室内走动、上厕所、沐浴的问题，卧床不起的老年人可以通过声控或一键控制，将自己从床上移动到轮椅上，再带到浴室自动洗澡，或带到厕所中智能马桶上大小便，随后自动送回床上。目前也有类似可由床变成轮椅等多功能的融合式机器人，以及通过柔性机械臂实现拿取餐具、食物等，辅助部分肢体不便的老人自行进食的喂食机器人。但这部分市场由于预期尚不明朗资本关注较少，产品价格昂贵，使用人群较少。

2. 康复机器人　康复机器人包括外骨骼机器人、日常康复机器人，主要用于老年人日常起居以及保健康复。用于养老保健的外骨骼机器人以轻型为主，以悬挂式、牵引式等便于穿脱的产品为主流类型。外骨骼机器人是一种装置在人体身上的，用于增强人体机能或者辅助残疾人行走的可穿戴机电设备。外骨骼机器人在养老领域上的应用，为下肢运动功能障碍的老年人提供了一双"健全"的腿，不仅能够辅助行走，为其日常生活的行动提供便利，还能使其重新建立信心。

3. 陪伴机器人　陪伴机器人主要用于在家中陪伴老年人，可与他们聊天、下棋，为他们唱歌，陪同外出散步等，适合陪伴独居老年人和康养机构中居住的老年人。其设计主要是从老年群体的心理出发，给他们心理上的慰藉，从而缓解其因子女不在身边陪伴所带来的孤独感。

（二）康养机器人运用中存在的问题

1. 使用安全性　在使用过程中，养老机器人要与人体密切接触并互动，机器人本身不能有伤害老人的隐患，必须经过严格的医疗器械认证及相关检验。

2. 体积大且价格高　这导致大部分护理机器人目前的主要意向客户群体为康养机构和医院ICU等科室，真正用于社区、居家康养的并不多。

3. 缺乏社区养老基建　使用场所与中国传统的"9073"养老模式和观念相违背，中国提倡的社区康养模式多年来成效并不明显，养老机器人的大规模铺开更需要中国社区康养基建快速发展。

三、机器人技术应用的伦理问题

康养机器人的发展也不可避免地带来了一些问题。从伦理的角度对这些问题进行剖析并提出合理化的建议，有助于康养机器人的健康发展和积极老龄化的践行。

在社会服务和健康护理领域，机器人通常带来两方面的影响。其一，进一步解放了劳动力，促使人类生活更为便利，甚至机器人的不断进步强化了人机之间的情感，这对于智能技术的进步尤其是人机之间的和谐相处具有重要的意义。其二，人机之间关系的强化，尤其是人类对机器的过度依赖，促使人类陷入"恐怖谷"的链条中。随着智能技术的进步，社会服务类机器人尽管解放了一部分人力，但却促使人与人之间的关系和情感表达变得疏远，甚至冷漠。同时，机器人护理中契约式的"计算式思维"远远大于关怀式思维。势必会给中国的传统道德，特别是康养伦理带来冲击，引起孝道弱化的风险。在中国传统伦理文化中，康养主要是家庭照顾的反馈模式。我养你长大，你陪我变老，孝养是一体。这种养不仅有照看和养护的要求，更有交流和陪伴的情感期许。因此，护理机器人的定位应该是子女赡养的帮助者与合作者，而非替代者。它可以帮助子女照护，但不能取代子女行孝。智能康养护理必须与人类的陪护相辅相成，要使机器陪护成为人性关怀的超链接和倍增器，而非冰冷的囚笼和控制器。家庭和社会不能以机器人的陪伴护理为理由减少或逃避对老年人的人文关怀，更不能用机器人陪护代替亲情、专业服务和社会关怀。

康养机器人以其智能性和多功能性等优点，势必将成为长期照护的重要依靠和支柱。尽管机器人的服务有利于老年人的身心健康，有利于维护老年人的生存权和健康权等合法权益，但机器人终究无法对人类产生共情，无法实现"有温度"的服务。机器人可以履行照护者的职责，但它们并不会真正关心人类。康养机器人的服务所展示的始终是照护过程的外在表征，机器人无法对照护内涵进行解读，也无法从照护实践中产生新的照护经验。

我们还应该通过法律法规的不断完善来填补"责任空白"，为明确责任归属找到妥善解决之道，以更好地享受技术进步带来的福利与成果。2019 年 6 月 17 日国家新一代人工智能治理专业委员会发布了《新一代人工智能治理原则——发展负责任的人工智能》，提出了人工智能治理的框架和行动指南。这是中国促进新一代人工智能健康发展，加强人工智能法律、伦理、社会问题研究，积极推动人工智能全球治理的一项重要成果。在 2021 年 9 月 25 日中关村论坛全体会议上，国家新一代人工智能治理专业委员会发布了《新一代人工智能伦理规范》，旨在将伦理融入人工智能全生命周期，为从事人工智能相关活动的自然人、法人和其他相关机构等提供伦理指引，从而促进人工智能健康发展。

2022 年 2 月中共中央政治局第三十七次集体学习强调：数字时代的机器人康养服务承担着帮助老年人走出数字鸿沟困境，维护老年人生存权与发展权的核心责任。机器人康养服务的发展为实现高质量的老有所养提供了宝贵的战略机遇，应坚持以责任伦理治理为导向，坚持以满足康养需求为本，坚持尊重老年人的核心原则，坚持解决广大老年人在康养、医疗等方面的现实问题，鼓励更高水平、更加完善的照护机器人进入社会服务领域，完善机器人康养服务规章与制度建设，推动我国老龄事业迈入高质量发展的新时代。

（何海燕）

【问题与思考】

1. 简述人工智能的三种产品形态。

参考答案：

（1）弱人工智能

（2）强人工智能

（3）超人工智能

2. 养老机器人的种类有哪些？

参考答案：

（1）护理机器人

（2）康复机器人

（3）陪伴机器人

3. 可穿戴设备在老年康养服务的应用有哪些？

参考答案：

实时定位与紧急呼救，移动呼叫与来电提醒，健康监测与实时预警，运动测量与实时预警，安全辅助与实时提醒。

4. 生活中常见的适老化智能家电和用品有哪些？

参考答案：

智能手环、智能手表、智能门铃、智能空调、智能药盒、智能拐杖、智能健康床等。

第三章　老年智慧康养服务模式与服务

【学习目标】
掌握：医养结合的定义；医养结合的模式；医养结合信息化对策。
熟悉：医养结合存在的问题；医养结合与长期照护信息化需求服务内容。
了解：智慧社区的概念；康养机构信息化问题与挑战；老年旅居康养的概念。

智慧康养是智能化、科技化、信息化和康养产业的新融合。在人口老龄化形势严峻、传统康养模式面临挑战的时代背景下，智慧康养作为新型康养模式，正面临前所未有的发展机遇。

第一节　智慧社区与居家康养

受中国传统文化的影响，居家康养是老年人最容易接受的康养方式，同时也是占比最大的康养方式，是指老年人在家中居住，由社会提供物质和日常生活需要，是在家庭照护基础上发展起来的社会康养模式。我国康养模式是以居家康养为基础、社区康养为依托、机构康养为补充的"9073"养老模式的核心。

由于我国的老龄化特征是未富先老，以及"4+2+1"小型化家庭结构和少子化、无子化家庭状态，中国城镇化水平已超过60%，诸多因素导致康养需求与供给存在巨大矛盾和冲突，从而使得居家康养这一传统康养模式面临着巨大挑战。

以往经验表明，不能将居家康养、社区康养和机构康养简单视为相互独立、平行运作的三种康养服务模式，应从福利多元主义角度出发，大力发展社区居家康养服务模式，即以社区为枢纽，将家庭、社区卫生中心、政府部门和社会康养服务机构有机衔接，为社区内的居家老年人提供生活照护、家政服务、医疗护理服务、精神慰藉服务等多层次、多领域、多形式的康养服务，以实现在社会化康养背景下成本效益和人文理念的有机结合。

一、社区居家老年人对智慧康养的态度及信息需求

（一）智慧社区居家康养的概念

智慧社区居家康养是指通过信息技术手段，连接家庭、社区卫生中心、社会组织、康养机构和生活资料提供商，提供基于物联网的老年康养服务，具有高效率、高质量和低成本的特点。智慧社区居家康养服务包括生活照护服务、医疗保健和康复服务、休闲和文化娱乐服务、体育健身服务、精神心理慰藉服务、政策法律咨询服务等六类。智慧康养相比传统康养具有以下优势。

1. 可以提高老年人整体生活质量　国外研究证实，智慧康养模式能够帮助老年人在健康、舒适和安全的前提下独立生活和参与社会活动，对实现居住地适老化有积极意义。

（1）有效维护老年人的生理健康：大量研究证实，智慧康养相关技术和产品能够有效保障和提升老年人居家安全和健康，在预防跌倒、提高居家康复锻炼依从性、保障用药安全、识别早期痴呆等方面效果显著。例如夜间监护系统可通过环境传感器、姿态检测、红外围栏等技术对老年人夜间漫游行为进行预测、识别和报警，以保障老年人居家安全，同时还可以避免对老年人使用传统物理约束，有效减轻照护者负担。

（2）有效维护老年人的心理健康：研究表明，在社区居家环境中使用智能技术能提高老年人的心理健康水平，例如社交辅助机器人能有效减轻老年人的孤独感和社会隔离感。社会参与方面的研究表明，智能技术可以帮助老年人使用在线休闲娱乐活动，从而促进老年人的社会参与，并提高其主观幸福感。

2. 可以提高家庭成员和主要照顾者的照护能力　智慧康养技术可以为老年人的家庭成员和主要照顾者提供必需的居家照护相关知识、技能，同时还可以为老年人的家庭成员和主要照顾者提供心理支持，有效减轻他们的照护负担。研究发现，老年人的家庭成员对基于互联网的移动医疗技术的接受程度较高。基于互联网的移动医疗技术一方面可以帮助家庭成员和主要照顾者同专业人员进行学习交流，进而改善居家照护水平，还可以帮助家庭成员和主要照顾者了解和掌握相关药物、症状等专业医疗知识等，从而提高其照护能力。

3. 可以提高医疗资源利用度，从而降低医疗成本　基于现代通信技术的医疗护理服务，对提高社区居家老年人康养管理水平，提升临床医疗护理质量以及降低不良事件发生率具有积极作用。基于通信技术的远程医疗服务能够消除时间、空间和文化等方面的障碍，合理分配医疗资源，使乡村地区和欠发达地区的医护人员、老年家庭获得专业医疗、护理、康复和居家照护指导，在消除健康不平等（health inequality）方面具有卓越的时代意义。同时，智慧康养设备可以实现医护人员和老年患者的远程连接，具有降低高额医疗成本的潜力。

随着科技进步和医疗护理理念的发展，智慧康养所具有的先进性、不断发展和优化的智慧康养产业将促使科研人员、医疗健康产业和研发企业不断解决关键问题，使智慧康养更加贴近老年人的需求，从而解决老年人社区居家康养的实际问题。

（二）老年人对智慧康养的态度及影响因素

国内对老年人智慧康养接纳态度的研究已经有多项成果，综合研究结果显示，国内老年人对智慧康养均持逐渐接纳态度，但受教育程度、收入状况、医疗保险类型、健康状况是影响社区居家老年人智慧康养接纳的重要因素。另外，老年人的人格特征、资源的可及性、产品特性也是社区居家老年人接纳智慧康养的影响因素。尽管社区居家老年人对智慧康养的接纳度较高，但仍存在诸多复杂因素影响其进一步使用智慧康养技术、产品或服务（图3-1）。

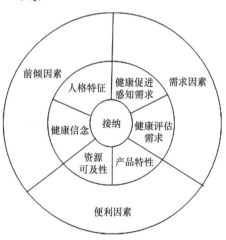

图 3-1　社区居家老年人对智慧康养的接纳态度构成图

1. 前倾因素　人格特征和健康信念是影响社区居家老年人接纳智慧康养的重要因素，与智慧康养产品质量及特性无关，即前倾因素。老年人的人格特征会影响他们对智慧康养的态度，个性乐观且具有好奇心的老年人更愿意尝试新产品和新技术。兴趣和动机同样影响老年人对新技术的接纳程度。由于健康信念对老年人的健康行为意愿有直接影响，促进老年人对智慧康养的潜在益处的了解和认识可以提高老年人对智慧康养的接纳度。人口学因素，即老年人的年龄、性别、受教育程度与智慧康养技术接纳有关，男性更倾向于使用电子健康服务，受教育程度越高的社区居家老年人对智慧康养的接纳度越高。

2. 便利因素　便利因素是促进智能技术使用的主要原因，涉及产品特性和资源可及性。产品特性包含两方面，一是易用性，主要是指产品或技术的外部特征，如使用的简单程度、便利性以及操作的简便性等，是影响社区居家老年人接纳和使用智慧康养的影响因素和预测因素。二是可靠性，主要指智慧产品或技术的内在质量，如系统质量、信息质量和服务质量等。技术的外部特征和内在质量同样重要，易用性是社区居家老年人使用智慧技术的基础，可靠性保证了社区居家老年人能够获得使用智慧康养技术的预期效果。智慧康养技术的供给状况，即资源可及性也是社区居家老年人对智慧康养的接纳度的影响因素。智慧康养产品安装、维修和运行成本是社区居家老年人接纳行为的重要影响因素。

3. 需求因素　老年人的智慧康养采纳行为主要受需求推动，包括健康评估需求和健康促进感知需求。健康状况较差的老年人会感觉到更大的健康威胁，因而会采取多种行为进行健康管理，以提高健康水平和生活能力。

尽管社区居家老年人对智慧康养采取逐步接纳的态度，但受前倾因素、便利因素和需求因素的影响，现阶段他们在进一步接受和使用智慧康养技术和产品过程中还存在一定障碍，亟待智慧康养科研部门和产业界突出以老年人为中心的产业发展方向和研发路径，提升智慧康养相关产品和技术的老年友好性，满足新时代老年人对优质、多元、智能、高效、安全、友好的康养服务的需求。

（三）社区居家老年人的信息需求

随着我国基层社区治理的不断深化，社区信息服务已覆盖全国各地级以上城市，逐步形成了省、市、区、街道、社区居委会五级信息化管理体系，建立了社区信息综合平台，实现了政务信息化管理模式。目前，社区信息系统中涉及老年人的信息较少，亟需构建社区居家康养服务信息系统，以实现老年社区居家智慧康养的目标。

1. 社区居家老年人的信息需求内容　综合国内相关研究，社区老年人对以下领域信息的态度可以真实反映老年人的需求，为老年社区居家康养服务有效开展提供数据支撑。

（1）生活照料类信息：国内相关研究显示，生活照料类信息包括便民维修信息、家政服务信息、老年食堂服务信息、突发事件一键呼救信息、清洁卫生信息、生活代购信息、日托中心服务信息等七大类。老年人认为，便民维修信息、家政服务信息、突发事件一键呼救信息等三项非常重要，老年食堂服务信息、清洁卫生信息、生活代购信息、日托中心服务信息等四项一般重要。

（2）医疗保健类信息：国内相关研究显示，医疗保健类信息包括理疗健康档案建立、健康宣教与健康咨询、护理和康复服务等三项。相关调查研究结果显示，老年人对上述医疗保健类信息的关注度不高，重视程度一般。

（3）文化休闲类信息：国内相关研究显示，文化休闲类信息包括社区老年活动室活动信息、社区组织的老年观光旅游信息、社区图书室阅览信息、社区公益活动信息、社区专题讲座信息等五大类。由于经济发展和生活水平的普遍提高，老年人的营养状况较好、体质较强，身体综合素质较好，再加上教育程度普遍提高，这导致老年人对精神文化的需求旺盛。老年人对社区老年活动室活动信息、社区组织的老年观光旅游信息、社区图书室阅览信息、社区公益活动信息等文化休闲类需求较重视。

（4）体育健身类信息：国内相关研究显示，体育健身类信息包括社区活动场所和设施信息、健身类培训信息、社区晨练信息、广场舞信息等四大类。相关研究显示，老年人乐于接收的信息排序为社区晨练信息、广场舞信息、社区活动场所和设施信息、健身类培训信息。

（5）心理精神慰藉类信息：国内相关研究显示，心理精神慰藉类信息包括电话心理咨询服务信息、社区俱乐部信息、心理咨询信息、陪伴等情感交流信息、协助整理编写回忆录信息、满足心愿服务信息、再婚服务信息等七大类。相关调查研究显示，老年人对社区俱乐部信息、陪伴等情感交流信息、协助整理编写回忆录信息等更感兴趣，而对电话心理咨询服务信息和心理咨询信息的接受程度相对较低，排在后位。

（6）政策法律类信息：国内相关研究显示，政策法律类信息包括法律咨询和司法援助信息、政府康养政策信息和康养保险信息等三大类。由于近年来党和政府对康养事业和康养产业的高度重视，陆续出台了多项政策，再加上老年人的法律意识不断增强，老年人对政策法律类信息的需求大小依次排序为康养保险信息、法律咨询和司法援助信息、政府康养政策信息。

（7）其他类信息：国内相关研究显示，其他类信息主要包括工作机会信息和智慧康养服务平台信息等两类。工作机会信息与老年人的年龄相关。

2. 不同性别、年龄的老年人的信息需求分析 对不同性别、年龄的老年人进行信息需求分析，以便更好地了解不同性别、年龄的老年人的信息需求类型，为有效开展智慧康养服务提供实践支撑。

（1）性别因素：性别因素的分析结果显示，女性老年人对心理咨询信息、政策法律类信息的认可和接受程度高于男性老年人；男性老年人对社区公益活动信息的认可程度高于女性老年人，更加注重康养保险信息。

（2）年龄因素：依据国际通用标准，将 75 岁以下的老年人划分为低龄老年人，75 岁以上划分为高龄老年人。充分考虑不同年龄段的老年人的信息需求存在较大差异，综合相关研究结果显示，高龄老年人对生活代购信息有较大需求，随着年龄不断增加，对日托中心服务信息、健康宣教与健康咨询、护理和康复服务更加重视，对其他类信息的选择比例越来越低；低龄老年人对工作机会信息的重视程度较高。

综上所述，社区居家老年人的信息需求提示，智慧康养服务应着眼于社区居家康养老年人急需并认可度较高的信息，如便民维修信息、家政服务信息、社区公益活动信息和康养保险信息。针对目前老年人认可度尚有提升空间的如生活代购信息、心理咨询信息、护理和康复服务、再婚服务信息等信息进行有针对性的宣传引导，还应根据实际需求开设女性老年人和高龄老年人信息服务专项，同时还应为低龄老年人提供工作机会信息，以满足其老有所为、服务社会的需求。

二、社区居家智慧康养服务采纳角色模型及影响因素

随着老年人数量的日益增多，老年人的社区居家康养问题日益成为社会各界关注的热门话题，同时也对康养服务的提供方式及现有康养体系提出了新挑战。新型康养设施和服务体系建设如何适应新形势下既能充分满足老年人独立、自主居家康养，又能得到医疗护理、居家照护、保健康复、休闲娱乐、法律维权等全方位、多方面、专业化服务需求，是需要全社会分工协作才能够实现的系统工程。随着智慧康养理念的兴起，应用物联网技术的社区居家智慧康养服务平台在我国多个省市得到了应用与推广，社区居家智慧康养服务平台正常运行的关键在于老年人的采纳意愿。对社区居家智慧康养服务采纳角色模型及影响因素进行研究，可以提高老年人对智慧康养的接受度。

（一）社区居家智慧康养服务采纳角色模型

1. 老年人互联网使用现状 中国互联网络信息中心（China Internet Network Information Center，CNNIC）发布的第 51 次《中国互联网络发展状况统计报告》显示，截至 2022 年 12 月我国的互联网普及率达 75.6%，网民规模达 10.67 亿，其中 60 岁以上网民占比 11.3%，已达 1.19 亿人，随着互联网的持续普及，老年网民规模将保持增长态势。

截至 2022 年 12 月我国手机网民规模达 10.65 亿，较 2021 年 12 月增长手机网民 3636 万，网民中使用手机上网的比例为 99.8%。老年网民使用手机上网的比例达 99.5%，与网民整体的使用比例基本持平；而老年网民使用电视及各类电脑设备上网的比例不足 20%，使用智能家居和可穿戴设备上网的比例不足 10%，远低于网民整体的使用比例。

2. 老年人采纳模型和人物画像 使用愿意接受智慧康养服务的老年人角色模型来分析人物角色（persona），并对其进行画像的方法是目前人机交互领域比较流行的研究方法，是用户模型能代表的具体个体。这些人物角色的用户模型不是真实人群，而是基于被研究人群的真实行为和动机，在设计过程中模拟和代表真实人群的需求和特征。人物画像是在调查收集到的实际用户行为数据基础上形成的综合原型（composite archetype），是概括描述的用户研究成果，通过刻画人物角色，研究者和设计师可以准确理解在特定场景下的老年人需求目标。

综合国内外研究成果，为了更清晰地刻画老年人特征，在循证研究和实证研究结果的基础上，本节将其特征细分为人口统计学特征、社会经济地位、身心状态和使用经验等四个维度进行描述，

在调查研究的基础上，构建采纳智慧康养服务的老年人角色模型。愿意通过互联网接受智慧康养服务的老年人角色模型一般具有如下特征。

（1）受教育程度：中专或高中以上文化程度，曾经在机关事业单位工作过，或曾担任过企业管理者，或工程技术人员，年收入在 5 万～10 万元，家中拥有电脑、智能手机、平板电脑等电子设备，能够跟得上时代的发展，会上网和使用智能手机等电子设备，对智慧康养服务有一定了解。具有上述特征的老年人显著愿意通过网络订购智慧康养服务项目。

研究发现，能熟练使用互联网和智能手机是老年人接受智慧康养服务的决定性因素之一。熟练使用互联网和智能手机之所以成为老年人接受智慧康养服务的决定因素，原因有两点：①会使用互联网和智能手机的老年人经常能从互联网渠道了解到智慧康养服务相关信息，以及其他老年人使用智慧康养服务的效果，增进了对智慧康养服务的了解，从而增强了老年人接受智慧康养服务的意愿；②会使用互联网和智能手机的老年人会体会到网上订购相应的服务更方便、更快捷，因而消除了老年人对使用互联网服务需要做出很大努力的顾虑。

（2）服务安全性：服务安全性是决定老年人接受智慧康养服务的重要因素。老年人在使用智慧康养服务平台时，最关注的是提供的服务的安全性，安全性既包括对智慧康养服务平台效率和服务功能的信任程度，还包含老年人隐私和财务安全问题。

（3）网络使用经验：对智慧康养服务是否了解和了解程度是老年人是否接受智慧康养服务的前提因素。了解智慧康养服务的老年人通过网络接受服务的意愿高于了解程度低的老年人。

（4）服务价格：智慧康养服务的价格是老年人接受智慧康养服务的决定性因素之一。对于老年人而言，收入比退休前明显减少，加上获得退休金外收入的机会和能力逐渐降低，导致老年人对价格比较敏感。因此，质优价廉的智慧康养服务更能使老年人接受并长期购买。

总之，老年人的受教育程度、服务安全性、网络使用经验、服务价格等因素影响其对智慧康养服务的接纳程度。

（二）社区居家智慧康养服务采纳的影响因素

综合现有研究发现，年龄、文化程度、婚姻状况、收入等因素对老年人选择社区居家康养方式有着显著影响。文化程度、职业、收入水平、时尚性等用户特征对老年人使用信息技术有显著影响。另外，对技术本身及相关技术的使用经验以及对系统的新功能和新变化的了解，也是影响老年人采纳和使用技术的重要因素。

与服务相关的服务安全性、服务质量、服务价格等特征是老年人采纳社区居家智慧康养服务普遍关注的问题。另外，研究发现老年人对技术的使用意愿，取决于对该技术的感知有用性。在老年人接受社区居家智慧康养服务时，感知有用性是决定其采纳意图的重要因素。以往的社区居家服务平台没有被广泛应用的主要原因并非技术不够先进，而是这些平台不被用户接受。只有当老年人对技术有需求时，该技术才更有可能被接受。

除此之外，感知易用性对老年人采纳社区居家智慧康养服务也有显著影响。根据已有的研究结论，我们将影响老年人采纳社区居家智慧康养服务的因素划分为用户因素和平台因素两方面。用户因素包括受教育程度、职业、收入和时尚性等人口学因素，以及互联网使用经验、智能手机使用经验、社区服务使用经验、对智慧康养服务的了解程度和感知需求等使用经验及需求因素。平台因素包括服务特征和系统特征。服务特征包括服务安全性、服务质量和服务价格；系统特征包括感知易用性和感知有用性。

三、智慧社区居家康养服务模式

在深度老龄化背景下，社区作为承接老年人晚年生活的主要场所，其作用越发凸显，以社区为依托的居家康养模式已成为我国"9073 康养模式"的核心。网络技术的快速发展使社区成为泛在的新型网络主体。新网络环境对经济社会发展产生了深远影响，同时也为居家老年人获得更多社会资源提供了充分便利，为老年人服务社会、老有所为提供了可能。

（一）社区老年智慧康养服务模式

根据不同类型老年人的需求进行分类服务，是老年康养服务的发展趋势。将居家老年人按照自理能力、年龄、家庭状态进行分类，通过智慧康养手段为老年人提供精准服务。

1. 社区居家康养服务对象分类画像　生活自理能力是评估老年人生理机能和健康状况的核心指标，指老年人能否独立完成进食、翻身、大小便、穿脱衣、自主移动、洗漱等六项活动的能力。自理老年人被定义为不借助他人，能够独立完成上述活动中的五项。也有观点认为，不借助他人独立完成上述活动中四项及以上的老年人被定义为自理老年人。半自理老年人的定义是不能独立完成上述活动中的三项。完全不能自理的老年人的定义是不能独立完成上述活动中的每一项。

根据世界卫生组织对年龄的划分标准，60~74 岁为年轻老年人，75~89 岁为老年人，90 岁以上为长寿老年人。根据老年人的生活状况及家庭状况分为孤寡家庭、失独家庭、空巢家庭和与子女同住家庭。

综合上述划分标准，我们将社区居家康养老年人分为四种类型：第一种类型是生活完全自理老年人或正常年轻老年人；第二种类型是 75~89 岁的老年人、空巢老年人、失独老年人；第三种类型是孤寡老年人、生活半自理老年人；第四种类型是长寿老年人和生活完全不能自理的老年人。根据上述四种类型老年人的需求，我们确定了相应的四种老年智慧康养服务模式。

2. 智慧社区居家康养服务模式触达圈　随着信息化技术的飞速发展，互联网、物联网、社交网、购物网、手机 APP 等新型网络环境，使社会生活方式发生了翻天覆地的变化，老年人的生活方式同样发生了巨大变化，信息技术可以为不同年龄、不同身体状况、不同家庭状况的老年人提供不同类型的康养服务。另外，社区管理者可以通过老年智慧康养服务平台链接实现电子政务和社区管理功能，具体内容见图 3-2。

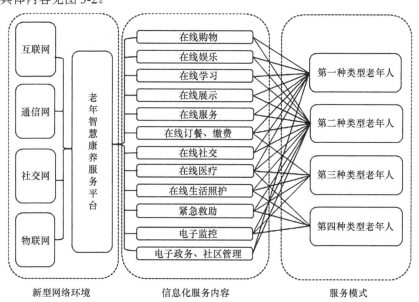

图 3-2　智慧社区居家康养服务模式触达圈

（1）第一种类型老年人服务模式：社区中生活完全自理老年人和正常状态的年轻老年人，通过老年智慧康养服务平台进行诸如在线服务、在线购物、在线娱乐、在线学习、在线展示、在线社交等所需求的活动。

（2）第二种类型老年人服务模式：社区中的 75～89 岁的老年人（中龄老年人）、空巢老年人和失独老年人通过老年智慧康养服务平台进行在线服务、在线购物、在线娱乐、在线学习、在线社交等大部分可增进身心健康的活动。

（3）第三种类型老年人服务模式：社区中的孤寡老年人、生活半自理老年人通过老年智慧康养服务平台进行在线服务、在线生活照护、紧急救助、电子监控等活动。

（4）第四种类型老年人服务模式：社区中长寿老年人和生活完全不能自理的老年人（高龄老年人）通过老年智慧康养服务平台进行在线生活照护、紧急救助、电子监控等活动。

（二）社区智慧康养服务模式

由于不同社区的经济发展状况和人口结构不同，智慧康养服务应根据不同社区老年人的需求特点，采用不同的服务模式。

1. 不同类型社区分析　国内社区康养研究结果发现，国内关于社区智慧康养服务模式的研究大多集中在行政社区划分的基础上，鲜有根据社区数字化程度和老年人占比进行的相关研究。研究不同类型社区智慧康养服务模式，首先应从社区数字化程度和老年人占比两个维度对社区进行划分，根据不同类型社区的数字化程度和老年人需求，探讨不同类型的智慧康养服务模式。

以社区数字化程度和老年人占比为维度，网络化社区可划分为四种类型，即老年活力社区、青年活力社区、青年务工社区和老年传统社区。

（1）老年活力社区：老年活力社区指数字化程度较高，社区人口中老年人比例较高的社区。生活在老年活力社区的老年人一般为中高级知识分子、企事业单位高级管理人员和政府公务员，他们的文化层次较高。他们对生活品质的要求较高，对所居住社区的服务需求已经由以线下生活照料为主向以信息化、智能化为载体的医护和康复服务、在线娱乐、在线教育、在线社交、心理精神慰藉需求发展。

（2）青年活力社区：青年活力社区指数字化程度较高，社区人口中老年人比例较低的社区。居住在青年活力社区的人以年轻人为主，具有高学历、高收入的特点，居住在该小区的老年人一般以临时给子女照顾婴幼儿的年轻老年人为主体。此类社区的信息化配套基础设施设备较完善，能够满足社区内老年人的智慧康养服务。

（3）青年务工社区：青年务工社区指数字化程度较低，社区人口中老年人比例较低的社区。在此类社区中，年轻人居多，一般多为蓝领工作者，收入较低，对所在社区的信息化程度要求不高。居住在此类社区的老年人的受教育程度和文化层次较低，所关注的助老服务需求以生活照料为主，社区的智慧康养信息化程度较低。

（4）老年传统社区：老年传统社区指数字化程度较低，社区人口中老年人比例较高的社区。此类社区的基础设施设备较落后，人口结构复杂，低收入人群占比较大，社区周围环境条件较差，社区综合治理能力有待提高。此类社区的助老服务能力水平较低，智慧康养服务开展难度较大。

2. 不同类型社区智慧康养服务模式　根据老年智慧社区居家康养服务可触达的不同类型老年人，以及不同社区的居民需求特点，本书归纳总结出数字时代不同类型社区智慧康养服务模式（表 3-1）。

表 3-1　数字时代不同类型社区智慧康养服务模式

社区智慧康养服务内容		社区智慧康养服务模式			
		老年活力社区	青年活力社区	青年务工社区	老年传统社区
老有所养	在线生活照护	○	○	●	●
	在线服务	○	○	⊙	⊙
	在线购物	○	○	⊙	⊙
	在线社交	○	●	●	●

续表

社区智慧康养服务内容		社区智慧康养服务模式			
		老年活力社区	青年活力社区	青年务工社区	老年传统社区
老有所医	紧急救助	○	●	●	●
	电子监控	⊙	⊙	⊙	⊙
	在线医疗	○	○	●	●
老有所乐	在线娱乐	○	⊙	⊙	⊙
老有所学	在线学习	○	⊙	⊙	⊙
老有所为	在线展示	○	⊙	⊙	⊙
政务服务	电子政务	○	○	○	○

注：○表示已有服务，●表示应增加服务，⊙表示可增加服务

（1）老年活力社区智慧康养模式：对于老年活力社区而言，由于居住的老年人大多为具有高等学历的专业技术人才和管理人才，对新事物持开放态度，接受新观念、新技术、新事物较快；而且这些老年人大多处于生活完全自理状态，对个人隐私较为敏感。因此社区智慧康养服务除了电子监控服务外，一般智慧康养服务均已覆盖。

（2）青年活力社区智慧康养模式：居住在青年活力社区的老年人一般以低龄老年人为主，其日常主要活动是帮助年轻人抚养婴幼儿和料理家务，生活处于完全自理状态。由于常年忙于家务，这些老年人对社区智慧康养服务中在线社交和紧急救助的需求较为强烈。

（3）青年务工社区智慧康养模式：居住在青年务工社区的老年人一般年龄较大，文化程度偏低，生活大多处于半自理状态。因此，社区智慧康养服务大多集中于在线生活照护、在线社交、紧急救助和在线医疗领域。

（4）老年传统社区智慧康养模式：由于居住在老年传统社区的老年人年龄结构复杂，生活能力和经济状况不尽相同，社区智慧康养服务大多集中于失能、半失能老年人，他们更多需要在线生活照护、在线社交、紧急救助和在线医疗等服务。

3. 社区智慧康养服务机制　通过对不同社区老年人需求特点进行分析，归纳总结出数字时代不同类型社区智慧康养服务模式，其中老年活力社区是老年智慧康养服务的理想社区，老年传统社区是老年智慧康养服务的目标触达社区，青年务工社区在政府通过增加投入来提高社区数字化程度后逐步向青年活力社区转变，青年活力社区应充分利用信息化手段和技术来满足老年人的生理、心理、精神和社会交往等多层次需要。

（1）不同类型社区智慧康养服务机制：根据国情和经济社会发展状况，社区智慧康养服务机制可分为：由政府投资兴办的政府机制、由政府购买服务的半市场机制、由康养服务机构提供服务的市场机制、由志愿者提供服务的志愿机制和由政府指导社区业主委员会提供服务的自治机制。由于社区智慧康养服务付费由高到低的顺序是市场机制、半市场机制、自治机制、志愿机制和政府机制，按照老年人愿意接受的智慧康养服务比例，社区智慧康养服务依次为志愿机制、政府机制、自治机制、半市场机制、市场机制。不同类型社区智慧康养服务机制需求见表3-2。

表3-2　不同类型社区智慧康养服务机制

服务机制	老年活力社区	青年活力社区	青年务工社区	老年传统社区
市场机制	○	⊙	⊙	⊙
半市场机制	○	○	⊙	⊙
自治机制	○	○	●	○
政府机制	○	○	○	○
志愿机制	○	⊙	○	●

注：○表示依靠机制，●表示应增加机制，⊙表示可增加机制

从表 3-2 可以看出，政府机制是所有类型社区智慧康养服务的基础。老年活力社区的智慧康养服务可以通过不同机制得到最大程度实现；由于老年人占比较低和数字化程度较高，青年活力社区的智慧康养服务中的生活服务可以采用市场机制实现，增加志愿机制服务为老年人提供公益服务，提高老年人的生活幸福感；青年务工社区的智慧康养服务主要由政府机制和志愿机制实现，由于其数字化程度较低，其生活服务较少采用市场机制，而医疗服务逐步通过半市场机制实现；老年传统社区的智慧康养服务急需志愿机制实现，其安全服务一般采取自治机制实现。

（2）不同服务内容智慧康养服务机制：根据不同的社区智慧康养服务内容，可采取不同的服务机制，以保证社区智慧康养服务能够给老年人带来最大化的收益，具体内容见表 3-3。在线照护、在线服务、在线购物、在线社交、紧急救助、电子监控、在线医疗等完全可以通过市场机制和半市场机制，由老年人自主选择。在线社交、在线娱乐、在线学习和在线展示可以通过社区志愿服务形式由志愿机制实现。电子政务作为公共服务都是通过政府机制来实现的。在线医疗、在线学习和紧急救助由于其服务的特殊性一般也是由政府机制保障实现的。在线社交和电子政务也可以由自治机制来实现。

表 3-3　不同服务内容智慧康养服务机制

社区智慧康养服务内容		社区智慧康养服务机制				
		市场机制	半市场机制	自治机制	政府机制	志愿机制
老有所养	在线照护	○	○			
	在线服务	○				
	在线购物	○				
	在线社交	○	○	○		○
老有所医	紧急救助	○	○		○	
	电子监控	○	○			
	在线医疗	○	○		○	
老有所乐	在线娱乐					○
老有所学	在线学习				○	○
老有所为	在线展示					○
政务服务	电子政务			○	○	

注：○表示社区智慧康养服务内容实现机制

四、社区居家智慧康养服务面临的问题与对策

上文介绍的老年社区居家智慧康养服务内容、服务模式和服务机制，是数字化时代社区居家康养服务的发展趋势和现实需求，但在康养实践过程中由于客观条件和主观因素的影响，不同社区的发展状况不尽相同。智慧康养作为一种全新的康养模式具有广阔的发展空间。

（一）社区居家智慧康养服务面临的问题

社区居家智慧康养服务是实现老年人高质量康养的核心，智慧康养服务模式是实现高质量社区居家康养的实现手段。社区居家智慧康养服务涉及老年人、服务提供者和政府相关部门等三个主体，在实施过程中厘清三个主体间的权利、责任和义务，有助于解决社区居家智慧康养服务实现过程中出现的问题和挑战。但在老年社区居家智慧康养服务过程中，不同地区存在不同问题，归纳为以下五个方面的问题。

1. 老年人的服务消费意识和消费动力不足　社区居家智慧康养服务目前已覆盖国内大多数城

市社区和农村社区，但对于许多项目老年人鲜有问津，其主要原因有以下几点：①目前需要康养服务的老年人主体多为 20 世纪 40～50 年代出生，总体购买康养服务的意识不强，该年龄段的老年人购买物质商品的消费意识比 20 世纪 40 年代以前出生的老年人的消费意识有所提高，但购买康养服务的意识较低；②国内中小城市社区和许多农村社区的老年人存在收入较低、生活困难、所居住社区信息化程度较低等问题，不具备智慧康养服务消费能力；③某些社区居家智慧康养服务的购买方式与老年人习惯的购买方式不匹配，服务定价与老年人购买预期不匹配等问题。

2. 现有的智慧康养服务内容不能满足老年人的情感需求　目前在国内流行的社区居家智慧康养服务内容，大多局限于老年人的生活、健康等需求领域，对老年人的精神心理和情感需求关注较少。即使某些社区有该方面的服务，限于专业人才能力因素，不能满足老年人的情感需求。由于现代社会家庭规模逐渐缩小，以核心家庭为主的家庭形式导致老年人家庭多以空巢家庭形式存在，老年人面临子女不能长期陪伴，日常家庭沟通不能满足沟通需求的问题。如何满足老年人的精神心理和情感需求，是社区居家智慧康养服务吸引老年人的重点。

3. 智慧康养服务提供者发展动力和后劲不足　社区居家智慧康养服务能够满足老年人的康养需求的基础在于服务提供者凭借服务消费量维持正常运营，核心问题是服务提供者如何根据康养服务半径和辐射区域，结合社区老年人的康养需求，核算服务成本和确定服务价格，在规模效益的基础上实现盈余。就目前而言，服务提供者存在发展动力和后劲不足等诸多问题，原因既有老年人整体消费环境因素，也有老年人消费意识和消费观念，还有老年人康养需求特殊性匹配。

4. 智慧康养服务标准化与满足老年人个性需求存在差异　在开展社区居家智慧康养服务时，服务提供者面临的难题是智慧康养服务标准化和规范化与个性化的矛盾。服务人员的业务能力和业务水平关系到老年人的满意度，服务人员的专业化程度是关键，同时专业化程度还是个性化服务的重要保证。服务规范化的目的是提质增效，降低成本；服务个性化的目的是提高老年人的满意度。如何充分利用智慧康养的技术优势降低成本，提高康养服务质量，有效平衡康养服务规范化与个性化的矛盾，是社区居家智慧康养服务必须面对的难题和挑战。

5. 有效解决政府监管与帮扶功能　各级政府的有效监管是保证社区居家智慧康养服务健康发展的基础，但由于社区居家智慧康养服务涉及面广、涉及领域多、涉及的老年人数量多，政府财政难以全部兜底，应厘清哪些社区居家智慧康养服务应该由政府负责，哪些社区居家智慧康养服务应该由市场主导。政府兜底的社区居家智慧康养服务应面向高龄、失独、贫困等特殊老年群体；对于需要市场化运作的社区居家智慧康养服务，政府应给予政策支持，充分激发市场活力，以保证社区居家智慧康养服务的健康发展，避免一管就死、一放就乱现象的发生。

（二）社区居家智慧康养服务健康发展对策

有效解决社区居家智慧康养服务面临的问题与挑战，应采取以下有效策略使社区居家智慧康养服务高质量发展。

1. 有效引导老年人智慧康养服务合理消费　有效引导老年人智慧康养服务合理消费是促进社区居家智慧康养服务发展的有效手段。对于老年人普遍关心的健康检测设备、智能家居设备，产品和服务提供者应灵活运用价格策略和促销方式，采用先试用后购买的销售方式，通过体验引导老年人转变消费观念。产品和服务提供者通过定价机制将产品的部分价值转移到服务上，引导老年人将原本用于短期消费的一次性购买转化为对产品附加服务的长期消费，从而达到增加用户黏性的销售目标。

另外，社区居家智慧康养服务产品在设计上应充分考虑老年人的具体需求，在用户体验上下功夫，在功能上突出能够解决老年人日常生活中的实际问题，帮助老年人形成对产品的正面认知，促使老年人形成消费意识，促进其合理消费。

2. 充分利用网络技术满足老年人的心理和情感需求　随着网络技术的进步和智能产品的普及，尤其是智能手机的广泛使用，老年人利用网络社交的便利性大大增加。许多老年人利用社区社交平台进行线上交流和线下互动，这提高了老年人间的沟通交流和精神慰藉。

随着社会经济发展和健康水平的提高，老年人的身体状态和精神状态水平普遍提高，尤其是低龄老年人在退休后具有强烈的继续学习、服务社会的愿望。社区居家智慧康养服务可以有针对性地推出老年教育在线学习项目，老年人可以通过在线学习和在线讲授等形式服务社会，实现老有所为和老有所学。

3. 充分利用网络平台助力康养服务提供者生存和发展　我国目前的康养服务提供者大多规模较小、服务内容单一，很难将服务拓展到社区以外的区域。利用网络平台，采取线下和线上协同的服务模式，可以有效帮助小规模的康养服务提供者拓展服务范围、增加服务项目实现规模化经营。

4. 提高服务规范化水平实现个性化定制服务　通过网络平台可以将社区居家智慧康养服务进行标准化管理，区分基本服务项目和个性化服务项目。通过在线培训方式进一步规范社区居家智慧康养服务标准，提高康养服务人员的业务能力和总体素质。根据不同的需求和偏好，老年人通过网络平台预订康养服务时，将自己的个性化服务需求告知服务商，在服务完成后老年人可以分别就规范性服务质量和个性化服务质量进行评价，从而满足老年人的康养服务个性化需求，有效提高老年人对智慧康养服务的满意度。

5. 通过大数据实现政府有效帮扶和监管　借助网络平台，政府相关部门可以通过老年人接受康养服务后的评价和对购买产品的评价，对康养产品和服务的提供者进行有效监管。通过大数据，政府相关部门可以估算服务提供商的成本收益，进行补贴的科学测算，使政府补贴更精准科学；同时，政府相关部门还可以通过大数据对康养服务提供者的服务质量和老年人的满意度进行系统分析评估，剔除不合格者，从而建立康养服务提供者优胜劣汰的竞争机制。

（史宝欣）

第二节　康养机构与智慧康养

虽然我国大多数老年人选择居家和社区康养，但机构康养作为部分活力老年人和高龄、失能失智、重病老年人的刚需康养形式，在我国康养体系中占有重要地位。康养机构随着近年来政府和企业投入的不断加大，无论是环境设施还是管理服务，均有较大程度的提升。但是由于康养机构的服务对象多是高龄、失能失智、重病老年人，日常照护难度大，再加上康养护理人员的能力素质普遍较低，容易出现各种问题和重特大事故。杜绝康养机构的各种问题和重特大事故除了在制度建设、人员培训等方面进一步强化外，通过信息化手段提高康养机构管理水平是当前和今后的重点。

一、实现康养服务机构信息化的前提与基础

经过多年努力我国的康养机构在运行过程中取得了显著成效，但其潜在的问题制约着康养事业的发展。就宏观角度而言，制约康养机构高质量快速发展的问题可概括为三个方面，即现有的康养服务体系不能满足人民群众的高质量康养需求，康养机构的服务能力不能满足人民群众的高质量康养需求，康养机构的服务效能不能满足人民群众的高质量康养需求。上述三个方面的问题构成我国康养服务体系进一步提升服务水平的现实需求。随着信息化技术的不断发展，康养服务信息化、智能化是提升康养服务水平的必由之路。

（一）社会多元化需求推动康养服务模式升级

党的二十大报告指出："必须坚持在发展中保障和改善民生，鼓励共同奋斗创造美好生活，不断实现人民对美好生活的向往。"人民群众对美好生活的向往在康养服务领域则表现为人民群众对

康养服务多元化的需求，具体包括对康养服务差异化、精细化、多元化、高端化、专业化、均等化的需求。这些需求构成我国康养服务体系进一步优化的现实基础，而国内既有的康养服务体系的构成在满足人民群众不断增长的服务需求过程中存在供给不足的问题。

康养机构由于服务模式的限制在满足社会性、情感性康养服务需求方面存在短板。康养机构的最大不足在于改变了老年人以往的生存环境和活动空间，进而限制了老年人的社会交往和价值发挥。对于大多数老年人而言，尽管身体机能退化和改变，难以像年轻时随时随地参与各种社会活动，但对情感、价值、尊重等的需求并没有随身体退化而消逝。与社区和居家康养相比，机构康养的各种服务更专业化和精细化，但这不能抵消机构康养空间转换给老年人带来的生活和心理精神困扰。由于缺乏有效连贯性，康养空间转换使老年人远离亲友，独自应对陌生的生活方式和社交方式。为了追求成本效益，许多康养机构建设选址远离市区，使老年人有被"遗弃"的感觉。如果老年人不能很快适应康养机构的服务，这种感觉会更加明显，导致老年人排斥康养机构。研究显示，老年人入住康养机构意味着其社会交往需求被限制，不利于"健康老龄化"和"积极老龄化"。

失能老年人集中在一起生活，相互间的交流互动容易造成集体性负面认知，进而影响老年人的身心健康。老年人希望在最后时光能够得到家人的陪伴和照护，而不是陌生的专业化精神慰藉。对于老年人而言，专业化的陪伴照护难以取代家庭成员传递的关怀和照护，这是产业化服务模式下的机构康养面临的最大挑战，康养机构很难通过增加资源供给来弥补上述缺陷和问题。

（二）人口老龄化趋势促使康养服务能力升级

随着我国人口老龄化趋势的逐年加剧，据统计我国现有超过4000万失能老年人，高龄老年人比例逐年增加，由此康养服务需求呈快速增长趋势且日益增加，对当下我国康养服务体系发展的不平衡、不充分现状提出了严峻挑战，同时也是康养服务体系提质增效的重大考验。就宏观而言，我国既有的康养服务体系在满足人口老龄化需求上存在人力、资源、技术等方面的不足，又有大量康养机构，尤其是私营康养机构床位大量闲置的现象。由于康养机构的专业化服务是付费方式，享受专业化护理、亲情化服务、无缝隙照护必须付出与服务质量相匹配的费用，高昂的费用支出无形中阻碍了许多老年人选择机构康养。非市场主导的公有民办、民办公助等福利性康养机构由于费用偏低，处于低成本运行状态，很难有效发挥机构康养服务的专业性，使得机构康养在服务内容和服务质量上无异于社区、居家康养，因而丧失了竞争力，间接造成了政府资金的浪费。因此，国内的康养服务面临着以市场为导向的民营机构康养"高不成"，以福利为导向的政府主导的机构康养"低不就"的状况，而处于两者之间的康养服务处于真空状态，这导致了国内机构康养服务"总体性不足、结构性充裕"的矛盾局面，无法适应人口老龄化趋势下的普适康养服务需求。

（三）康养机构内在的实效性目标推动康养服务机制升级

如何通过优化康养服务体系内部不同组成部分间的协同关系、运行流程等，提升康养机构的整体效益，是提升国内康养服务体系质量水平的需求动力。国内多项研究表明，无论是公办康养机构还是民营康养机构，均存在康养机构规划落后、资金保障机制缺失、社会组织不健全、行业标准体系不完善，以及管理服务人才缺乏、信息化程度较低等问题和困难，这导致康养机构服务水平和能力较低，机构入住率低造成床位空置情况，康养机构不能充分发挥兜底和解难的作用，更不能满足老年人的多样化养老需求。如何通过体制机制创新，充分促使各种康养模式的协调整合与互动创新，改善服务供给模式，提高服务质量，优化服务市场环境，是我国进一步优化康养服务体系的内在需求。同时，如何构建完善的康养服务评价体系，同样也是康养机构提质增效的重要内容。康养内容非常丰富，具有涉及面广和参与主体多样的特点，除老年人、家庭成员、政府、企业、服务提供者、志愿者队伍外，还有技术与产品研发部门、医疗机构、民间组织、社会公众等。构建完善的康养服务评价体系，既有利于老年人康养需求的合理表达，保障康养服务品质，又能兼顾各方利益，推动参与主体沟通、信任与合作，是康养服务体系创新的内在时效性目标和任务。

二、康养机构信息化过程中的问题与挑战

康养机构在信息化过程中，会遇到诸如"互联网+"康养服务硬件条件待完善，康养服务能力有限，服务需求对象认知水平待提升，涉老服务行业缺少共享服务平台，相关扶持政策力度有待加强等问题。

（一）康养机构智能化水平较低

目前，国内大多数康养机构尤其是民营康养机构的数字化水平较低，其主要原因是"互联网+"硬件设备成本和服务费用较高。康养机构在实施"互联网+"康养服务过程中，无论是开发手机客户端 APP、安装跌倒报警装置、建立智能监护系统，还是搭建机构网络平台均需大量资金。另外，为保证智能化设备平稳、顺畅运行，还需解决网络覆盖问题。康养机构智能化水平较低的主要问题是网络运营商服务费用较高，多数康养机构无力支付。此外，网络运营商在提供服务时与服务主体需求不匹配，也是影响康养机构开展智能化建设的因素。由于各级网络运营的运营标准不统一，尽管各级政府出台了系列文件扶持康养机构信息平台的建设，网络运营商在落实过程中存在执行不力问题，这导致康养机构或放缓、或放弃智能化建设。

（二）康养机构互联网运营能力弱

康养机构探索"互联网+"康养服务，离不开专业运营团队的维护。无论是基础网络设施建设，还是智能产品引进，都需要专业信息平台操作运营团队。拥有专业信息维护团队，对康养机构智能化康养服务水平和服务质量有直接影响。

目前国内康养机构普遍存在专业人才数量和能力不足的问题。一方面，康养机构没有标准化的内训机制，这导致康养机构的服务人员存在服务能力不足的问题；另一方面，随着智能化水平的不断提高和新服务模式的引进和开展，多数康养机构没有及时调整人力资源配置，这导致康养机构服务能力下降。实践证明，业务精良的服务团队对有效开展智能康养服务非常重要。

例如国内康养机构普遍使用的智能床垫，在使用过程中有时会出现信号中断影响监测功能的问题。由于智能床垫对互联网信号的灵敏度要求较高，当信号不稳定时，智能床垫的监测功能就会失效，因此运营团队需要根据随时可能出现的问题，及时检查和处置，以保证"互联网+"康养服务和智能产品发挥最佳功效。

（三）服务需求对象智能化操作能力弱

虽然互联网时代的到来给人们的生活带来了巨变，但对于老年人而言，由于接受新事物的能力相对较弱，除了少数老年人在子女和工作人员的帮助下愿意使用互联网及相关服务外，大部分老人对互联网和信息化设备缺乏认知，不会使用信息化设备。其主要原因在于，信息时代加剧了老年人参与社会的丧失感，信息化意味着信息量在短时间内以几何级数迅速膨胀，要求社会成员具备掌握最新知识和信息的能力，这对学习能力下降、思维较为固化的老年群体而言是巨大的挑战。老年人对信息化的接受程度有限，加上缺少老年人专属的继续教育，导致许多老年人对智能化产品有陌生感和抵触心理，进而使得康养机构在引进智能化产品和服务时遇到阻碍。

另外，入住康养机构的老年人的家属对信息化认识不足，进而影响入住康养机构的老年人使用智能化产品。在康养机构中，老年人获得智能化产品的途径主要是通过家属购买，当家属对信息化缺乏认识时，会妨碍老年人对智能化产品的使用。家属对一些具有老年人保护作用的智能化产品，如防跌倒和防走失的智能手环，认识程度不足，导致老年人的使用率不高。

（四）康养服务行业缺少共享信息化服务平台

康养服务涉及的领域众多，需要综合各产业资源为老年人服务，如针对老年人日常生活所需农

副产品的第一产业，老年用品及护理设施设备涉及的第二产业，家政服务、老年康养医疗和护理的第三产业。随着网络经济的兴起，一些企业和机构为老年人提供网络咨询、在线娱乐和远程教育服务，这些服务具有信息产业属性。众所周知，康养服务是涉及多领域的复杂型社会活动，需要汇聚众力才能实现。目前，国内涉老服务行业的各组织间普遍缺少沟通平台，这导致各为老企业和机构在开展具体为老服务时各自为政，缺少必要的沟通与协作。这种情况容易形成信任缺失和技术壁垒，进而使得康养机构间和不同为老行业间难以展开合作，影响"互联网+"信息化康养服务在机构内的开展。信息化康养服务探索与实践，不仅需要政府在康养服务工作中从宏观层面上承担主体提供者的角色，搭建涉老行业多方主体交流平台，还需要行业间的服务主体承担不同的角色，汇聚各方资源以满足康养机构和老年人的实际需求，研发适老产品和服务，为老年人创造更加幸福的晚年生活。

（五）信息化康养服务缺少政策支持力度

国家层面对康养服务性质如何界定，取决于政府对社会福利概念和理念的理解和认识，以及政府对社会福利政策的价值取向。在推动"互联网+"行动过程中，各级地方政府的体制和机制不健全，再加上传统观念的束缚，以及市场化观念陈旧等问题使得信息化康养服务存在以下问题。

1. 各类数据平台数目繁多　不同地区、不同部门均建立了各种类型的数据平台，但不同平台间的数据采集不能互联互通和自动集成，通常还要通过填表格、导数据的落后方式来实现数据共享，无形中形成了信息孤岛。各部门、各单位间在共享数据时耗费了大量时间精力，还削弱了平台的应用价值。

2. 大数据应用存在诸多制约　政府各部门间存在的信息壁垒导致数据更新滞后，且数据总量有限。数据领域的立法不完善和相关数据标准缺失，例如对个人隐私信息与社会共享信息等问题的界定不清晰，导致的信息泄露给个体和社会造成了严重危害。

3. 相关支持政策存在障碍　政府各部门间执行的相关政策不统一，再加上对康养服务认识上的偏差，导致政府各部门间在康养服务产业的政策支持上存在问题和障碍。部分地区的康养服务产业在政策解读和执行上不统一。例如当空置的商业地产转型为康养产业时，会面临国土、消防等相关部门的审批问题；从事居家康养服务的机构和企业也无法享受到康养服务产业的税收优惠政策；等等。

4. 市场壁垒制约康养品牌推广　由于康养服务带有政策性因素属于不完全竞争市场，各地方政府都致力于打造本地"互联网+"康养服务品牌。但不同地区的康养服务模式和服务内容具有一定的差异性，使得康养品牌地域性较强，这种品牌分散化现象不利于提高康养品牌的知名度，难以实现规模化运营。另外，许多地区的康养服务主要依赖于政府的前期推动和购买服务，这导致地方康养品牌难以"走出去"并实现规模化、全国化运营。

三、智慧康养机构的服务模式与信息系统构建

（一）智慧康养机构的服务模式

智慧康养机构的服务模式是以创新科技产品为基础的新型康养服务模式，是通过互联网信息技术创建的康养服务平台系统，通过科技信息为老年人提供更全面、更方便、更快捷的康养服务。康养领域的创新科技产品一般包括可视电视电话系统，防摔倒报警器，远程诊疗床，腕带、手环和智能挂坠等智能可穿戴健康监测产品，实时定位系统，电子围栏等，以满足老年人不同的康养需求。建立康养服务平台系统的目的是有效整合康养服务资源，提高康养服务效率。

（二）智慧康养机构信息系统构建

根据机构的康养服务内容和内模式，结合数字化技术的特征，构建智慧康养机构信息系统。综合国内外康养机构的信息化方案，目前对于国内康养机构可实现的智慧康养机构信息系统解决方案

是在机构以前的成熟服务平台（老人照护服务、机构日常管理）的基础上将呼叫中心、机构管理、视频监控、服务商管理、可触摸视屏、APP 系统、老年在线教育等康养信息系统有机融合，实现对康养机构全方位、信息化、高效率管理，结合大数据集成、分析和应用技术，为老年人提供更多元化、更精准化、更便利化的康养服务（图 3-3）。该信息系统的特点主要包括以下几点。

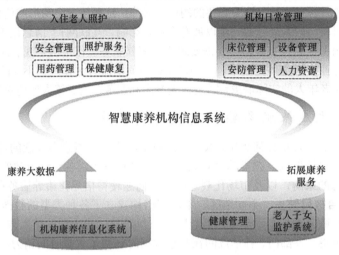

图 3-3　智慧康养机构信息系统

1. 有效提升康养机构的管理效率　通过智慧康养机构信息系统，利用可触摸屏对每个入住的老年人进行生命体征连续监测、健康数据实时采集上传，经过康养机构信息平台的数据分析和处理，自动跟踪、判断老年人的身体健康状况，并根据相关提示信息给出健康提示和照护方案。康养机构的工作人员可以根据信息系统后台发出的预警信息，面对面向老年人并通过网络向老年人家属核实情况，及时提出应对方案和措施，使老年人得到及时救治。实施康养机构信息化管理可以在很大程度上节约康养机构的人力资源，减轻照护者的工作压力，有效减少康养服务过程中出现的纰漏和责任事故。

2. 增强和老年人子女的联动性　智慧康养机构信息系统可以使康养机构的管理人员、康养服务人员和老年人的子女或监护人建立 24h 无缝链接，使其实时了解入住康养机构的老年人的生活状况和健康状况。老年人的子女或监护人可以通过手机 APP，实时了解老年人的身体健康情况和生活起居状况，例如老年人的健康状况突发异常，子女或监护人可以在第一时间了解并与康养机构商议处置措施，以保证入住康养机构的老年人生活更安全。

3. 提高老年人突发事件救助成功率　通过智慧康养机构信息系统，康养机构可以为老年人提供全天候 24h 安全监护，当老年人突发意外时，随身携带的感应芯片即向平台报警，并进行实时定位，康养机构的工作人员第一时间做出救助反应，及时呵护入住老年人的健康和安全，有效降低老年人发生意外的风险。

（史宝欣）

第三节　老年智慧旅居康养

党的二十大报告强调，"实施积极应对人口老龄化国家战略，发展养老事业和养老产业"。2022年底，中央经济工作会议将"着力扩大国内需求"作为 2023 年的重点工作任务，其中"养老服务消费"被特别提及。鼓励市场力量参与老龄事业和老龄产业，将养老压力转化为经济发展的新动能，已成为我国应对老龄化挑战的重要战略抉择。

一、智慧旅居康养的基础与条件

我国已步入中度老龄化社会，康养服务成为积极应对人口老龄化的重要举措。人口老龄化进程正加速发展，随着经济社会的快速发展，居民收入大幅提高，老年群体对康养环境的物质需求与精神要求均明显提高。传统康养模式已无法适应老年人多元化的需求，旅居康养将成为未来重要的发展趋势，也将是中国康养产业的新业态。旅居康养是旅游产业和康养产业的跨界融合，既能够推动中国旅游业的转型升级，开拓经济增长的新途径，又能够为老龄人口提供优质的休闲养老服务。旅居康养具有广阔的发展空间。

（一）旅居康养和智慧旅居康养的概念

旅居康养作为新型康养模式，不是将旅游过程和康养服务简单相加，而是将康养服务与休闲旅游活动有机结合，在不同季节、不同地域生活 15 天以上，以满足老年人舒缓身心、健康养生、休闲娱乐等需求的康养生活方式。旅居康养作为多种业态融合发展的复合体，其明显特征是可以有效节约投资资本，充分整合利用第一、二、三产业的相关资源，发挥"1+1＞2"的资源整合效应，既能满足老年人对健康美好生活的向往，又能成为扩内需、促消费的新抓手。

2015 年国务院颁布的《关于积极推进"互联网+"行动的指导意见》中明确提出，"促进智慧健康养老产业发展"。智慧化已成为应对人口老龄化的重要手段，为旅居康养产业的发展注入了新动能，发展智慧旅居康养成为必然趋势。

随着旅居康养的智慧化发展趋势，以及智慧化应用场景的不断拓展，旅居康养与智慧康养、智慧旅游、智慧医疗、智慧生活不断融合，逐步升级为运用智能化科技手段服务老年群体，同时融合旅游功能和康养功能的智慧旅居康养形态。

1. 旅居康养的概念 旅居康养的方式大致可分为四种：①候鸟型旅居康养方式，包括暖冬旅居康养、夏季避暑、风景区旅居康养等形式，候鸟型旅居康养是备受老年人青睐的旅居康养方式；②疗养型旅居康养方式，包括中药养生旅居康养、饮食养生旅居康养等形式，疗养型旅居康养深受部分对医疗护理、疗养保健等涉医服务有需求的老年人的欢迎；③文艺欣赏类旅居康养方式，包括城市小镇、民俗民风旅居康养等多种形式，文艺欣赏类旅居康养能够满足部分对此感兴趣和有宗教信仰的老年人的需要；④田园型旅居康养方式，是以农民乐、田园农事服务、个性化田园旅游为基础的旅居养老模式，以亲近大自然且物美价廉为特点的田园型旅居康养方式已成为许多中低收入老年人的新选择。

旅居康养的特征可概括为以下两点：①节奏慢、时间长，旅居康养针对的是退休后有大量闲暇时间的老年群体，他们有充足的时间慢慢领略异地风光，旅居康养符合老年人的生理特征；②消费低、要求高，老年人一般生活较为简朴，对非日常必需品的享受欲望不高，日常生活以舒适、简单、实用为主，总体旅游消费水平偏低。老年人在旅游目的地所选择的居住方式以老年公寓、康养中心为主，但对居住环境的舒适性、居住设施的方便性和实用性要求较高。另外，康养服务、急救设施，以及周边医疗机构的等级都是老年人选择旅游目的地的居住方式的重要参考因素。

2. 智慧旅居康养的概念 2015 年人们开始关注智慧旅居养老领域的实践探索，并开展相关研究。与智慧旅居康养相近的概念是"互联网+旅居康养"，其概念源于"互联网+"技术的发展，其内涵主要包括两个方面：①强调"互联网+"技术的运用，构建旅居康养网络信息服务平台，将互联网创新成果融合到旅居康养产业中，以技术带动产业发展模式和服务体系的创新；②强调以老年人的需求为核心，通过大数据手段匹配老年人的需求信息与服务供应商的供给信息，以满足个性化康养需要，充分尊重老年群体在旅居康养过程中的主观能动性。

智慧旅居康养的出现稍晚于"互联网+旅居康养"，国内学者从不同视角对智慧旅居康养的概念进行了辨析和界定。就旅游视角而言，智慧旅居康养是康养机构与旅行社、医疗机构共同借助移动信息工具和可穿戴智能设备开展的度假式康养活动；就信息技术视角而言，智慧旅居康养服务平台依托"互联网+"，充分调动社会服务系统，开发特色康养服务，满足多层次、多样化的康养服务需求，创新康养服务新业态；就护理视角而言，智慧旅居康养的护理模式是将智能护理服务、网络数据与传统旅居康养融为一体，借助大数据、专业护理人员和康养平台来提供专业性、科学性的康养服务；就产业链发展视角而言，智慧旅居康养是旅居养老产业链在互联网信息技术驱动下的智慧化纵向整合。

上述对智慧旅居康养概念的界定虽然侧重点各不相同，但均认为智慧旅居康养借助以网络信息为主的智能技术手段，实现了传统旅居康养服务模式的升级。

（二）智慧旅居康养的意义和价值

1. 智慧旅居康养的发展催生经济发展新动力 随着科学技术的飞速发展，经济新业态逐渐与传统产业融合发展，涌现出诸多新经济增长点，并逐渐成为经济发展的重要内容。智慧旅居康养融合了老年服务业和观光旅游业，是康养服务业创新发展的新产业。智慧旅居康养既有利于康养行业的发展，同时还可以促进社会经济发展。

2. 积极响应国家养老政策，有效应对人口老龄化 国家"十四五"规划指出，促进老龄化公共服务工作事业与行业的协调发展，进一步完善健全基础老龄化公共服务网络系统，发展普惠型养老服务业。资料显示，2023 年底我国 60 岁及以上老年人口已达 2.97 亿，人口老龄化不断加剧，但老年人对健康的需求持续增长。另外，我国的青壮年人口比例下降速度较快，导致老年人抚养比迅速提升，再加上空巢老年人的数量不断上升，传统的"4-2-1"康养模式难以为继。就科技视角而言，解决问题的方案就是康养数字化和智能化，在传统的索洛模型的基础上继续引入信息技术和数据两大要素，通过信息技术，劳动力、资本、数据、技术等生产要素进行有机组合，实现对传统要素价值的放大、叠加、倍增，从而有效驱动经济社会发展。我国已跨入社会主义建设新时期，智慧旅居康养顺应了国家新时期康养政策的导向，是主动应对人口老龄化的重要举措。

3. 满足老年人多层次的康养需求 与人们对老年群体的传统认知不同，"60 后"老年人的退休生活、兴趣和爱好发生了令人耳目一新的变化。老年人的消费需求、消费能力和消费意愿明显上升，呈现出多样化、个性化特征，康养需求由传统的"衣、食、住、行、用"等实物型消费向健康管理、医疗保健、长期照护、老年金融等服务消费，以及文化、艺术、体育、休闲、娱乐等新消费形式转变，对高科技智慧产品和服务的需求不断增加。智慧旅居康养的多样化形式在一定程度上满足了"60 后"老年人的多层次康养需求。

（三）智慧旅居康养与旅居康养和智慧城市的关系

智慧旅居康养是近年来逐渐兴起的新兴康养方式和产业实践，目前处于理念探索和发展应用的初期阶段。智慧旅居康养是新型的旅居康养服务形式和产业形式，主要体现在以下两个方面：①国内的旅居康养产业供给端不成熟，导致市场需求难以充分得到激发，目前旅居康养行业整体仍处于起步探索阶段；②我国的智慧城市建设虽然经历了自主探索和实践阶段、中央统筹指导规范阶段、重难点突破阶段，但目前仍处于纵深发展全面推进阶段，从整体上看仍处于初级阶段，在智慧性、覆盖面、可及性等方面与智慧城市建设目标存在较大差距。因此，对于旅居康养与智慧城市融合产生的智慧旅居康养而言，既有"先天不足"的发展劣势，又有统筹谋划快速发展的机遇。发展智慧旅居康养需要以智慧共享理念正确处理智慧旅居康养发展过程中遇到的问题与挑战，化劣势为优势，变挑战为机遇。

智慧共享理念源于新型智慧城市建设模式与实施路径的创新性尝试。智慧城市分为实体城市和数字城市两部分，数字城市是采用信息化技术对实体城市进行多分辨率、多层次表达，实体城市和数字城市同步规划、同步建设、融合共生，两者共同形成智慧城市共同体。智慧共享理念同样适用于智慧旅居康养实践，无论是先发展传统旅居康养，而后再建设智慧旅居康养体系，还是在推进智慧城市建设的同时发展智慧旅居康养，都容易产生需求与建设不匹配的困境。因此，智慧旅居康养的发展需要只有与传统旅居康养产业的发展相协同，与智慧城市建设同步，才能形成相互促进、共同发展的局面。

一方面，智慧旅居康养与传统旅居康养产业的协同发展，需要统筹规划、同步建设。通过对传统旅居康养产业进行规划布局，支撑拓展智慧旅居康养的发展空间。智慧旅居康养通过技术创新带动制度创新，进而有效缓解传统旅居康养产业的发展困境。另一方面，智慧旅居康养与智慧城市建设同步进行。智慧旅居康养是智慧城市的重要实践形式，需要整合智慧康养、智慧旅游、智慧医疗、智慧生活等领域的发展成果，智慧旅居康养的发展会推进智慧城市建设向纵深发展。因此，智慧旅居康养需要与智慧城市建设统一设计、统一运营、统一管理，消除数字孤岛和网络孤岛，打造城市智慧共生体。

二、智慧旅居康养的特征与智能化发展路径

（一）智慧旅居康养的特征

相比于传统旅居康养，智慧性是智慧旅居康养的突出特征，具体体现在以下三个方面。

1. 基于收集数据实现实时感知　实时感知并广泛收集旅居康养全过程的所有数据，是实现旅居康养智慧化的基础。智慧旅居康养内嵌于智慧城市系统中，利用广泛覆盖的信息感知网络，这些网络基于物联网、互联网、传感器、云计算、智能终端等，来收集不同属性、形式、密度的数据信息。对于老年人而言，采用无线穿戴设备、智能终端等实时收集和感知老年人个体活动过程中的全部数据，并且及时收集老年人的意见反馈，获取有效数据信息。对于服务提供者而言，通过对所提供旅居康养服务的数量、质量、效率等进行数据收集，便于后续有效开展服务监测和评估。

2. 通过信息智慧化处理及时应对需求　智慧旅居康养在广泛收集数据的基础上，将信息技术与人工智能相结合，对收集到的海量数据信息进行智慧化处理，搭建智慧化旅居康养决策"智慧中枢"。针对服务接受者智慧化处理需要对数据信息进行实时处理，并据此对老年人可能具有的风险和需求做出分析判断，及时回应老年人的需求。此外，基于个体的长时间维度的纵向数据信息能够提升分析的准确度，为老年人提供更加个性化的旅居康养服务建议。针对服务提供者，定期对服务信息进行智能分析：一方面，通过信息共享消除长期制约旅居康老产业发展的信息不对称问题；另一方面，充分整合大数据信息，挖掘参与旅居康养老年人的整体需求，为智慧旅居康养产业的优化发展提供科学数据支撑，从而促进整个产业的良性循环。

3. 多方互联互通构建协作网络　搭建智慧旅居康养信息集成平台，实现信息互联互通、协同共享，从而优化各类资源的配置。服务提供者与服务接受者间的深度互联，能够有效协调供需状况，减少旅居康养过程中的信息不对称问题，从而保证服务资源有效配置。多方服务提供者间的信息共享，能够保证旅居康养由单一主体提供服务向多主体构建协作网络转变，在融入智慧城市体系的过程中，实现与公共服务无缝连接与整合。智慧化互联互通构建虚拟化协同组织，将不同种类、不同来源的旅居康养服务低成本、高效率地输送给有旅居康养需要的老年人，满足老年人多层次、多方面的康养需求。

（二）智慧旅居康养的智能化发展路径

智慧旅居康养的关键是如何将智能化与康养服务有机融合，构建智慧旅居康养服务体系。智慧旅居康养的智能化主要体现在以下两个方面。

1. 搭建康养机构大数据平台　随着全社会信息化意识和信息化的不断提高，大多数康养机构为了提高服务质量和服务水平建设了基于物联网技术的智能管理系统，将"互联网+"科技应用到旅居康养领域，给老年人观光旅游、异地就医等需求带来了便利。通过搭建基于康养机构的智慧旅

居康养信息化平台，向老年人展示不同地区的风土人情和旅居地的康养机构，旅居康养需求者可以利用手机APP、照片、视频等不同信息手段更直接地了解旅居地的条件状况，以便做出合理选择。智能管理系统还会建立健康管理板块、就医绿色通道，使旅居康养与医疗旅游相结合，拓展了智慧旅居康养的服务领域。借助信息化系统，老年人可以合理地选择不同的旅居地，以满足不同的旅居康养需求。另外，智能管理系统还可以系统分析旅居康养的大数据，加速智慧旅居康养产业的发展。

2. 充分整合并应用物联网信息技术　物联网信息技术和旅居康养服务的结合，能够有效提升康养产业的技术服务能力和水平，推动康养服务方式的自动化进程，为老年人提供更加安全、可靠的康复医疗和养护咨询服务，进而提升老年人康养日常生活的效益和品质。康养机构向老年人发放智能手环，智能手环除了具备计时、定位等基本功能外，还可以全天候监测并预警生理状况，打造"10分钟生命急救圈"。当老年人在旅行途中遇到突发情况时，智能手环可实时将生理指标和相关信息发送到附近的医院、康养机构、家属和志愿者，及时为老年人提供医疗救助服务。

三、智慧旅居康养老年人画像

智慧旅居康养就其服务性质和服务内容而言，不是所有老年人需要的康养服务，智慧旅居康养服务有特定的目标人群。综合国内相关研究结果，我们对选择智慧旅居康养的老年人进行了系统分析，结果显示具有旅居康养意愿的老年群体具有以下特征。

（一）具有旅居康养意愿的老年人特征

1. 个体特征　影响老年人旅居康养的个体特征主要包括年龄、学历、身体状况、子女数量和是否有第三代、自身经济状况、子女经济支持等因素。低龄老年人的身体状态更健康，心态更年轻，更愿意离开常住地，因此他们更愿意选择旅居康养。高学历老年人对新鲜事物热情更高，接受能力更强，乐于尝试新型康养方式，因此他们也更愿意选择旅居康养。多子女的老年人更愿意选择旅居康养，其原因可能是子女数量越多，其家庭成员的数量也越多，这使老年人更有安全感，更放心出行。当老年人有照顾第三代的需求时，其参与旅居康养的意愿会降低，即没有第三代需要照顾的老年人旅居康养的意愿较有第三代需要照顾的老年人更高。经济能力越好的老年人越愿意选择旅居康养，子女的经济情况对老年人参与旅居康养意愿的影响不显著。

2. 身体健康状况　身体健康状况与老年人参与旅居康养的意愿呈正相关，即身体越健康的老年人选择旅居康养的意愿高于身患疾病的老年人。另外，自理程度与老年人参与旅居康养的意愿呈正相关，即老年人的自理程度越高，选择旅居康养的意愿越强烈。其原因是身体健康状况好和自理程度高的老年人其身体条件更出色，对抗可能出现的风险能力更强，对出行和旅居更自信。

3. 决策特征　旅居康养产品与老年人参与旅居康养的意愿呈正相关，即适合老年人特征和生活习惯的旅居康养产品对老年人参与旅居康养意愿的影响越大，其原因可能是每个老年人对于旅居养老的要求是不同的，因此提供符合他们个性需求和偏好的旅居养老产品是关键。根据老年人的个性需求打造的旅居康养产品，能够提高他们参与旅居康养的意愿。出游同伴选择与老年人参与旅居养老的意愿呈正相关，同伴的陪伴对于老年人参与旅居养老起着促进作用。子女的态度与老年人参与旅居康养的意愿呈正相关，子女态度越积极老年人选择旅居康养的意愿越大。旅居康养宣传推广方式与老年人参与旅居康养的意愿呈正相关，宣传推广方式越多、力度越强老年人参与旅居康养的意愿越高，其原因是老年人的信息接收能力比年轻人慢且范围小，接收方式多为电视、报纸以及身边人的推荐，宣传推广方式越深入范围越大，老年人接收信息的概率越大，知晓的可能性越高，参与的意愿就越大。旅居康养的医疗条件与老年人参与旅居康养的意愿呈正相关，旅居地的医疗条件越好，医疗机构等级越高，老年人参与旅居康养的意愿越强，其原因是老年人重视自身健康，对可能突发的疾病较担忧，旅居地拥有高质量的医疗服务对其具有吸引力。另外，一部分老年人属于疗养型旅居群体，其目的是在旅居地接受医疗服务。旅居地的安全问题与老年人参与旅居康养的意愿呈正相关，安全问题是老年人非常重视的因素，旅居地越安全，老年人参与旅居康养的意愿越大。

（二）智慧旅居康养老年人画像描述

具有旅居康养意愿的老年人以活力长者、知识分子、体制内退休人员、中高收入人群为主，具体通过画像进行描述（图3-4）。

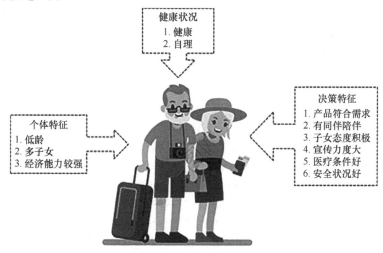

图3-4　老年人智慧旅居康养

四、智慧康养信息化对策

（一）智慧旅居康养整体发展架构设计

在智慧共享理念的指导下，依托智慧旅居康养服务体系，设计智慧旅居康养发展的整体架构。智慧旅居康养运行架构由智慧旅居康养集成信息平台、智慧旅居康养需求端和智慧旅居康养供给端等三部分组成，智慧旅居康养集成信息平台将智慧旅居康养需求端和智慧旅居康养供给端相连接，实现信息、服务、资源的循环流动（图 3-5）。智慧旅居康养建立在传统旅居康养行业发展的基础上，智慧康养需求端、供给端和集成信息平台三者相辅相成、智慧共享。

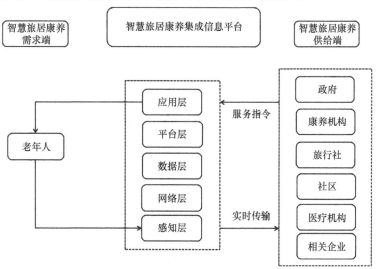

图3-5　智慧旅居康养运行架构

智慧旅居康养以智慧旅居康养集成信息平台为技术支撑，实时了解老年人的需求并传输给政府、康养机构、旅行社、社区、医疗机构等智慧旅居康养供给端，相关供给方依据自身职责及资源输出服务指令，再经由智慧旅居康养集成信息平台将服务资源输送给老年人。智慧旅居康养集成信息平台通过技术创新，带动旅居康养相关企业、组织和个人开发应用系统连入平台，共同实现智慧化旅居康养服务。此外，该平台对传统旅居康养产业各生产要素进行规划布局，确保需求端的老年人实时需求与供给端的服务资源相匹配，在服务成本、服务效率、资源整合、多元协作、辐射能力等方面带动传统旅居康养产业智慧化升级。

智慧旅居康养融入智慧城市系统中，搭建由感知层、网络层、数据层、平台层、应用层构成的智慧旅居康养集成信息平台内嵌于智慧城市框架中。感知层通过各类智能终端，运用传感技术、RFID 技术、多媒体采集技术、定位技术实时来获取老年人的基础信息、空间环境信息、旅居康养活动信息、服务资源信息等基本数据，实现旅居康养全过程的数据化。网络层运用物联网、互联网、无线传感网络、电信网、多网融合等技术手段，传输感知层获取到的海量数据信息，为智慧旅居康养提供高速网络环境。数据层借助云计算、数据交换、智能分析等技术，将获取到的数据信息进行储存、管理和智能分析，实现多源数据自我认知和自我学习，保证智慧旅居康养的数据需求。平台层提供数据与服务的融合支撑，是数据层和应用层间的过渡层，为应用层的智慧应用服务提供共性接口技术及公开信息服务，为智慧旅居康养提供信息管理、流程管理、应用请求响应等技术支撑。应用层是在各类数据及技术支撑基础上的各类旅居康养智慧化整合应用，包括智慧旅游、智慧康养、智慧医疗、智慧出行、智慧生活、智慧社区等，直接面向老年人提供智慧旅居康养服务。

（二）智慧旅居康养服务评价体系构建

在对智慧旅居康养的内涵、特征和整体发展架构进行研究的基础上，还需要进一步构建智慧旅居康养服务评价体系，对智慧旅居康养发展水平进行客观评价，为智慧旅居康养健康发展提供数据支撑。

1. 传统旅居康养评价体系　传统旅居康养评价体系主要包括以下两种。

（1）单体旅居康养基地标准：根据旅居康养产业标准化、规范化发展要求，目前已制定了单体旅居康养基地的建设与运营等多项标准。国家旅游局在 2016 年发布了《国家康养旅游示范基地》行业标准，从环境、旅游经济水平、无障碍设施、产业联动与融合以及旅游服务管理等五个方面对旅居康养基地建设提出了要求。团体标准《旅居养老基地评定标准》从环境与设施、场地、建筑设计与设备设施、智能化系统、设备与服务等五个方面对康养旅游基地建设运营进行了规定。

（2）城市旅居康养产业评价标准：针对城市旅居康养产业，目前还没有评价标准，只是对开发的适宜性进行评价。具体内容是从康养环境、自然环境和旅游环境等三个层面进行评价，或从旅居康养主体、客体和介体等三方分别进行评价，或关注旅居康养目的地所具备的社区经济发展功能、旅游功能、医疗功能等。就整体而言，此类评价指标体系均围绕传统旅居康养所包含的宜居、旅游和康养三大功能进行评价，尚无统一的评价标准。

2. 智慧旅居康养评价指标体系　在以往旅居康养相关评价体系的基础上，构建智慧旅居康养评价指标体系，首先要明确评价对象，对不同地区旅居康养服务的智慧化水平进行评价，即提供智慧旅居康养服务的能力和水平。评价指标体系包括提供智慧旅居康养服务的服务成效和能力水平两个维度。

（1）智慧旅居康养的服务成效维度：旅居康养的三个主要功能是宜居功能、康养功能和旅游功能，智慧旅居康养需通过智慧化设计及相关的设施设备，满足老年人在宜居、康养和旅游等方面的需求。因此，智慧旅居康养的服务成效维度应从智慧宜居服务水平、智慧康养服务水平和智慧旅游服务水平三个方面进行评价。

1）智慧宜居服务水平：智慧宜居服务水平反映了不同地区在满足老年人宜居需求方面的智慧化水平。例如，所在地的基本空间应形成安全、便利、舒适的老年宜居环境体系，"住、行、医、养"等过程更智慧化，老年群体的特性和需求能够得到充分考虑，老年人保持健康、活力、独立的软硬件环境应持续优化。因此，所在地的政务智慧化水平、道路交通智慧化水平、安全治理智慧化水平、家居生活智慧化水平、社区服务智慧化水平等都是评估要素。

2）智慧康养服务水平：智慧康养服务水平反映了一个地区在提供康养服务方面的智慧化水平。例如，需要在满足老年人生活需求的前提下，构建更加智慧的康养服务体系和康养保障体系，以科技手段提升康养服务的质量和能力促进积极老龄化，增强老年人的幸福感与获得感。具体要素体现在老年人智能终端使用水平、医疗服务的智慧化水平、养老护理的智慧化水平、人文关怀服务的智慧化水平、老年人社会参与便捷化水平等。

3）智慧旅游服务水平：智慧旅游服务水平反映了一个地区在提供老年旅游服务方面的智慧化水平。能够整合利用辖区内的旅游资源，为老年旅游者提供安全舒适的智慧化旅游产品、设施和服务，满足老年人多样化、多层次的精神文化需求。具体要素包括智慧旅游服务整体发展水平、信息技术在旅游服务中的应用水平、景区服务的智慧化水平、景区适老设备的智慧化水平等。

（2）智慧旅居康养的能力水平维度：智慧旅居康养服务内嵌于智慧城市系统中，依托智慧城市的发展而发展，以城市信息技术发展水平以及各类智能设施设备为基础。因此，智慧旅居康养的能力水平维度的侧重点在于智慧化硬件和软件水平，从数据实时收集能力、信息智慧处理能力、高效协作能力三个方面进行评价。

1）数据实时收集能力：数据实时收集能力能够反映一个地区有效获取信息的能力和水平。实时感知并广泛收集旅居康养全过程的所有数据是实现智慧旅居康养的基础，硬件方面需要高水平的传感终端与网络覆盖，软件方面需要提高物联网终端适配和信息采集技术水平。因此，网络覆盖水平、移动终端普及水平、智能终端设备投资建设力度等均是评价指标要素。

2）信息智慧处理能力：信息智慧处理能力反映一个地区高效处理信息的能力和水平。在广泛收集数据的基础上，需要对收集到的海量数据信息进行处理，云计算、大数据分析、数据储存能力、数据运算能力、信息安全保障能力等技术水平提出了较高要求。

3）高效协作能力：高效协作能力反映各主体的协同合作能力。智慧旅居康养的最终目的是建设互联互通、协同合作的旅居康养服务平台，有效配置旅居康养服务资源。因此，需要从所在地的产业融合发展水平、政策支持水平、信息共享水平等方面进行综合评价。

上述评价指标体系只是粗略的智慧旅居康养服务评价体系框架，具体的评价指标及权重需根据不同地区、不同类型、不同发展模式的智慧旅居康养服务机构，以及不同功能场景的旅居康养地区的智慧化发展程度，进行系统科学的研究，从而形成符合当地实际的指标体系。

（史宝欣）

第四节 医养结合与智慧康养

2021 年我国第七次全国人口普查结果显示，人均预期寿命从 76.34 岁提高到 77.93 岁，展望 2035 年，中国人均预期寿命将达 80 岁以上。目前北京、上海等发达地区的人均寿命已达 80 岁以上，上海最高达到 83.18 岁。中国在 2020～2050 年老龄化程度不断加深（图 3-6），失能及半失能老人数量进一步增多（图 3-7），且多数老年人患有各类基础性疾病及慢性病，在养老的同时对医疗健康服务有极大需求。因此，医养结合养老模式成为优化传统养老模式的新方向。当今互联网高速发展，医疗与养老服务的简单叠加已无法满足老年群体的需求，智慧医养结合模式成为新的选择。智慧医养结合模式作为时代发展的产物，其优势在于能够创新医养服务模式，合理优化医疗资源及养老资源的流程与配置，提高运行管理效率，精准对接老年人需求。"互联网+"和医养结合的深度结合将为我国智慧养老体系发展提供新的助力。

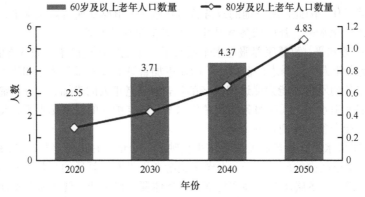

图 3-6　2020～2050 年中国老龄人口测算（单位：亿人）

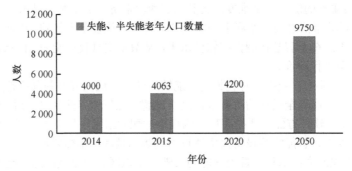

图 3-7　失能、半失能老年人口数量（单位：万人）

一、医养结合与相关概念

（一）医养结合的定义

医养结合是将医、养、康三者有效整合的持续性社会康养模式，"医"指提供预防保健、疾病诊治、康复护理、临终关怀等一体化医疗护理服务，"养"包括日常生活照护、心理抚慰、休闲娱乐等生活的各个方面，"康"主要涵盖康复指导、功能锻炼、适应性训练等服务内容。

（二）医养结合模式

医养结合模式是指以网络信息化技术为支撑，通过互联网、人工智能、大数据分析等高科技手段，以老年人医疗健康数据为驱动，以老年人需求为方向，开发出智慧医养结合信息平台，通过实时追踪、分析数据，为老年人提供适宜的医养服务，即将"互联网+"、物联网、人工智能等技术有效运用于医疗养老领域。该模式有助于老年人健康养老、安享晚年。目前医养结合模式主要有三种：①居家医养模式，以"家庭医生签约"为手段，建立居家医养模式；②社区医养模式，建立社区医养模式，集家政服务、日间照料、餐饮服务、医疗康养、社区托老、文体娱乐等功能于一体的标准化老年人"一站式"社区服务中心，积极鼓励社区养老机构与周边医疗机构实现嵌入式发展；③机构医养模式，养老机构与周边医疗机构通过签署协议来建立合作关系，明确双方的责任和义务，开展双向转诊和应急就诊，实现"医、养、护"一体化服务。

（三）医养结合存在的问题

1. 医养结合养老服务体系尚未健全　我国医养结合康养服务尚处于探索、试点的阶段，目前相关部门不断就服务内容、服务标准加强规范，总体上处于不断发展、完善的过程。康养机构服务费用未纳入医保系统，养老护理的支付方式有待完善。

2. 医养结合养老服务的供需矛盾突出　当前我国康养资源总体供应不足，资源分布不均衡。中小城市优质医疗资源相对落后，基层卫生医疗机构的医护人员严重缺乏。失能与半失能老人不断增加，康复养老床位相对缺乏。我国康养机构人均占有量较小，数量严重不足。同时，供需结构矛盾较为突出，专业的老年康养与医护机构数量少，康养设施设备相对缺乏。

3. 养老服务专业化人才队伍缺失　我国康养服务体系尚未完善，康养服务队伍人数少、流动性大，高学历、高素质的康养服务人才严重缺乏。专业人员数量不能满足老龄化人口日益增长的需求，供求失衡，这在一定程度上限制了医养结合养老事业的发展。

二、医养结合与长期照护的信息化需求

（一）相关概念解析

1. 长期照护　长期照护是由非正式提供照顾者（家庭、朋友或邻居）和专业人员（卫生、社会和其他）开展的活动系统，旨在确保失能、半失能人群的生活处于高质量水平，享有独立、自主、参与和尊严。长期照护具有正规性、专业性、长期性和连续性的特点，是医疗护理和社会照顾的有机结合，在保障失能、半失能老人享有日常生活照料的基础上，接受更专业的医疗护理。

2. 互联网+医养结合　利用互联网、物联网、云计算、人工智能、5G 等新一代信息技术手段，以平台为支撑，整合服务资源，建立老年人、家庭照护者、街道、社区、养老服务机构和各类服务组织的多方联动机制，为政府、社会、企业和老年人等服务对象提供安全、舒适、便利的现代化、信息化、智能化医养结合养老服务活动。

（二）老年人长期照护服务需求的影响因素

1. 老年人口的脆弱性　脆弱性意为容易受伤是一种不稳定状态或属性。老年人口的脆弱性主要包括健康、社会和经济三个维度，即健康脆弱性、社会脆弱性和经济脆弱性。第一，老年人口的健康脆弱性。健康脆弱性强调患病、身体功能、认知和情感等方面身心健康状况。老龄人口面临的不仅是身体质量下降带来的身体脆弱，还有社会参与减少等引起的心理脆弱，生理脆弱性在很大程度上影响老年人的心理脆弱性。此外，城市和农村的老年人由于面临的环境不同，会出现不同的脆弱性特征。医养和康养相结合有助于缓解老年人口的健康脆弱性；同时，老年人口的健康脆弱性提升了老年人对长期照护服务的需求。第二，老年人口的社会脆弱性。社会脆弱性强调个人的社会资源难以抵抗社会变化带来的非经济性压力，与社会支持、社会网络和社会不平等因素有关。老龄化的加剧使得老年残障人口规模不断扩大，老年人口的社会脆弱性逐渐增强。老年人获取的社会资源和支持不足、"互联网+"带来的数字融入困难、公共卫生事件等因素共同导致了内在能力和外部环境之间的不匹配，进而催生了老年人口的社会脆弱性。第三，老年人口的经济脆弱性。经济脆弱性是指陷入收入贫困的可能性，与个人和家庭收入财产条件有关。失能、失智老年群体由于受其经济脆弱性和传统观念的影响，降低了长期照护服务需求转化为市场有效需求的可能性。老年人属于社会中低收入阶层，经济来源主要是养老金、积蓄和子女赠予。经济脆弱性叠加节俭和为子女着想的传统思想观念，导致他们对长期照护服务的需求难以转换为有效需求。

2. 老年人长期照护服务需求的复杂性　老年人长期照护服务包含生活照料、医疗与康复护理、健康管理、社会交往与参与等。多元需求结合不同经济条件下的购买力，形成了多层次的老年人长期照护服务需求。

（三）医养结合与长期照护信息化需求服务内容

1. 生活照料服务　养老服务的重要内容是生活照料服务，通过互联网和云计算收集老年人的生活方式、兴趣爱好以及经济水平等数据，打破时间与空间的限制，为老年人提供个性化的生活照料服务。

2. 医疗康复服务　通过实时咨询和在线指导功能，实时为半失能、失能老年人提供康复指导、康复器材租赁预约和配送服务。同时,通过传感设备实时监测半失能、失能老人的身体表征,为老年人提供医疗康复服务,包括但不限于定期巡诊、老年人常见病、多发病诊疗,急诊救护服务,危重症转诊服务,护理服务,中医药服务,慢病管理,康复服务等。

3. 失智照护服务 通过 GPS、摄像头、环境感知等识别失智老年人的危险因素,为老年人提供失智服务,如基本服务、医疗服务、中医药服务、护理服务、康复服务、辅助服务、心理精神支持服务、认知康复服务和安全防护等。

4. 健康管理服务 健康管理信息化已发展成为智慧养老服务的改革重点。互联网通过智能移动终端设备将医疗机构、社区养老服务中心、家属等紧密结合起来,实现老年人的身体健康数据、家属数据、医疗服务机构数据同步。医护人员实时查询老年人的身体健康数据,根据数据进行及时提醒和治疗;家属可以实时查看老年人的身体状况;老年人可以通过智能移动设备随时查询自身的健康数据。同时,老年人及其家属可以通过智能设备与医疗专家进行远程沟通,专家根据老年人的身体状况提供医疗服务,从而提高老年人健康体检效率。

5. 紧急救援服务 为老年人提供紧急救援服务,包括但不限于当老年人发生突发事件时,通过 GPS、固定式呼叫设备等发出呼叫信号,系统平台中心及时进行处理。

6. 精神慰藉服务 文化需求是老年人长期照护服务需求之一。互联网通过构建虚拟社区(virtual community)、养老信息平台等使老年人在此进行交流活动、文体娱乐活动、心理疏导等,帮助老年人打开心扉享受生活愉悦身心。

7. 健康监测服务 通过智能腕表类、智能健康类、智能家居类、多功能检测分析类设备对老年人进行健康监测,监测内容包括但不限于体温、血压、心率、血糖、血氧、心电、睡眠等。

8. 教育咨询培训服务 老年教育咨询与培训内容包括老年营养、保健养生、常见疾病预防、安全教育、国学书法、摄影绘画、心理咨询等。老年人通过服务平台、移动 APP、微信小程序等渠道向平台发起教育咨询培训服务的需求,平台通过互联网技术或实地讲解等方式为老年人提供相关服务。

9. 社会支持服务 爱心人士、志愿者、公益性服务机构通过移动 APP、微信等为半失能、失能老人的长期照护提供物质、精神及服务援助。

(四)医养结合与长期照护信息化服务需求的影响因素

1. 年龄因素 随着年龄的增长老年人的身体机能不断下降,各方面的需求不断扩大,传统、单一、刻板的养老服务不能满足其需求,老年人接受智慧康养服务的需求增加,需要"互联网+服务"模式达到智能化和现代化。

2. 居住状况因素 居住地和居住方式影响老年人的信息化服务需求。独居老年人对智慧养老服务的需求增加,如用电安全、服药安全、突然摔倒、突然生病等。对于独居老年人而言,更需要"互联网+"服务,为独居老年人配备紧急呼叫器、摔倒感应设备等,能在第一时间监测独居老年人的人身安全问题。

3. 收入水平因素 不同收入水平的老年人在使用智慧养老服务方面存在差异性,具体表现为随着收入水平的升高,老年人使用智慧养老服务的意愿升高。

4. 文化程度因素 随着老年人文化程度的提升、智能手机应用的普及,老年人使用智慧养老服务的比例也相应上升。文化程度高的老年人使用智能设备的情况比文化程度低的老年人更为熟练。

5. 其他因素 其他因素还包括退休前从事的职业和心理状态等。

三、医养结合信息化对策

(一)优化服务流程与设计

在医养结合机构的流程优化中,院内协同交互是关键环节。面对老年人口数量增多与老年人的需求复杂,数据便捷交互与业务协同二者缺一不可。该过程不仅涉及两个系统间的简单对接,还涉及数据重新整合，以及系统间流程优化与定制化设计。

（二）规范档案精细化管理

医养结合机构的精细化管理过程中，由于在院老年人服务项目的多样性、复杂性、周期性，通过构建老年人全周期信息档案、多维度定义老年人档案数据、加强档案管理人员的专业能力与素养，以便工作人员对全程护理服务信息进行查阅，优化业务操作流程，为老人提供高效、快捷、准确的医疗与护理服务，更好地契合智慧化医养结合机构的管理需要。

（三）提升智慧化服务功能

医养结合机构信息化建设总体架构中，包含多种老年人定位、监测等功能的智能设备，统一采集、汇总老年人数据与报警信息，为老年人提供安全与健康的实时监测与全面保障。新科技设备真正从老年人的实际需求和操作能力出发提升其适老性，提升信息平台的信息传达效率，并增强突发情况的应急处理能力，实现及时响应、主动监测和有效通达。

（四）完善多维度互动渠道

移动端 APP 的功能模块从入住老年人家属的实际需求出发，构建个性化信息反馈服务。家属在手机端可以实时查看对应老年人的日常活动、餐饮、用药、健康信息、费用等相关内容。康养机构需要切实做到每日查看信息、及时更新内容，并对投诉建议进行及时反馈，做到老年人状况家属第一时间获知、家属意见院方第一时间反馈，构建一条畅通的信息互动渠道。

（石国凤）

第五节　终末期老年人智慧康养

随着医学科学技术的不断进步，人们在追求长寿的同时对生命质量也越来越重视。在面对不可避免的死亡时，越来越多的临终者追求的是生命的广度和深度，临终关怀是能够达到这一目标的有效方式，使生命有尊严地走完人生的最后阶段。传统的临终关怀服务模式受时间、地点、突发事件等因素的影响，不能满足临终者的需求。智慧医疗作为一种新兴的信息技术，目前已应用于临终关怀服务领域中。"互联网+临终关怀"是在政府相关政策、资金与设备支持下，可以满足终末期老年人智慧化康养服务需求，符合时代发展趋势。

一、临终关怀的定义

临终关怀又称为"姑息治疗、安宁疗护"，是对临终者的一种照护模式，主要是通过对疾病的早期确认、有效并准确地评估和治疗身体疼痛及心理和精神方面的疾病，使患者及其家属正确面对威胁患者生命的疾病所带来的问题。临终关怀的主要目的是有效提高临终患者及其家属的舒适感，强调通过临终关怀照护者的服务，帮助患者有尊严地走完人生最后的旅程，同时也对临终者的家属进行相应的心理支持。

二、终末期老年人需求与临终关怀服务

（一）终末期老年人需求

1. 生理需求

（1）减少病痛，维持身体舒适：需要医疗团队与护理人员共同努力，减少终末期老年人的身

体疼痛，使老年人在生命的最后阶段得到舒适性照护。

（2）感受舒适，营造温馨环境：在社区和康养机构内，对医疗区的终末期老年人进行分类管理，按病因、身体状况、思维交流能力划分终末期老年人，使相似情况的老年人共同居住，并在房间内摆放花草，营造温馨的居住环境。

（3）真诚相待，周到用心服务：护理人员应具备关心、爱心和责任心，护理人员应尽职尽责，真心实意地将工作范围内的事做好。

2. 心理需求

（1）缓解恐惧死亡心理：死亡的恐惧是终末期老年人正常的心理现象，康养服务人员或第三方应对老年人进行生死教育，告知老年人死亡是自然规律，关注老年人的情绪，做好心理护理，可通过舒缓的音乐帮助老年人平静心情、释放恐惧。

（2）缓解悲伤、表达爱的心理：社区、康养机构及居家独居的终末期老年人，因不能和家人经常见面会产生被抛弃感，失去权威感。老年人渴望家人的陪伴，希望表达对家人的爱。因此，康养服务人员或第三方应联系老年人的家属，创造环境让终末期老年人与家人相聚、互相表达爱意。

（3）维持家庭角色与权力：虽然终末期老年人已经到了生命的末期，但这不代表他（她）在家庭中的角色与权力的丧失。康养服务人员或第三方应当与老年人的家人及时沟通，满足终末期老年人家庭角色与权力的需求。

3. 社会需求

（1）参与社会活动：研究显示，老年人对日复一日地循环于"吃饭""睡觉"感到深深的痛苦，精神上的空虚甚至比病痛更可怕，静养并不适合所有的终末期老年人。在老年人尚具有思维能力，还没有完全丧失身体机能时，一些简单的、合适的活动，可有益于其身心。

（2）接受志愿服务：由于家人陪伴较少，社区、康养机构及居家独居的终末期老年人常常感到孤独，需要对这些老年人定期开展志愿者服务，志愿者青春、阳光的服务让他们感受到生命的活力，满足他们渴望与外面世界接触的需求。

（3）获得经济支持：经济基础决定老年人在社区、机构或第三方享受的服务以及生活质量。社区、康养机构或第三方可以依照国家政策帮助符合条件的老年人申请补贴，或与公益组织合作，由公益组织定期向困难老人提供资助和服务。

4. 灵性需求

（1）追寻生命意义：终末期老年人会追寻此生的意义，康养服务人员或者家人可以通过生命纪念册等方式来帮助老年人回顾生命历程，寻找生命意义，以帮助老年人达到身心统一、平静超脱的状态。

（2）获得理解与尊重：终末期老年人在生命最后做出的决定与选择往往是老年人最后的愿望，应当被家人理解与尊重。

（二）临终关怀的服务内容

临终关怀旨在提高患者的生命质量，通过消除或减轻患者的病痛和其他生理症状，排解心理问题和精神烦恼，使其坦然面对死亡，有尊严地离去。其内容主要包括以下几个方面：①满足终末期老年人及其家人的需求，包括终末期老年人生理、心理和社会方面的需求，家人对终末期老年人心理支持、治疗和护理方面的需求，并为其提供殡丧服务等；②提供对终末期老年人的全面照护，包括医疗护理、生活护理、心理护理等；③为终末期老年人的家人提供情感支持；④提供死亡教育，帮助终末期老年人及其家人消除对死亡的恐惧正确对待和认识死亡。

三、数字技术在临终关怀服务中的应用

（一）大数据技术

随着社会的不断进步以及生活水平的不断提高，人们对于生命质量的要求越来越高，死亡作为生命重要的组成部分,"优逝"成为人们越来越关注的话题。如何精准地满足老年人生命末期的需求,提高老年人和老年病患在最后生命旅程的生活质量,有尊严地走完自己的一生,关系到人类福祉的重要问题。对于进入临终阶段老年人的个性化医疗、个性化服务及娱乐等个性化需求,康养服务人员或第三方往往无法满足。大数据技术则可以弥补老年人在个性化需求方面的不足。大数据技术重在充分挖掘数据的价值,通过分析、整合行为规律,应对个体的个性化需求。大数据技术能挖掘老年人的生活数据、医疗数据,并充分整合数据,定期进行数据分析,总结其行为规律,为有个性化需求的老年人提供优质的服务,提高临终生存质量减轻家人的负担。

(二)人工智能技术

1. 智能照护 人工智能系统通过更深层次的个性化、灵活性和反应性照护来减轻患者的痛苦,满足患者的照护需求,提高护理工作效率和决策准确度。疾病控制和管理需要花费大量人力、物力和财力,基于人工智能深度学习和复杂算法建立起的健康管理系统可以预测患者病情,提供个体化的精准护理,节约护理资源的同时实现优质护理。终末期老年人由于身体虚弱,身体活动能力不足,很多基本的行为都无法完成,如大小便、洗漱等。人工智能技术的应用极大地提高了临终阶段老年人的生活独立性,并保证了其生命末期的生活质量。

2. 智能陪伴 老年人是最容易产生孤独感,尤其在临终阶段由于老年人行动不便,进而社交受到限制。智能机器人的出现在一定程度上弥补了老年人在社交上的缺失。智能机器人可以随时陪伴在老年人的身边,倾听老年人说话,给老年人提供适宜的娱乐活动,如给老年人跳舞、唱歌等。随着人工智能技术在老年护理中的不断发展,智能机器人也在不断更新,现在的智能机器人不再只像一个机器一样陪伴在老年人身边,而是可以阅读并分析人类的面部表情和说话的语音语调灵活应对各种情况。随着与老年人相处时间的增加,智能机器人能够更加了解老年人的各种习惯,从而给予更恰当的帮助。智能机器人的陪伴可以丰富老年人的精神世界,陪伴老年人愉悦地走过人生最后一程。

3. 智能监测 人工智能技术能够完成医护人员不能完成的对老年人身体状况的实时监测,完成对老年人疾病的控制和干预,从而更好地辅助老年人在恰当的时间进行科学的疾病控制和缓解。医护人员可以通过智能系统实时了解老年人的身体情况,有情况及时与老年人保持联系,并通过智能系统根据老年人当前的身体状况发生的变化做出相应的用药调整和健康指导。此外,在智能系统的帮助下,医护人员还能够制定科学恰当的干预方法来控制和缓解老年人由于疾病造成的痛苦。

(三)物联网技术

物联网技术由具备感知能力或控制能力的设备组成。物联网技术主要用于感知和采集临终关怀服务过程中发生的物理事件和数据,通过感知设备和控制设备提供对临终关怀的基础设施(环境、设备等)、临终关怀服务等方面的识别、信息采集、监测和控制,使应用系统具有信息感知和指令执行的能力,如通过监测生命体征的变化来帮助老年人控制和缓解相应的症状。

(四)"互联网+"技术

"互联网+"就是"互联网+各个传统行业",让互联网在社会资源配置中发挥其优化和集成作用,将互联网的创新成果深度融合于各个传统行业之中,提升各行各业的改革力、创新力和生产力,从而形成一种新的、更广泛的以互联网为基础设施的经济发展新形态。将"互联网+"技术应用于临终关怀服务中可以有效提升终末期老年人的生活质量。

1. 更新生死观,宣传临终关怀知识 中国传统对死亡的观点是畏惧死亡,避忌死亡。想要更新观念,就要揭开死亡神秘的面纱,让人们理解死亡、认识死亡。互联网可利用用户众多、年龄段覆盖范围广的优势传播对死亡的正确概念,让人们认识死亡、了解死亡,进而改变传统的生死观。互联网能将图片、文字、声频、视频相结合,更加直观、具体、生动地宣传临终关怀相关知识,提供优质宣传。

2. 更新知识链，加强临终关怀教育 相比传统的继续教育，互联网可以集合国内外优质资源，及时更新相关信息，为医护人员提供临终关怀相关知识，医护人员可以学习国内外最先进的临终关怀的知识和临床技能，为终末期老年人提供更优质的临终关怀服务。

3. 提供新平台，为临终患者提供便捷 通过互联网建立网站、微信公众号或 QQ 平台，根据医疗机构自身的特点与优势设置临终关怀的预约就诊、居家诊疗服务、线上咨询、心理咨询与健康咨询、健康管理、知识宣教等便民服务。为医护人员、临终患者、家属、志愿者提供有效的沟通交流平台，条件允许情况下还可以在互联网平台上建立临终关怀捐赠网站等。

（石国凤）

【问题与思考】

1. 智慧康养相比传统康养具有的优势有哪些？

参考答案：

（1）可以提高老年人整体生活质量，有效维护老年人的生理健康和心理健康。

（2）可以提高家庭成员和主要照顾者的照护能力。

（3）可以提高医疗资源利用度，从而降低医疗成本。

2. 简述医养结合与长期照护信息化需求服务内容。

（1）生活照料服务

（2）医疗康复服务

（3）失智照护服务

（4）健康管理服务

（5）紧急救援服务

（6）精神慰藉服务

（7）健康监测服务

（8）教育咨询培训服务

（9）社会支持服务

第四章　医疗保健与健康管理

【学习目标】

掌握：互联网医院、远程医疗、智能 APP 的概念；老年人的生理、心理特点；老年健康管理；老年智能健康管理的定义。

熟悉：互联网医院的特征及运作模式；康养机构老年人的医疗护理服务需求；老年智慧健康管理模式；候鸟老年人的老年智慧康养系统的构建。

了解：互联网+医疗健康服务；远程医疗的发展趋势；老年健康管理及老年智慧健康管理的目的；社区、居家及养老机构老年人的老年智慧康养系统的构建。

第一节　互联网医院与老年康养

2018 年国务院办公厅发布的《关于促进"互联网+医疗健康"发展的意见》提出，全面发展和完善"互联网+"医疗服务、"互联网+"公共卫生服务、"互联网+"家庭医生签约服务、"互联网+"药品供应保障服务、"互联网+"医疗保障结算服务、"互联网+"医学教育和科普服务、"互联网+"人工智能应用服务等 7 个方面的医疗健康服务体系，提出了基于"互联网+"的智慧医疗服务新模式。近年来各级政府密集出台政策，鼓励、引导、规范"互联网+医疗健康"服务的发展，其中互联网医院的发展是重中之重。截至 2022 年 6 月，全国已审批设置 1700 余家互联网医院，初步形成线上线下一体化的医疗服务体系。新冠疫情发生以来，为防止交叉感染、缓解人们看病难的问题，互联网医院的规模迅速扩大，提供的服务模式更加多样化在新冠疫情防控及维护广大群众的健康方面发挥了更为重要的作用。随着我国社会老龄化程度的不断加剧，互联网医院也将在"互联网+康养服务"方面发挥重要作用。

一、互联网医院概述

（一）互联网医院的概念

互联网医院是以实体医疗机构为依托，以互联网技术为载体，把医疗资源从线下延伸至线上，开展线上诊疗活动的互联网医疗平台。互联网医院诊疗平台突破了传统医疗模式，以网络信息技术为基础，构建起覆盖诊前、诊中、诊后的线上线下一体化医疗服务模式。该平台可进行智能导诊、预约挂号、健康咨询、常见病和慢性病复诊、开具处方和配送药物等多项服务，实现从疾病预防到康复的全流程、数字化的医疗服务。该平台提高了医疗服务效率，拓宽了服务路径，方便了群众就医。

互联网医院是"互联网+医疗"具体体现形式之一。"互联网+医疗"是以互联网或移动互联网为载体，将云计算、物联网、移动通信、大数据等 ICT 与传统医疗服务深度融合而形成的新型医疗健康服务业态的总称。互联网医院具有以下三个特征：①具有医疗机构资质及诊疗规范，可从事诊疗活动；②拥有符合资质的专业医务人员；③可进行线上、线下协同运作。

（二）互联网医院的运作模式

互联网医院的运作模式根据主导机构的不同分为三类：第一类是医院主导型的互联网医院，即作为实体医疗机构第二名称的互联网医院，医院通过自建的互联网平台开展院外延伸服务，或不同级别及区域间的医院联盟（即医联体）开展远程医疗及转诊服务；第二类是医院与公司（企业）共建互联网医院，由实体医院提供医疗服务，由企业负责线上服务运营；第三类是完全由第三方搭建的互联网诊疗平台，吸收医生、护士及其他医务人员等以个体方式加盟，在该平台上实现健康服务全过程。

除了互联网医院外，还有较多的互联网在线问诊平台，这些平台不具备医院的建制和功能，但可以进行在线问诊、健康咨询，并引流个性化健康商城产品、健康管理产品消费，呈现业务多元化特点。

（三）互联网医院的业务范围及优势

目前，互联网医院的业务范围已经贯穿就诊的前、中、后全过程，体现为一站式就医全流程。就诊前包括智能导诊、预约挂号、预约检查化验、预约住院、预约体检等；就诊包括在线复诊（目前尚未开展首诊业务）、远程会诊、双向转诊、完善健康档案、病历及报告查询、线上处方、费用支付等；诊疗后可实现在线药品配送、健康教育、慢病管理、康复指导、康复评价、随访病案复印配送、远程健康跟踪服务等。

互联网医院与传统医院相比具有以下优势：①将诊疗从线下转至线上，拓展了医疗服务的空间和业务范围，合理引流医生与患者进行精准匹配，推动了分级诊疗制度的发展；同时面向基层医院输出技术支持和技能培训，有效提升了基层首诊能力，提高了医疗资源的使用效率。②利用互联网优势，打破了时间和空间的限制，节省了路途、排队挂号、候诊的时间，方便患者就医提高了诊疗效率，降低了患者的医疗支出。③拓宽了医生多点执业的渠道，促进了医生资源流动，弥补了优质医生资源不足，将优质医疗人才的价值最大化，提高了医疗资源利用效率。④通过云平台、移动智能端进行信息流动，打通不同级别医院间的信息壁垒和信息不对称，助推医院信息化建设，有效促进了医疗大数据共享。

（四）互联网医院的发展趋势

自2015年我国第一家互联网医院乌镇互联网医院成立以来，截至2023年，我国互联网医院已超过3000家。根据目前互联网医院的发展现状以及人民群众对健康服务的需求进行预测，在未来的几年中，互联网医院将会继续发挥网络、信息、大数据优势扬长避短，深化改革创新服务模式，完善服务内容。互联网医院能够承担更多的慢性病管理、健康教育、健康管理、疾病康复指导工作；推动医院分级诊疗改革的创新发展，指导患者合理就诊；逐步开放首诊限制，允许部分科室线上首诊服务，如皮肤科、心理科、慢性病科；规范医疗保险支付、放宽大病医保线上结算业务；建立患者个人档案，加快医疗信息共享，促进医疗合作；积极开展"互联网+老年健康"服务；等等。

互联网医院在康养领域也将发挥越来越重要的作用。加强家庭医生签约服务工作，运用微信、手机APP等信息化手段，建立家庭医生与老年人及其照护者之间的互动沟通渠道。利用线上咨询为老年人提供健康指导和服务，通过网络、电话预约等形式减少老年人排队等候时间，确保老年人在需要时能及时便利就诊。

2021年《"十四五"国家老龄事业发展和养老服务体系规划》中指出："培育老年人生活服务新业态。推动'互联网+养老服务'发展，推动互联网平台企业精准对接为老服务需求，支持社区养老服务机构平台化展示，提供'菜单式'就近便捷为老服务，鼓励'子女网上下单、老人体验服务'。培育城市级综合信息平台和行业垂直信息平台。引导有条件的养老服务机构线上线下融合发展，利用互联网、大数据、人工智能等技术创新服务模式。"

总之，在人民群众的健康需求及国家政策的引导下，我国互联网医疗的发展取得了一定的成效，为常见病、慢性病患者复诊，医疗服务产品获取等提供了方便，但距离实现以患者为中心的线上交互型医疗服务、提高整体医疗资源配置效率的宏观目标依然任重而道远。

二、老年康养机构医疗护理服务

（一）老年康养机构概述

1. 康养的概念　对于何谓康养，国内目前尚无权威界定。康养的概念从不同的角度有不同的解释。学术上的解释是"健康"和"养生"的结合，康养是借助于优越的自然、人文条件，通过科学方法促进社会成员尤其是老年人在身体、心理和精神等方面不断完善和谐，并最终达到最佳健康状态的过程。康养强调的重点是对人的全生命周期不同阶段的健康养护，重点在于对生命的养护，针对的是全年龄段人群。而产业界通常提到的康养是"健康和养老"的结合，是以中老年人群为主体，以维护和促进其健康为核心目标，以提供设施、特殊商品及服务为主要内容的经济业态。

根据目前我国经济及社会发展需求，从"大健康"的角度阐释，康养应该是健康维护、养老和养生相结合。康养比一般意义的"医养"涵盖的内容和范围更广泛，在内容和服务对象上有了进一步的延伸，即面向全体老年人，关注不同年龄阶段的、不同健康状况下的老年人的健康养老问题。康养可促进老年人延长生命的长度，增加生命的厚度，提高生命的自由度。康养以"养"为手段及途径，以"康"为目的，通过森林康养、运动康养、医疗康养、智慧康养、旅居康养、中医药康养、乡村康养等形式提升参与者的健康水平和生命质量。

2. 康养机构的概念　康养机构顾名思义，是指为老年人提供健康养老、养生、康复服务的机构，可以由医院、社区、养老院等不同主体设置。有时人们把养老机构或医养结合机构泛称为康养机构。康养机构不仅应该具备适宜的生活环境，还应该具备医疗、康复、休闲、娱乐设施；康养机构应当配备与服务和运营相适应的工作人员，定期开展职业道德教育和业务培训；康养机构中从事医疗、康复、管理、消防等服务的工作人员，应当具备相应的职业资格。

参照《养老机构管理办法》（2020 年 8 月 21 日民政部颁布），康养机构应该为老年人提供基本的康养服务，主要内容包括以下 10 个方面：①康养机构应当建立入院评估制度，对老年人的身心状况进行评估，并根据评估结果确定照料护理等级；②康养机构按照服务协议为老年人提供生活照料、康复护理、精神慰藉、文化娱乐等服务；③康养机构应当为老年人建立健康档案，开展日常保健知识宣传，做好疾病预防工作；④康养机构在老年人突发危重疾病时，应当及时转送医疗机构救治并通知其紧急联系人；⑤康养机构可以通过设立医疗机构或者采取与周边医疗机构合作的方式，为老年人提供医疗服务；⑥康养机构发现老年人为传染病患者或者疑似传染病患者的，应当及时向附近的疾病预防控制机构或者医疗机构报告，配合实施卫生处理、隔离等预防控制措施；⑦康养机构应当根据需要为老年人提供情绪疏导、心理咨询、危机干预等精神慰藉服务；⑧康养机构发现老年人为疑似精神障碍患者的，应当依照精神卫生相关法律法规的规定处理；⑨康养机构应当开展适合老年人的文化、教育、体育、娱乐活动，丰富老年人的精神文化生活；⑩康养机构及其工作人员应当依法保障收住老年人的人身权、财产权等合法权益。

在上述基本养老服务的基础上，康养机构还应该积极拓展养生保健、旅游等服务项目，组织老年人运动锻炼、休闲养生、医疗保健、文化娱乐活动，为老年人提供多层次、持续性的健康养老、养生服务，打造名副其实的康养机构。

（二）老年康养机构老年人的健康特点

1. 老年人的生理、心理特点

（1）生理方面：随着年龄的增长，机体细胞、组织、器官和全身各系统发生退行性变化，感知觉衰退，反应缓慢迟钝，记忆力减退。平滑肌、括约肌松弛，骨骼肌肌力减弱，骨关节退行性改变，平衡能力减弱。各种物质的代谢、排泄减慢。增龄引起各种临床症候群，如痴呆、尿失禁、便秘、谵妄、跌倒、听力受损、视力受损、肌少症、营养不良、衰弱、失眠、卧床、步态不平衡、压力性溃疡等。人们把由年老体衰、智能和感官以及运动功能障碍等引发的一系列健康问题症候群称为老年综合征。

（2）心理方面：老年人心理方面的变化个体差异较大。一般而言，老年人记忆力减退，学习新知识的能力减弱；创造性思维、逻辑推理能力减退；思维的敏捷度、灵活性及创造性变差。老年人的自尊心变强，固执、偏保守，易激动；容易出现失眠、焦虑、抑郁等。

老年人和心理问题与下列因素相关：各种生理功能减退、社会地位变化、收入减少、环境改变、应激事件、家庭人际关系恶化、营养不良、过度劳累和疾病等。

2. 老年人的患病特点　由老年人反应性降低，加之常并发多种疾病，给老年人疾病的诊断治疗带来了一定的难度，容易出现漏诊、误诊，如心绞痛、急腹症、糖尿病高渗性昏迷等。老年人常见疾病包括高血压、冠心病、糖尿病、高脂血症、慢性阻塞性肺疾病（chronic obstructive pulmonary disease，COPD）、骨关节疾病、脑卒中、帕金森病、胃食管反流病、前列腺增生及各类感染等。

老年人患病呈现以下特点：①起病隐匿；②常缺乏典型的症状和体征；③多种疾病同时存在，病情复杂；④病情发展迅速，容易出现危象；⑤病程长、康复慢、并发症多。因此，应该给老年人定期进行健康评估，及时发现各种疾病及老年综合征，早发现、早诊断、早治疗，最大限度降低疾病给健康带来的影响。

3. 老年人的用药特点

（1）老年人药物代谢特点：老年人可能多种疾病共存导致多重用药问题。研究显示老年住院患者平均每人用药8～9种，最多可达到20余种。药物不良反应的发生率与同时用药种类的多少呈正相关。因此，医护人员应该了解老年人群药物代谢及药效学特点，尽量减少不良反应的发生。老年人的药物代谢能力减弱，药物排泄功能降低，药物消除半衰期延长导致血药浓度增高。例如，老年人使用利多卡因、普萘洛尔、保泰松和异戊巴比妥后血药浓度增高，药物在身体内的半衰期延长。由于老年人肾功能减退，引发药物排泄时间延长和清除率降低，因此老年人如有失水、低血压、心力衰竭或其他病变时，可进一步损害肾功能，因此老年人用药更应小心，必要时监测血药浓度。

老年人多重用药比较普遍，多药合用导致耐受性明显下降，例如利尿药、镇静药分别服用，耐受性较好；但若同时合用则不能耐受，易出现直立性低血压。老年人对易引起缺氧的药物耐受性差，例如哌替啶对呼吸有抑制作用需要慎用。老年人肝功能下降，对利血平及异烟肼等损害肝脏的药物耐受性下降。由于老年人大脑耐受低血糖的能力较差，老年人易发生低血糖，在使用胰岛素时更易发生。

（2）老年人用药不良反应：老年人用药常见的不良反应主要有精神症状、直立性低血压、低血糖、药物毒性反应、尿潴留、耳毒性等。

（3）老年人用药原则：为了减少老年人用药不良反应发生率，应遵循以下用药原则：①受益原则。老年人用药要有明确的适应证，用药的受益大于风险。②五种药物原则。联合用药品种愈多，药物不良反应的发生率愈高。因此用药品种最好控制在五种以下，治疗时应分轻重缓急。③小剂量原则。老年人用药量一般为成人量的3/4，从成人量的1/4～1/3开始服用，然后根据临床反应调整剂量，既要达到疗效，也要注意剂量的个体化。④择时原则。即选择最佳服药时间，以提高疗效和减少毒副作用，主要根据疾病种类、药代动力学和药效学的昼夜节律变化来确定最佳服药时间。⑤暂停用药原则。老年人在服药期间一旦出现新的症状，应考虑到可能为药物的不良反应，停药受益可能多于加药受益。

（三）老年康养机构医疗护理服务需求

康养机构应根据老年人的生理、心理特点和患病特点，定期对入住老年人进行需求评估，在充分评估的基础上满足老年人多样化的医疗护理服务需求，以提高老年人生活质量。

1. 健康评估　根据世界卫生组织的定义，健康不仅是指没有躯体疾病，还要有完整的生理、心理状况和良好的社会适应能力。因此，康养机构工作人员对老年人进行健康评估时，不仅要关注老年人的躯体健康，还要关注其心理健康及社会状态；康养机构工作人员不仅要处理已经存在的健康问题，还要预防潜在的健康问题。老年人的身体、心理健康又受到多种因素的影响，因此，老年人健康评估的内容应该包括躯体健康评估、心理健康评估、社会健康评估和老年综合评估等多项内容。

（1）躯体健康评估：健康史评估包括手术史、外伤史，过敏史，急、慢性疾病史；评估日常功能状态及社会活动能力，特别关注已有疾病的发病情况、临床表现及治疗方案。体格检查包括老年人应每年进行 1～2 次全面的健康检查。重点关注血压、血糖、血脂、智力、意识、营养状态、听力、视力、步态等情况的评估；同时应进行功能状态评估，老年人的功能状态与健康水平密切相关，功能状态在很大程度上影响着老年人的生活质量。康养机构工作人员应定期对老年人的功能状态进行客观的评估，给老年人提供针对性的护理依据。功能状态评估一般包括日常生活活动（activity of daily living，ADL）能力、功能性日常生活活动（instrumental activity of daily living，IADL）能力、高级日常生活能力（advanced activities of daily living，AADL）三个层次。常用的评价工具有 IADL 量表、Katz ADL 量表、Lawton IADL 量表、Barthel 指数评定表等。

（2）心理健康评估：由于老年人的各种生理机能逐渐进入衰退阶段，在应对各种压力事件的过程中经常出现一些特殊的心理活动，这些心理活动直接影响其健康状态及社会应对能力。准确评估老年人的心理健康，可以有的放矢地采取措施，维护和促进老年人的心理健康。老年人的心理健康评估包括情绪情感评估、认知评估、压力与应对能力评估三个层面。老年人常出现的心理问题有抑郁、焦虑、孤独、自卑、认知障碍等。

老年人的心理健康评估常用的评估工具包括汉密尔顿抑郁量表、老年抑郁量表、汉密尔顿焦虑量表、焦虑可视化标尺技术、焦虑自评量表、患者健康问卷（Patient Health Questionnaire，PHQ-9）、简易智力状态检查表（Mini-mental State Examination，MMSE）、简易操作智力状态问卷（Short Portable Mental Status Questionnaire，SPMSQ）、简易应对方式问卷（Simplified Coping Style Questionnaire，SCSQ）、医学应对问卷（Medical Coping Modes Questionnaire，MCMQ）等。

（3）社会健康评估：要全面认识和衡量老年人的健康水平，除生理、心理功能外还应评估其社会状况。社会健康评估应对老年人的社会适应能力、经济状况、文化背景、家庭状况、社会功能进行评定。

社会适应能力方面应注意观察老年人对自身角色的适应性，有无角色冲突、角色障碍，观察有无角色适应不良导致的身心行为反应，如头痛、头晕、疲乏、睡眠障碍、焦虑、抑郁等。

经济状况对老年人的身心健康均有较大影响，应评估老年人的社会地位、经济来源、收入状况、支配的自主性、生活及医疗费用支出占比等。评估老年人的生活方式、饮食、睡眠、活动、娱乐等方面的习惯，了解这些因素给老年人健康带来的影响；通过评估老年人是否有支持性的社会关系网络，家庭关系是否和睦稳定，邻里同事相处如何，来了解老年人的性格及为人处世的方式。还应对老年人进行文化评估，包括价值观、生活信念、宗教信仰，以及对社会风俗、风土人情的认识等，上述要素均与老年人的健康行为密切相关。

（4）老年综合评估：近年来随着老年医学的发展，老年综合评估日益受到重视，已成为老年健康维护的重要手段。老年综合评估是 20 世纪 80 年代建立起来的用于判断老年患者健康状况的综合评估方法，主要从躯体疾病、功能状态、营养状况、认知情绪、社会支持、经济状况、生活环境等多维度评估老年人的整体健康水平。由老年康养机构定期对老年人进行老年综合评估，目的是及早发现潜在的健康问题和功能缺陷，明确照顾对象的医疗和护理需求，制定针对性的干预措施，从而达到促进老年人健康、维护其日常生活能力、提高生活质量和健康寿命的目的。

老年综合评估的目标人群主要包括有多种慢性疾病、多个老年问题或者伴有不同程度的功能障碍的高龄衰弱老人；而完全自理，或者已进入生命终末期的老人，因不能从老年综合评估中获益，不建议对其进行老年综合评估。老年综合评估由多学科团队共同完成。

2. 日常生活照护需求

（1）安全照护需求：老年人因身体机能下降，平衡能力减弱，容易发生跌倒等安全事故。康养机构需要充分评估安全隐患并采取相应措施，以防止安全事故的发生，如防止跌倒、晕厥、坠床、噎呛、交叉感染等。康养机构应该在评估老年人健康状况的基础上，构建老年人生活起居的安全环境。康养机构应对设施进行无障碍建设或改造，例如楼道安装安全扶手，对地面进行防滑处理，清晰标出安全疏散通道，在容易发生危险的区域或设施张贴安全警示标志，在房间床头、浴室安装紧急呼救设备等。

（2）个人卫生照护需求：老年人在日常生活中要注意保持皮肤卫生，建议冬季每周沐浴 1～2 次，夏季根据身体状况及需要适度增加。沐浴时特别注意清洗皱褶部位如腋下、肛门、外阴等的污垢。注意避免烫伤和着凉，室温调节在 24～26℃，水温以 40～42℃为宜，沐浴时间以 10～15min 为宜，时间过长易发生胸闷、晕厥等意外。由于老年人皮肤干燥，洗浴时宜选择弱酸性或中性沐浴液或沐浴皂，避免碱性肥皂的刺激，选用柔软的毛巾，不宜使用搓澡巾，洗时轻擦防损伤角质层；沐浴后涂擦护肤霜，避免皮肤干燥皲裂。卧床老年人应进行床上擦洗或使用洗浴床，并在洗浴后进行按摩预防压力性损伤的发生。

老年人的头发多干枯、易脱落宜留短发，便于清洗及梳理。做好老年人头发的清洁和保养，干性头发每周清洗一次，油性头发每周清洗两次。应用木梳或其他保健梳梳理头发，每天 2～3 次。

皮肤瘙痒是老年人常见的健康问题之一，常常会干扰正常睡眠并引发焦虑，或引发其他健康问题。皮肤干燥是最常见的原因，在老年皮肤瘙痒中占 50%以上，通常由气候干燥、静电现象、针织物刺激或使用碱性浴液引起。

针对老年人皮肤瘙痒，可采取以下缓解措施：①一般护理，停止过于频繁的洗澡；忌用碱性肥皂；干燥季节沐浴后涂擦护肤霜以保留皮肤水分。②防止机械性刺激；避免穿着产生静电类的衣物，以纯棉织物为佳，衣服应宽松舒适。③如影响睡眠给予外用止痒药膏涂擦在瘙痒部位。

口腔的温度、湿度和食物残渣适宜微生物生长繁殖，导致口腔内存在大量微生物，口腔与外界相通也是病原微生物侵入人体的主要途径之一。老年人的口腔清洁十分重要。口腔清洁不及时可引起多种口腔疾病，进而影响食欲和消化功能。对于老年人而言，口腔清洁还能预防误吸，预防口腔内细菌引发的肺炎等。口腔护理是维持老年人整体健康的重要环节。对于自理老人康养机构的工作人员指导其规范刷牙及清洁义齿；对于失能老人工作人员应该提供口腔清洁或特殊口腔护理。口腔清洁前评估口腔情况，选用合适的漱口液，清洁后涂唇膏保护。建议老年人每年进行一次口腔检查。

（3）移动照护需求：对于失能、半失能老年人，康养机构需要提供轮椅、平车、助行器等工具，并培训工作人员规范使用这些辅助工具以协助老年人移动，如上下床、乘坐电梯、上下楼梯、使用轮椅、平地行走等。康养机构的工作人员还需协助老年人穿脱、更换衣服，协助修饰，协助取放物品等。

（4）休息睡眠照护需求：休息与睡眠是人体代谢的基本生理需要，也是人体精力和体力恢复的过程。充足的睡眠可以缓解疲劳，维持健康，延缓衰老。老年人的睡眠质量随着年龄的增长、身体机能的衰退而下降。老年人的睡眠时间一般比青壮年少大约每天 6h。康养机构的工作人员应根据老年人的睡眠特点调整其睡眠习惯，这有助于老年人身心健康和疾病康复。

在日常生活中，康养机构的工作人员可指导老年人通过下列方式提高睡眠质量：①提供舒适的睡眠环境，调节卧室的光线和温度，夏季 26～28℃，冬季 18～20℃；保持床褥的干净整洁，维持环境的安静。②养成良好的睡眠习惯，使其符合人体生物节律，应提倡早睡早起、午睡的习惯；对于已养成的特殊睡眠习惯不能强迫其立即纠正。③晚餐应避免吃得过饱，睡前不饮用咖啡、酒以及大量饮水。④睡前 40℃左右热水泡脚 15～20min，按摩足底涌泉穴数十次至足底发热，入睡前如厕。⑤情绪对老年人的睡眠影响非常大，因此入睡前避免告知可能引起情绪波动的事情。⑥向老年人宣传规律身体锻炼对减少应激和促进睡眠的重要性，指导其坚持参加力所能及的日间活动。⑦有些老年人入睡困难，应尽量选用非药物方法帮助入睡，如按摩头部、听舒缓音乐等方法。

（5）排泄照护需求：随着年龄的不断增加，老年人机体调节功能逐渐减弱自理能力下降，或者因疾病导致排泄功能出现异常，出现便秘、腹泻、尿潴留、尿失禁等现象，康养机构的工作人员应根据具体原因针对性地解决排泄问题，以保障老年人的生活质量。

预防便秘的方法如下：①养成定时排便的习惯，一般早餐后容易刺激肠蠕动，可协助老年人形成早餐后定时如厕；②多进食高纤维素食物，如芹菜、白菜、萝卜、菠菜等；③每天早晨起床饮用200ml蜂蜜水或温水，避免因缺水引起大便干燥；④日间适当活动，促进胃肠蠕动，减少便秘的发生；⑤若大便干结过硬，不可用蛮力排解大便，应协助老人用双手食指、中指、无名指交叉沿结肠走向顺时针做腹部按摩，即自右下腹—右上腹—左上腹—左下腹反复按摩促进肠蠕动解除便秘；⑥如果上述措施无法解除便秘，可遵医嘱使用润肠通便剂，必要时人工取便或灌肠。

尿失禁的护理要点如下：女性老年人随着年龄增大尿道括约肌松弛，容易出现尿失禁现象，特别在咳嗽、打喷嚏时。康养机构的工作人员应指导老年人定时排空膀胱，减少溢出性尿失禁，酌情使用护理垫、纸尿裤，出现尿失禁时勤换内裤，每天清洗外阴，避免异味或刺激外阴附近的皮肤。男性尿失禁老年人可以使用接尿器。卧床老年人尿失禁时可采用留置导尿术。

（6）运动锻炼照护需求：运动对老年人机体各个系统的功能有促进作用，有利于老年人智力和体能的维持和促进，并能预防身心疾病的发生。运动可以增强机体的免疫功能，提高对疾病的抵抗能力。运动不仅可以调动积极的情绪，提高工作和学习的效率，还可以使人类健康长寿。

老年人要选择合适的活动项目，如散步、慢跑、游泳、太极拳、气功、跳舞、健身操、高尔夫、门球等运动。老年人锻炼要求有足够而又安全的运动强度，运动时的最高心率可反映机体的最大吸氧力，因而可通过心率情况来控制运动量。可以将运动后心率作为衡量运动强度的标准，即：

运动后最宜心率（次/分）=170-年龄。

身体健壮者则可用：运动后最宜心率（次/分）=180-年龄。

此外，运动强度也可以通过以下指标观察：①运动结束后心率在3min内恢复到运动前水平，表明运动量较小，应加大运动量；在3～5min恢复到运动前水平，表明运动适宜；而在10min以上才能恢复者，则表明运动强度太大应适当减少。②运动时全身有热感或微微出汗，运动后感到轻松或稍有疲劳，食欲增进，睡眠良好，精神振作表示强度适当效果良好。③如果运动时身体不发热或不出汗，脉搏次数不增或增加不多，应增加活动强度；如果运动后感到很疲乏、头晕、胸闷、气促、心悸、食欲减退、睡眠不良，则说明应降低运动强度；如果在运动中出现严重的胸闷、气喘、心绞痛或心率反而减慢、心律失常等应立即停止运动并及时就医。运动时间每天30～60分钟每周5天以上。

老年人活动时应注意以下几点：项目选择合理、场地适宜、循序渐进、持之以恒，饭后不宜立即运动，运动时预防跌倒。

（7）饮食营养照护需要：饮食与营养是维持生命活动的基本需求，也是疾病康复、养生保健的重要手段。在相对单调的老年生活中，饮食的制作和摄入过程对老年人来说还可以带来精神上的满足和享受。因此，康养机构应努力丰富老年人的饮食品种，改善老年人的营养结构，增进老年人的健康。

老年人的饮食原则如下：①保持膳食平衡，老年人胃肠功能减弱，消化吸收能力减退，加之慢性疾病的影响容易引起营养不良，因此老年人要保持膳食平衡，摄入适度的热量、足量的优质蛋白、低脂肪、低盐、高维生素、足量的膳食纤维、充足的钙铁等；②老年人牙齿松动或脱落咀嚼能力受到影响，因此食物烹饪以煮、蒸、炖为主，食物软、烂、松、碎，易于消化吸收；③食物温度适宜，老年人的消化道对食物的温度较为敏感，饮食宜温偏热；④保持良好的饮食习惯，少吃多餐避免暴饮暴食或过饥过饱。由于肝脏储存肝糖原的能力较差，老年人容易饥饿和低血糖，所以在两餐之间可适当增加点心，晚餐不宜过饱以免影响睡眠或引起胃食管反流；⑤应保持坐位进餐，身体适度前倾，进餐速度不宜过快避免呛咳，应细嚼慢咽利于消化；⑥对于失去自理能力的老年人，康养机构的工作人员协助喂餐。

3. 养生保健需求　随着年龄的增加、机体机能的减退、疾病的增多老年人对养生保健的需求日益增加，康养机构应该开展相应的健康指导，通过养生活动增进老年人的健康延年益寿。中医养生保健是在中医理论指导下探索人类健康途径，研究中国传统颐养身心、增强体质、预防疾病、延年益寿的方法指导社会成员尤其是老年人提高生活质量的健康活动。

中医学认为"天人相应"，即自然界的一切变化均会对人体造成一定的影响，人体应适应自然故提出"顺应四时"的养生观点，即人体应根据四季的气候变化，适时调整自身以适应自然。四季养生就是顺应自然界一年中春、夏、秋、冬四季气候阴阳变化的规律和特点，通过相应的调养护理方法，开展春夏秋冬四季食疗养生、运动养生、情志养生等以达到健康长寿的目的。

4. 精神文化需求 随着时代的进步老年人的养老需求也在发生着变化，老年人的需求已从过去单一的物质需求，转变为更加丰富的精神文化需求。老年人由于身体机能的退化无法自主完成一些日常的基本生活技能，而成熟的康养服务体系不仅是在生理层面帮助老年人维持日常生活，而且在精神层面使其更有尊严地生活，例如通过给予老年人更多的情感关注，使其在康养机构中享受天伦之乐。康养机构应该从多方面着手，满足不同层次老年人的精神文化需求。

第一，弘扬中华民族传统美德倡导孝道文化，鼓励老年人的家人、亲朋好友多探望老人、多陪伴老人；康养机构的工作人员也应该在满足物质需求的基础上多陪伴老人，每天定时陪老人聊天以解除老年人的孤独寂寞。鼓励志愿者开展陪伴聊天服务、开展有意义的精神慰藉活动。

第二，心理咨询师定期进入机构开展心理咨询、心理疏导，纾解老年人的心理和情绪问题。

第三，组织丰富多彩的文娱活动，例如看电影、下棋、组织歌咏比赛、文艺演出、手工制作展示、种菜、养花、钓鱼等，有益身心健康。

第四，弘扬中华民族节日文化，增强老年人的温馨感和凝聚力，在传统节假日多组织活动，如端午节包粽子，做香包；中秋节做月饼；重阳节登高等。

第五，康养机构开设老年人喜爱的讲座、课程，老年人通过学习丰富其生活做到"老有所学，老有所为，老有所乐"，自我完善和自我提高。

5. 医疗预防服务需求 据国家卫生健康委员会 2019 年相关统计数字显示，我国大约有 1.8 亿老年人患有慢性疾病。康养服务的核心是具备成熟的医疗体系及其配套服务，完善的康养服务体系是老年人病有所医的关键保障，良好的康养配套服务体系能有效为老年人提供疾病的辅助治疗，提升老年人的生命质量。康养机构应该建设并完善这样的医疗服务保障体系，实现康养和医疗资源的科学整合，鼓励高水平的综合性医院将优质医疗、护理资源和人才、技术优势延伸到康养机构，利用综合性医院的学科优势，为康养机构提供医疗服务，真正为老年人提供一个老有所养、老有所医的场所。开展康养机构健康管理，为老年人建立健康管理档案，针对老年人的健康需求在康养机构开展健康教育和科普宣传，以及提供疾病预防、营养、中医养生和心理等方面的指导，改善各类健康影响因素。针对老年人多重用药问题开展用药指导，减少用药不良反应和过度用药带来的伤害。为老年人定期进行健康体检，对疾病早发现、早干预将一级预防落到实处。在康养机构与综合性医院之间建立双向转诊绿色通道，保障老年人在病情变化时能够得到及时救治。

6. 临终关怀需求 对部分老年人需要在康养机构度过余生，当生命即将走到终点的时候，康养机构的工作人员需要提供临终关怀服务。临终关怀能够让老年人安详地、有尊严地走完人生的最后旅程。

7. 法律协助需求 根据《中华人民共和国老年人权益保障法》及国家相关法律法规，对于侵犯老年人权益的事件、人员应予以制止，康养机构应协助老年人维权，避免老年人的权益受到损害，保障老年人能够安度晚年。

三、互联网医院在老年康养机构的服务模式

互联网医院在康养机构的服务模式主要分三类。第一类是医院主导型的互联网医院，其功能向外延伸，通过综合性医院自建互联网平台开展院外延伸服务，康养机构的老年人通过该平台接受远

程医疗服务，主要集中在内科、中医科、老年病科、康复科等专科相关诊疗服务。第二类是康养机构独立设置的互联网医院，经过上级部门审批后开展工作。此类医院主要为本机构老年人和周边社区的居家老年人提供慢性病治疗、康复，一般轻症疾病的诊疗，健康指导等服务。该类服务模式既可以线上进行，也可以线下进行，具有快捷方便的特点。第三类是由企业（公司）等第三方搭建的互联网诊疗平台，该平台自行吸纳医生、护士及其他医务人员自然人方式加盟，在该平台上实现健康咨询或其他医疗服务。上述三种服务模式均可以建立互联网医院与康养机构合作服务流程，进行线上预约、复诊开方、线上开单、线下检查、线上缴费、线上医疗票据下载、健康咨询、保健指导等全流程闭环式医疗服务。政府有关部门将逐步扩大线上医保支付范畴，引导通过互联网医院合理就医提高医疗资源利用效率。

自 2020 年新冠疫情以来，互联网医院得到了国家政策的大力支持，政府积极倡导人民群众通过互联网医院接受诊疗以减少疫情传播，线上诊疗服务有效地保护了老年人的健康。近几年来，还有一些企业开展了新的探索，例如英智康复集团通过康复医疗和养老相结合的形式，凭借其医疗机构独立运营的能力，支持并带动了康养机构的运营及养老公寓的发展，为我国康养领域探索出了新模式。2009 年，重庆医科大学附属第一医院全资兴建了"青杠老年护养中心"是国家发改委下达的基本养老服务体系建设试点项目，也是全国第一家由大型公立医院主办并正式运营的养老机构。目前，该护养中心已经实现了养老、护理、医疗、康复和培训"五位一体"的康养模式。医生、护士、康复治疗师、药剂师、社工师、护理员在这里形成了一个完整的专业团队，真正实现了医养结合和智慧康养。

目前，已经形成了康养专业专属医疗服务团队，由医师、护士、药剂师、康复师、营养师、社工师组成的"六师一体"服务团队，提供专业指导和多方位咨询，开设线上养老服务通道；建立老年人专属个人健康档案，将他们在互联网医院就诊的记录、医生处方、检验报告、健康结果单、出入院记录等信息妥善纳入其中，形成每位老人的医疗记录单；康养机构为每位老人配一名健康管理人员，参与线上陪诊、线下协助老人的全流程健康管理；整合院内、院外社工及志愿者力量，为老年人提供人文关怀、健康管理、温馨就诊的个性化服务。

（张勇勤）

第二节 远程医疗与智能 APP

由于时代的发展和科技的进步，由于老年人口数量增多和人口预期寿命延长，失能老人的带病存活率显著提高，这导致失能老人比例快速升高。据估算，2050 年我国失能老年人达 1.075 亿人。与此同时，老年人疾病谱已发生改变，慢性病、退行性疾病和意外伤害成为老年人的主要死亡原因。随着失能老人和慢性病老年人数量的增加，老年居家医疗护理服务需求剧增，传统的医疗服务形式难以满足社会发展的需要，新的医疗形式应运而生。远程医疗通过大数据、云计算、信息融合、智能 APP 等信息技术手段，充分发挥大医院或专科医疗中心的医疗技术和医疗设备优势，搭建起智能化综合服务管理平台，旨在满足公众的医疗服务需求，提升居家医疗护理服务的信息化、专业化水平，进而增进居家康养老年人的幸福感、获得感。尤其是新冠疫情以来，人们通过远程医疗进行诊疗、开药和健康咨询，这种方式给公众享受卫生服务带来了极大的便利。未来随着人口老龄化日趋严峻，远程医疗与智能 APP 将会在人们的生活中发挥越来越大的作用。

一、社区居家康养的医疗护理需求

（一）居家康养的医疗护理需求人群

居家康养医疗护理服务是指通过一定的平台或系统向居家老年人提供连续的、系统的、专业的健康照护服务。受传统文化的影响，我国老年人更愿意选择居家养老。由于老年人常常多病共存、慢病缠身，部分老人因功能衰退或疾病导致失能、半失能，因此老年人是居家康养医疗护理需求的主体人群。该群体既有生活完全自理的老人，也有需要帮助的失能、半失能老人和失智老人。

（二）居家康养的医疗护理内容

居家康养医疗护理服务的内容多样，涵盖生活照料、疾病预防、医疗护理、康复训练、临终关怀等内容，既包括口腔清洁、失禁护理、会阴清洁等生活型护理，也包括肌内注射、静脉采血、导管护理、导尿灌肠、吸氧、普通换药、造口管理等专业性医疗照护项目。另外，康养界也在不断创新服务内容，根据老年人的健康与疾病特点，开发适宜老年人的居家护理服务包，如基础护理包、功能康复包、慢性病护理包、临终关怀服务包、心理护理服务包等，积极探索居家照护服务的适宜形式。研究显示，高龄老年人更需要家政服务、定期探望、电话确认服务、应急响应、送餐上门、家庭保健服务；失能老年人对日常生活护理、精神慰藉服务的需求更高；慢性病老年人的医疗服务需求主要包括安全用药指导、疾病监测、随访指导、运动饮食指导、康复训练指导、心理疏导等。

（三）居家康养的医疗护理服务主体

居家康养医疗护理服务主体包括基层医疗机构、综合性医院延续的医疗服务机构、社会力量举办的护理站等。随着家庭医生签约服务、居家照护服务项目改革试点等工作的推进，依托社区卫生服务中心（站）、乡镇卫生院等基层医疗机构提供的居家医疗护理服务逐渐增多。此外，一些综合性医院成立了延续性护理中心或患者出院服务中心，通过巡诊、随访等形式为出院患者提供慢性病护理、康复指导、临终关怀以及健康教育等居家医疗护理服务。由于"互联网+医疗服务"的推进，信息化专业服务平台建设加快，通过整合医护资源，专业的医疗护理服务逐步进入大众家庭中。居家康养医疗护理服务人员需要全科医生、护士、康复师、公共卫生医师、营养师、心理医师及其他工作人员。

目前，医护人员从事上门医疗护理服务的意愿不强，与居家医疗护理服务的需求不相匹配。其原因是待遇偏低、劳动强度大、社会认可度不高、保障机制不完善等。另外，由于缺乏居家医疗护理服务的标准及规范，难以对入户服务实施有效监管与评价，服务质量难以把控，老年人的获得感不强。另外，居家医疗护理服务由于受家庭环境和条件的制约，一旦发生突发情况难以及时做出有效处理。因此，亟须建立有效的风险评估机制，建立科学的居家医疗护理服务项目规范，以提高居家医疗护理服务的安全性、接受度，实现居家医疗护理服务的可持续发展。

（四）居家康养的医疗护理需求的影响因素

研究显示，老年人的年龄、文化程度、自理能力、经济状况、慢性病种类和数量及严重程度、患病年限、医保情况（医保种类、支付比例）、家庭成员支持度等可影响居家医疗护理需求。

二、远程医疗社区居家服务

（一）远程医疗概述

远程医疗是基于现代通信与互联网技术、以提供远距离交互式医疗卫生保健服务和医学信息服务为目标的新型医疗服务模式。根据国家卫生健康委员会、国家中医药管理局于2018年颁发的《远程医疗服务管理规范》，远程医疗指某医疗机构（以下简称邀请方）直接向其他医疗机构（以下简称受邀方）发出邀请，受邀方运用通信、计算机及网络技术等信息化技术，为邀请方患者诊疗提供技术支持的医疗活动，双方通过协议明确责权利。邀请方通过信息平台直接邀请医务人员提供在线医疗服务必须申请设置互联网医院，按照《互联网医院管理办法（试行）》管理。远程医疗是依托大数据、云计算、信息融合、智能APP等信息技术手段，对居家老年人，医疗条件薄弱的社区、边远地区、特殊区域（如舰船、灾区等）的患者进行远距离诊断、治疗、咨询、指导，以满足患者的医疗服务需求。远程医疗属于"互联网+医疗健康"的组成部分。

广义的远程医疗包括远程诊断、远程会诊及护理、远程教育、远程医疗信息服务等所有医学活动。狭义的远程医疗主要包括远程病理诊断、远程医学影像（含影像、超声、核医学、心电图、肌电图、脑电图等）诊断、远程监护、远程会诊、远程门诊、远程病例讨论等。根据远端连接对象，我国远程医疗分为两种模式。第一种是医疗机构之间的远程医疗，即医–医模式，简称 D2D（doctor-to-doctor）模式，即医联体内的基层医疗机构通过远程医疗协作网，向核心医疗机构的专家寻求医疗帮助服务，包括远程会诊、远程病例讨论、远程医学教育类等，此种模式是远程医疗的初始模式。第二种是医疗机构利用信息化技术直接向患者提供医疗服务，即医–患模式，简称 D2P（doctor-to-patient）模式，即医疗机构依托互联网医院直接向患者提供慢性病复诊、远程监测、远程随访等服务。目前，远程医疗服务模式已逐渐由 D2D 模式向 D2P 模式方向转换。社区居家患者可以通过 D2P 模式便捷地获得医疗护理服务。

远程医疗在一定程度上缓解了我国医疗资源和人口分布不平衡的状态。我国有 80%的人口分布在县级以下医疗卫生资源欠发达地区，而我国医疗卫生资源的 80%分布在大、中城市，医疗水平发展不平衡。即使在大城市患者也希望能到三级医院接受专家的治疗，这造成基层医院患者纷纷流入市级医院，加重了市级医院的负担；而基层医院床位闲置，最终导致医疗资源分布不均和浪费。利用远程医疗系统可以让欠发达地区的患者也能够接受大医院专家的诊疗。另外，远程教育培训在一定程度上能提高基层医院医师的医疗水平。远程医疗还可以缓解偏远地区的患者转诊费用昂贵的问题，减少急危重、疑难疾病患者送往上级医院诊疗而产生的交通费、家属陪护费、住宿费、餐费等，减轻患者的经济负担；同时，减少转诊路途颠簸给患者病情、身体造成的负面影响。

在新冠疫情期间，远程医疗减少了医患之间的密切接触，降低了交叉感染的风险。远程医疗监护能够对新冠病毒感染重症患者进行实时监护，将采集到的生命体征信息传输至中心平台，在一定程度上缓解了疫情防控一线医务工作者短缺的压力。

（二）远程医疗社区居家服务模式与服务内容

1. 远程医疗社区居家服务模式　远程医疗在社区居家医疗服务中主要是 D2P 模式，即医疗机构利用信息化技术直接向居家患者提供医疗服务。智能化医疗仪器设备的使用极大地拓展了远程医疗的服务空间，提高了服务效率。医疗机构通过智能手机、智能手环、智能背心等可穿戴设备，计步器等运动感测设备，远程血压仪、远程心电仪、远程胎心仪等智能医疗设备实时收集患者信息，通过数据分析，进行远程监测、远程诊断、远程治疗、远程康复、远程教育、远程健康管理等。远程医疗与智慧医疗相互融合、相互促进。患者或老年人主要通过两种途径接受远程医疗服务：一是通过社区医疗机构签约的家庭医生，在家庭医生的协同参与下，定期与预约的远程医务人员进行线上医事活动；二是直接通过手机 APP、电脑等平台等预约互联网医院的医疗服务。

2. 远程医疗社区居家服务内容　远程医疗社区居家服务的主体人群是慢性病患者、康复期患者及老年人群。服务内容主要包括实时收集患者信息，进行远程监测、远程诊断、远程治疗、远程康复、远程教育、远程健康管理等。

（1）远程监测：对于老年群体而言，健康风险预防是重中之重，做到早发现、早预防、早处理。因此，远程监测已成为社区、家庭、养老机构防范老年群体健康风险的有效手段。例如，对慢性阻塞性肺疾病患者，可以通过远程监测来了解患者呼吸、心跳的频率、节律及血氧饱和度等指标，及早发现病情变化；对糖尿病患者可以通过远程监测血糖浓度来判断病情变化；对高血压、高血脂患者进行远程血压、血脂监测，防止高血压急症的发生；通过无线定位腕表可有效监测老年人的位置以防走失等；通过智能手表、智能手环、智能腰带等监测生命体征；通过智能化可穿戴设备如手表、手环、吊坠、腰带，电子围栏等进行跌倒、坠床报警，及时发现安全隐患安全部施救；通过智慧床垫设备监测夜间睡眠状况等。总之，远程监控技术的介入在很大程度上提升了社区居家老年人的安全系数及生活质量。

（2）远程诊断：远程医疗提供机构可以通过远程监测实时获取老年人的生理、病理指标，通过综合分析，进行初步的诊断或对原有诊断进行调整，为后续治疗提供依据。

（3）远程医疗：通过远程监测获取的数据、做出的诊断及时调整治疗方案，如用药剂量、检查频次、吸氧流量的调整等。

（4）远程康复：通过视频、音频远程指导患者进行康复训练，通过智能化设备由医务人员远程操控协助训练等，例如指导慢性阻塞性肺疾病患者进行肺康复训练，协助脑卒中患者进行肢体功能锻炼等。

（5）远程教育：远程教育是医护人员对患者进行远程指导与知识教育，包括患者咨询、提供与其自身状况特别相关的信息，并促进患者与医护人员进行线上沟通，以确保患者及时获得信息及支持。远程健康教育技术的介入在老年人群疾病预防保健中发挥着巨大作用。社区居家老年人可以通过电话、手机、电脑、其他通信设备联系专业医护人员，咨询养生、保健、健康生活方式、简单易学的疾病护理方法、康复训练方法等内容；医护人员针对老年人关心的问题进行解答，真正体现"互联网+医疗服务"的优势与特点。

（6）远程健康管理：根据《国家基本公共卫生服务规范》中的相关规定，远程医疗提供方利用互联网平台开展个性化健康管理，将个人的健康现状、监测数据进行档案管理，提出个性化的健康管理指导方案。根据个人的健康档案和智能健康监测设备，为高风险老年人提供紧急援助服务。通过健康监测追踪患者的健康信息，督促其建立健康的生活习惯并遵医嘱治疗。

三、智慧康复社区居家服务内容与服务

（一）智慧医疗与智慧康复概述

智慧医疗是指运用互联网、人工智能、云计算、大数据、5G、物联网等信息技术手段，将院内外分散的医疗信息资源整合在统一的系统内，构建医疗信息互联互通、多方共享的协作平台。其目的是为患者提供智慧化、及时高效、完整精准的医疗服务，为医务人员提供决策支持、科研辅助、管理创新的系统化平台。智慧医疗可实现患者与医务人员、医疗机构、医疗设备间的医疗活动及健康管理互动。智慧医疗已成为智慧城市建设的重要指标，其建设与应用越来越得到社会的广泛关注。

智慧康复是智慧医疗的重要组成部分，人工智能在康复领域的应用卓有成效。一方面，智能康复设备、康复机器人技术，乃至"AI+康复医疗"等新理念、新技术层出不穷，促进了医疗康复的深度变革；另一方面，随着我国社会老龄化的不断加剧，老年退行性疾病带来的康复医疗需求不断增加，智慧康复的发展为老年人居家康复治疗提供了可能性，智慧康复医疗的未来前景广阔。

（二）智慧康复社区居家服务内容与服务模式

2021年底国家卫生健康委员会办公厅发布的《关于开展康复医疗服务试点工作的通知》提出，有条件的医疗机构探索开展居家康复医疗服务。目前，社区和居家型康复理念越来越得到认可，这种新兴服务模式对脑卒中后遗症患者、失能老年人、帕金森患者、颈椎病患者、人工髋关节置换术后患者、脊髓损伤患者、精神障碍患者等老年群体及其家庭具有重要意义。

社区智慧康复需要的设备要求是体积小巧、安装简便、价格适中、易于操作；康复场景需要增加互动性、体验性、趣味性。近年来，高速发展的康复机器人技术将人类功能代偿提升至新高度；脑机接口技术开辟了神经指令传递的新路径；新型材料的应用推动了辅助器具与用品的发展，进而实现了康复治疗与日常活动的结合；可穿戴设备实现了康复训练监控和数据采集等功能。

智慧康复训练平台基于物联网、人工智能和大数据，可对设备的运行状态进行实时监测，收集并分析数据，及时进行远程诊断，进而为患者提供更具有预测性、更智能、更全面的技术和应用支持。居家智慧康复的项目及内容包括以下5个方面。

1. 智能康复训练系统 通过科技手段让康复训练变得更智能化、趣味化。该系统可通过人脸识别技术为每位康复者建立康复档案,实时记录及更新康复者的训练数据,有助于康复师和康复者及时了解康复情况。该系统不同于传统的训练模式,康复者在互动游戏的快乐体验中完成康复运动治疗。系统让康复者站在感应区内,通过肢体动作来参与多项互动训练内容,系统可设置多款运动训练项目,可锻炼身体的不同部位,进而多个部位得到综合训练。同时,系统还能提升康复者的认知能力,训练其脑部思考能力、反应能力,延缓老化。

2. 智能单车 通过信息技术打造一个虚拟的骑行环境,让参与者在单车骑行的过程中,体验足不出户也能"环游世界"的全新骑行体验。系统涵盖多个城市景象,参与者可自由选择场景,通过音、像、体感的结合参与者完全沉浸于其中,让骑行运动变得轻松有趣。参与者在单车骑行过程中佩戴智能手环,手环在参与者运动过程中实时监测心率,以便及时调整训练进程。这种室内骑行互动避免了传统单车骑行的隐患,以更加安全、趣味的形式让中老年人爱上单车骑行、主动运动,发挥了强身健体的作用。

3. 下肢智能康复训练系统 适用于脑卒中、脑外伤、脊髓损伤等多种疾病引起的下肢功能障碍患者的康复治疗,系统建立的正常步行踏步模型,通过主动、被动、主被动三种训练模式,以及五个维度电动调节功能,引导患者进行下肢模拟踏步训练。该系统可以帮助患者进行有效的关节活动及肌肉训练,预防因长期卧床而导致的压力性损伤、关节挛缩、肌肉萎缩等并发症,为患者的步行训练提供早期适应性练习,实现由站立训练到步行训练的完美衔接。

4. 上、下肢运动康复训练系统 适用于脑卒中、脊髓损伤、上下肢骨折等患者的早期床旁康复治疗,该系统通过圆周持续运动来增强患肢本体感觉,助力患者实现上肢或下肢的肌力和关节活动度的康复训练,提升患者上下肢肌力水平,增大关节活动度,促进患者主动运动,促进新陈代谢、血液循环以及肠蠕动,恢复肌肉的剩余力量。

5. 康复机器人在康复医学领域正在进入全面应用阶段,机器人能模拟人的功能、自动化操作、自我反馈、学习能力、自适应能力。康复机器人可在人体行动(运动)、言语、进食、排泄、生活自理、感知和认知、交流和社会适应等八个功能维度发挥作用。

此外还有智能康复矫形器、智能假肢、肌电手环、智能外骨骼等已经进入市场,可以全方位、深层次地满足老年人居家康复治疗的需求。

四、智能 APP 与老年医疗护理服务

随着科技的进步及社会需求的增加,智能 APP 在社会生活的各个方面正发挥着越来越重要的作用,已成为"互联网+医疗卫生服务"链条的重要环节。在医疗人力资源短缺的情况下,人们通过健康类智能 APP 能便捷、有效地接受医疗卫生服务,缓解看病难的问题。各种健康类智能 APP 不断涌现,极大地促进了"互联网+医疗卫生服务"的发展,方便了群众就医。健康类智能 APP 覆盖了基础护理、公共卫生、急救护理、慢性疾病管理、自助医疗服务等多个领域,为患者就诊提供了全流程服务,包括寻医问诊平台、预约挂号平台、医药服务平台、健康管理工具、病种管理、医疗新媒体平台。目前应用在健康领域的智能 APP 种类繁多,为社区居家老年人提供护理服务的可归纳为以下几大类。

(一)就诊 APP

依托大型移动互联网医疗平台,就诊 APP 提供预约挂号、导医咨询、手机购药、诊中支付、排队叫号、电子检查报告单推送、专科随访、分级诊疗、健康管理等服务。

(二)健康监测 APP

可以将配套的家用检测设备如血糖仪、血压计等检测到的人体生命体征参数数据,通过无线传输或手动录入等方式,将测试结果保存到交互终端,并获得健康服务和健康管理。健康监测 APP

常常与智能化设备联合使用，如智慧健康手表、手环、腰带、背心、床栏、床垫、耳机等。健康监测 APP 可实现健康检测、定位、语音聊天、视频通话、远程拍照、安全围栏、计步器、报警等功能，以便老人或家属及时了解老人的健康状况。

（三）慢性病管理 APP

能有效提高患者对疾病相关知识的了解、增强服药依从性及疾病自我管理能力。对常见疾病有糖尿病、高血压、关节痛等均可进行有效管理。例如糖尿病手机 APP 管理软件既可以作为医疗管理工具用于疾病的随访、观察、指导等，也可以作为患者健康生活管理工具用于运动、饮食、治疗等。通过远程管理和指导，可缩短患者的就诊时间，降低医疗费用，缓解部分医疗资源紧张的问题，还可以提升管理的有效性，这种软件也是推进"分级诊疗""慢病监控"的有力工具，能够实现对糖尿病患者的健康教育、追踪管理、血糖评估、个性化治疗，并促进医患实时互动。

（四）智慧康复 APP

针对衰老引起的失能、脑卒中后遗症、骨折恢复期、精神障碍等需要康复训练的老年患者，有各种康复训练 APP，它们不仅提供专业指导与康复干预，而且促进患者主动康复行为的实现。

五、智能 APP 在健康教育和科学生活指导中的应用

飞速发展的互联网技术让智能 APP 成为"互联网+医疗卫生服务"中的重要环节，也在健康教育和科学生活中发挥着越来越重要的作用。

（一）健康教育 APP

健康教育是对服务对象进行的有目标、有组织、有系统、有评价的教育活动。健康教育 APP 不受时间、地点的限制，可以随时发送健康教育内容，解答患者疑问，实时进行信息反馈，可以弥补传统健康教育的缺陷，扩大健康教育的普及性。此类 APP 通过推送健康教育资料，如视频、音频、文字、动画等，传播健康知识、理念、训练方法等；同时还能与教育对象进行交流互动，并利用 APP 进行调查以评价学习效果。

（二）运动健康 APP

此类 APP 提供专业的运动记录与减脂塑形等训练课程，减肥健身、运动减脂、热量计算、健康记录、徒步、跑步、骑行、健身等运动数据记录，以及睡眠数据，让中老年人通过合理运动变得更健康。中老年人通过此类 APP 可以观看视频、收听音频，得到专业人员的在线指导以增进训练效果。

（三）智慧居家康养 APP

此类 APP 依托社区或中介机构的服务平台，提供就餐、清洁、就医、购物、紧急求助、精神慰藉等康养服务，可以一键呼叫到平台，平台能够及时响应。

（四）交通出行 APP

此类 APP 是针对老年人出行问题的解决方案 APP，为老年人提供精确定位功能和打车功能，满足不同类型老年人的出行需求。

（五）学习 APP

此类 APP 是帮助老年人学习的软件，为中老年人提供适宜的网上学习途径，帮助中老年人找到自己生活中的兴趣爱好，从而获得高质量生活。

（六）社交 APP

此类 APP 是专为中老年用户群体订制的社交软件，可以让中老年人足不出户也能够实现与其他人群的交流沟通。软件包含老友圈、老年相亲等多个模块。

（七）娱乐 APP

通过手机打游戏、下棋、打牌等已经成为老年人日常的娱乐形式，也是智能 APP 市场化较早的项目。

（八）智能家居操控 APP

此类 APP 基于 5G 及物联网的功能，对家居设施设备、电器实施非接触操作。特别是针对独居老年人，设计更加智能化、便捷的操作流程，减轻老年人的使用顾虑，满足日常生活需求。

（张勇勤）

第三节　老年智能健康管理

随着全球经济和医学科学技术的发展，以及人类寿命的延长，我国作为世界人口基数庞大的发展中国家，已进入老年型社会。国家统计局最新数据显示，截至 2023 年我国 60 岁及以上人口达29 697 万人，占全国人口的 21.1%，其中 65 岁及以上人口高达 21 676 万人，占全国人口的 15.4%。老年人因身体机能退化，已成为慢性病的易患人群，我国老年人的慢性病患病率高达 75.8%。慢性病以其高发病率、高致残率、高死亡率及高疾病负担的特点严重威胁老年人群的健康。诸多研究表明，健康管理模式是控制慢性病发生发展的重要举措。然而，面对我国庞大的老年慢性病服务人群，传统的健康管理已难以满足社会需求。智慧健康管理作为全新管理模式，将医疗服务与信息技术相融合，利用信息技术来优化健康监测、风险评估与疾病防治服务体系，最终实现"广覆盖、低成本、高效率"的全人、全程、全方位的区域一体化协同医疗健康管理。目前，老年智慧健康养老服务平台借助科技化、信息化的设备和服务，为老年人提供日常照护、医疗健康、安全监测等服务，使老年健康服务更高效、更便捷，提高了老年健康服务质量和健康保障水平，有力推动了健康中国战略的实现。

一、老年健康管理与老年智慧健康管理的定义

（一）老年健康管理定义

老年健康管理（elderly health management）指通过对老年个体和群体的健康状况进行全面检测、分析和评估，为老年人提供健康咨询与指导、制定老年健康危险因素干预计划和进行老年慢性病防控、疾病诊治、康复护理、长期照料与临终关怀的全过程。老年健康管理包括 5 个步骤：①收集老年群体的健康数据，如体检报告结果等。②评估老年群体的健康状态及风险因素。③筛选出需要进行干预的老年群体并制定相应健康管理方案。④执行健康管理方案，通常以线下健康讲座或专家咨询等集中干预形式帮助老年群体改善生活方式。⑤跟踪、随访老年群体的健康状态改善情况。老年健康管理的目标是尽早防治老年疾病或延缓老年疾病的发生，尽可能提高或维持老年人的功能，尽最大努力提高老年人的健康期望寿命和生命质量。

（二）老年智能健康管理定义

老年智能健康管理（intelligent health management for the elderly）指整合医疗与信息技术相关部

门、企事业单位的资源，进行全面合作，通过信息化技术研究健康管理信息的获取、传输、处理和反馈等技术，以实现区域一体化协同医疗健康服务，建立高品质与高效率的健康监测体系、疾病防治服务体系、健康生活方式与健康风险评价体系。通过对老年人进行健康评价、制定健康计划、实施健康干预等过程，达到提高老年人健康状况，预防老年常见和慢性疾病的发生和发展，提高老年人生命质量，降低医疗费用的目的，最终实现全人、全程、全方位的健康管理。

二、老年智慧健康管理模式

老年智慧健康管理的关键技术是数字医疗（digital health）和移动医疗，包括 5G 通信、物联网、大数据、云计算和人工智能技术等。

（一）相关概念

1. 数字医疗　数字医疗指将现代计算机技术、信息技术应用于整个医疗过程的一种新型的现代化医疗方式，是公共医疗的发展方向和管理目标。随着数字医疗设备的出现，医学信息从一维信息的可视化，如心电图（electrocardiogram，ECG）和脑电图（electroencephalogram，EEG）等重要的电生理信息，逐步发展到二维信息，如计算机体层成像（computed tomography，CT）、磁共振成像（magnetic resonance imaging，MRI）、彩超、数字 X 射线摄影（digital radiography，DR）等医学影像信息，再到三维可视化。目前可以获得四维信息，如实时动态显示的三维心脏。数字医疗还为医生诊断和患者自查、真正实现远程会诊所需要的患者综合数据调用，提供快速且有效的服务。

2. 移动医疗　医疗卫生信息和管理系统协会（Healthcare Information and Management Systems Society，HIMSS）将其定义为通过使用移动通信技术——例如个人数字助理（personal digital assistant，PDA）、移动电话和卫星通信来提供医疗服务和信息，具体到移动互联网领域，则以基于安卓和 iOS 等移动终端系统的医疗健康类 APP 应用为主。移动医疗应用于老年健康管理的内容包括智能可穿戴设备、手机应用软件及远程技术等。

（二）基于智能可穿戴设备的老年智慧健康管理模式

智能可穿戴设备是指可直接随身携带并实时监测数据的设备（图 4-1）。最早在 1955 年由美国麻省理工学院提出，到了 20 世纪 90 年代可穿戴设备形态开始初步发展，首款手腕计算机于 1975 年问世，随后头戴式摄像头、便携式立体声播放器、可穿戴眼镜等设备相继问世。近年来，随着互联网、智能硬件和大数据的发展，智能可穿戴设备领域发展迅速。在医疗保健领域，可穿戴医疗设备由不同的数据采集模块组成，可对人体进行实时监测，采集数据为诊疗提供依据，可用于感知、记录、分析、调节和干预以维持健康，在健康监测、慢性病管理和康复领域中的应用价值逐步体现，将助力健康管理创新发展。

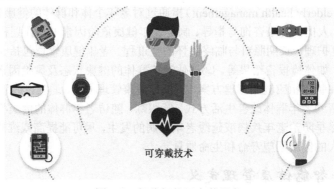

可穿戴技术

图 4-1　部分智能可穿戴设备

1. 可用于老年人健康监测的可穿戴设备

（1）监测老年人生理指标方面：可穿戴医疗设备可实时对生理指标信息进行监测，包括血压、心率、呼吸、血糖、睡眠、皮肤等的变化。

1995 年美国 Sensatex 公司推出了一款运动 T 恤衫用于监视心率、体温、呼吸及消耗热量。2008 年北京航空航天大学的研究团队以呼吸感应体积描记术（respiratory inductance plethysmography，RIP）为基础，结合可穿戴技术的设计理念，设计出可穿戴式 RIP 系统（背心式 RIP 系统），对老年人自然睡眠过程中睡眠呼吸紊乱性疾病进行诊断。2018 年雷泽尔曼（Reyzelman）等的研究团队设计出一款智能袜，利用信号处理技术和无线传输技术达到监测的目的。例如糖尿病患者可在日常生活中穿上智能袜，以连续监测其足部温度。2019～2021 年在库拉拉特内（Kularathne）团队中的欧阳济等研发设计出一个智能鞋系统，用于监测糖尿病患者的足部温度、湿度和足底压力。2019 年 Tensys 医疗公司使用扁平张力方法并结合系统机械电子学研发出无创实时动脉监测系统（T-L 系列），对患者的动脉血压进行连续、实时和准确的无创监测。2020 年琴（Keum）等研发了一种远程可控的智能隐形眼镜，用于无创血糖监测。

（2）监测老年人心理指标方面：可穿戴医疗设备通过对语言、行为、体征信息等客观数据的采集，对个人的心理健康状况进行研究。

2008 年飞利浦公司推出了创意概念服饰"布贝尔服"，以监测人体情绪变化。当人体处于愤怒或高压状态时服装会变成红色，而平静时则会变成绿色。2012 年维达尔（Vidal）等的研究通过可穿戴的动眼追踪器分析眼球的活动，以监测佩戴者的精神和情绪状态。2015 年，卡克里（Kakria）等设计了一个头戴式心理健康监测系统，收集个体的心电数据、血糖水平、血氧饱和度等，来探索个体的焦虑和压力情况。2018 年顾俊设计了一款智能可穿戴手环，通过采集大学生穿戴者在演讲过程中的语音数据，评估其焦虑情绪情况。2019 年徐诗怡设计研发了一款针对老年人情绪监测的智能手环，对老年人的情绪进行判断并通过 APP 传送显示结果，便于子女对老年人负向情绪的了解及判断，及时帮助老人调节情绪问题。同年，美国 Galvactivator 公司设计的情绪手套，通过检测手温、皮电和脉搏次数进行情绪判别，当监测到负向情绪结果时，手套上的指示灯通过不停闪烁发出提示警报。2020 年由皇家艺术学院和帝国理工学院的学生共同设计的 Amoeba 智能眼镜，通过三个传感器来监测人体情绪。例如呼吸频率由在嘴巴附近的热传感器采集，镜框上设置的摄像系统和皮肤传感器用来采集眼动情况和监测出汗情况，综合多模态数据进行情绪识别。

2. 可用于老年人慢性病管理及健康管理的可穿戴设备　应用蓝牙远程监控智能手环对老年人的生活及运动状况进行评估，并结合系统评估结果为他们供给服务资源，做到具体问题具体分析，能够满足居家老年人健康管理的各方面需要。研究发现，基于"互联网+"的可穿戴心电记录仪设备可以通过降低静息心率（resting heart rate，RHR），提高自我管理行为、知识水平以及心律失常和 ST 段变化的检出率来提高经皮冠状动脉介入治疗（percutaneous coronary intervention，PCI）后冠心病患者依从率。一项社区房颤综合管理（IMPACT-AF）研究证明：基于可穿戴设备进行房颤远程教育管理 1 年后，患者服用抗凝剂的比例明显增加，血栓栓塞事件明显减少。在高血压疗效监测方面，使用可穿戴设备（动态血压监测仪）监测血压可以使老年人管理血压及体重。在糖尿病管理方面，便携式可穿戴设备（近红外光谱设备）检测的心率和肌氧水平，在控制糖脂代谢、制定科学的运动方案、优化糖尿病患者的健康管理方面能够提供科学的指导依据。在慢性阻塞性肺疾病管理方面，通过可穿戴设备（便携式肺功能仪、脉搏血氧仪、无线远程心电图、呼吸频率测量计、计步器、加速度计、经皮 CO_2 和 O_2 的监测仪）收集慢性阻塞性肺疾病患者的环境数据、生理数据和症状评分，可以及时反馈患者身体活动水平，预测慢性阻塞性肺疾病的急性加重，促进患者坚持正确的自我管理。可穿戴式相机、可穿戴式手表、皮肤贴片、计步器等在促进健康行为、预防慢性病发生方面具有重要的意义。例如，可穿戴设备可促进老年人的合理饮食、规律运动，改善三酰甘油、体重指数（body mass index，BMI）、总胆固醇等生化指标。

3. 可用于老年人康复的可穿戴设备

（1）用于运动康复：2014 年比安奇等将可穿戴式手部重建系统（hand pose reconstruction system，HPR）与纺织面料压敏电阻技术（knitted piezoresistive fabrics technology，KPF）结合，选择手部固定的 5 个位置放置传感器，实现将复杂的手部生物转化为力学可视化精准评估及康复训练。2015 年 Lemmens 等将多传感器固定于患者患侧手背、腕关节、上臂及胸部，记录了日常生活活动中上臂和手的活动以及完成活动的数量和质量。Lipovsky 等提出了一种由功能性电刺激（functional electric stimulation，FES）、传感器手套及基于智能手机的虚拟 3D 手部环境显示应用软件组成的手腕及手指康复系统，以游戏的形式增强患者的参与动机，驱动神经可塑性的变化。2019 年陈兰等结合美国的情景互动式康复训练系统 Gest-Irex、传感器手套与常规康复治疗，选择与平衡下肢功能相关的 6 种游戏（空中降落伞、引力球、鲨鱼诱饵、滑雪板、英式足球、跨上台阶）进行训练，改善了患者的下肢运动功能及平衡功能。2021 年王璟等人发明了一种基于触觉的康复训练诊治系统，该系统的表现形式为智能腰带。患者在进行康复训练时，该系统通过姿态采集模块获取患者的姿态信息，当患者的姿态异常时，反馈装置就会震动以提醒患者，从而达到规范训练的目的。

（2）用于神经系统康复：①用于前庭功能康复：2018 年区永康等人设计了一套基于虚拟现实设备的便携式前庭康复训练系统，该系统通过传感器获得患者康复训练时的体态数据，并根据这些数据进行打分，复查时医生可参考评分数据给出下一步的建议。同年，托德（Todd）等人设计了一种名为 StableEyes 的便携式前庭康复训练设备，用于改善患者的前庭功能。2019 年谭雁红等人设计了一种基于动作捕捉的前庭康复训练系统，该系统可以确保患者的动作满足前庭康复训练标准，使训练更有成效。2020 年李静等设计了一种基于生理信号采集的前庭康复训练系统，该系统通过采集模块获取患者训练前后肢体上的生理信号，随后根据采集到的信号对患者进行评估，从而调整下一阶段的训练方式。②用于帕金森病康复方面：2008 年，詹桑蒂（Giansanti）等人设计了一种新型远程计步可穿戴设备，以监测患者步态，该设备有助于帕金森病康复和治疗。2010 年帕特尔（Patel）等人开发的系统利用可穿戴传感器来捕捉患者的运动特征、监测运动波动的严重程度。2016 年埃斯帕（Espay）等人使用可穿戴式虚拟现实护目镜、耳塞和加速计来预防患者的冻结步态。③用于心肺功能康复：2017 年 Li 等自行研发的专用心脏康复腕表式可穿戴传感器（dedicated heart rehabilitation wear sensor，DCRW），通过比较实时测量的运动心率和运动前预先设定的目标心率区域自动向患者推荐运动强度，可有效指导心脏康复运动。2018 年波尔沙兹（Porszasz）等设计了小型可穿戴式无创呼吸机以供患者活动时使用，为患者提供更加高效、舒适的通气支持。2019 年 Li 等使用便携可穿戴式心电图监护仪 Inticare-MC-06 进行家庭心脏康复运动，该仪器可根据心率评估运动强度，并及时提醒患者，确保运动强度在预设范围内。2019 年梅尔（Maier）等设计了基于电化学试纸的可穿戴传感器，用于在呼吸过程中连续实时监测过氧化氢浓度，并且可集成于呼吸面罩中使用。2020 年伊尔马兹（Yilmaz）等设计出集成于背心中的可穿戴听诊器以监测肺部各处的呼吸音，并通过相应方法降低环境噪声，旨在实时评估慢性阻塞性肺疾病患者的健康状况。④其他：2010 年 Huo 提出了舌瘫痪患者用嵌有磁传感器的口内保持器代替耳机控制轮椅运动，又扩展了舌可穿戴设备来控制电脑游标。2016 年威尔逊（Wilson）研究出的手腕式加速计可监测运动速度，发现患者即将发作的癫痫并反馈给护理人员。

（三）基于 APP 的老年智慧健康管理模式

老年智慧健康管理 APP 主要包括三类：医疗移动平台、智慧医养平台以及康养服务平台。

1. 武汉润和德康医疗数据有限公司发明了智慧医务管理信息平台，该平台以构建和谐医患关系，牢固树立"以患者健康为中心"的服务理念为宗旨，有效加强数字化医院建设，促进医疗质量的持续改进，提高医务管理效能，保障医疗安全，提高临床医技专科能力与专家能力管理，满足医院医务管理的实际需求，构建一个系统化、信息化、精准化的医疗质量与安全管理信息化有机体系。

2. 珠海亿联德源信息技术有限公司提供的一套居家康养解决方案，指通过电子方式进行各种养、医、护人员与老年人的连接。通过将老年人纳入"智慧医养平台"，老年人只需下载一个APP，即可在家中实时通过智能化终端获得多方面的居家康养服务，做到"足不出户"享受康养服务。老年人通过该居家康养系统可以享受到综合评估、健康数据智能管理、日常生活远程监控、紧急救援（跌倒、走失等）、安全防护、生活照料、医疗保健、家政服务、人文关怀、文化娱乐等服务内容。借助该居家康养系统，老年人可以随时远程连接到医养专家团队，满足了老年人的居家照护需求。各方参与者缩短了相互之间的距离，使得老年人、老年人的子女、专业医生、护理人员等紧密连接，从而为他们提供良好的服务体验。

3. 北京怡凯智能技术有限公司提出并推广了一类智慧居家康养看护系统。老年人的子女、亲友能够通过该系统的 APP 查看老年人连续多日的起居状况（比如康乐指数较高代表起居状况较好）、起居活动的细节，APP 会对老年人发生的异常信号进行警告，子女、亲友可以查看和确认警告后的服务过程。这种无介入照护模式借助独特的非穿戴式、分布式居家行为传感网络进行体征监测，不需要老年人改变生活习惯，使用门槛低，对老年人几乎没有打扰。该系统不需要视频监控，能够有效保护老年人隐私，减轻老年人心理负担。

（四）基于远程技术的老年智慧健康管理模式应用案例

远程技术是指利用无线/有线网络通信技术，将分布在不同空间位置的多个终端有效互联，实现高效的信息传播和共享，进而提高远程工作、学习的便捷性和效率。

1. 芬兰以物联网技术为依托，构建了以老年人为中心的物联网监测系统框架。在该框架下，芬兰推广应用了基于物联网的全方位康养监测系统，该系统涵盖了老年人居家、出行、购物等各个方面，通过为老年人配置体域网（Body Area Network，BAN）设备或在固定场所配置监测设备，让老年人"浸入"在一个全方位、多层次的保护网中。该系统既可以降低老年人遇到危险无法呼救的概率，又可以减轻照护者的压力。该模式的整体思想是借助物联网和云端平台的实时监测与分析，为老年人的日常生活提供额外的保障，从而提高老年人日常生活的安全感，同时也能为老年人的照护者提供信息支持。

2. 山西西电信息技术研究院有限公司发明了一种应用 5G 技术基于物联网的远程医疗监测系统，该系统引导用户使用医疗监测设备对身体数据进行监测，并通过 5G 通信网络将他们的身体数据传输至医疗终端。医疗终端为医护人员使用的终端，用于对用户使用医疗监测设备采集的身体数据进行查看。用户在使用医疗监测设备过程中，可以直观地观看和演示医疗监测设备的使用方法，以保证用户正确使用医疗监测设备。

3. 蔡亚娟等采用统一购买的集监控录像、SD 卡存储、云存储、移动监测、报警等多种功能于一体的无线互联网摄像机和智能监控系统，进行现场监视腹膜透析操作过程和腹膜透析环境。远程医护工作者则需要在手机里安装云视频 APP 并登录 APP 进行远程监控及远程访问，从而对居家尿毒症患者进行相关技术的指导以及疾病的管理。

三、老年智慧康养系统构建

（一）"互联网+"智慧健康管理系统

"互联网+"智慧健康管理系统综合集成数据采集模块、健康档案管理模块、健康风险评估和分析模块、中医及心理测评模块、健康指导干预模块。从个体数据的采集、加工、存储到智能风险分析评估、健康指导方案设计、健康危险因素干预等形成健康管理服务的生命全周期闭环式管理。该系统由服务平台、APP 客户端和微信服务端构成。该系统具备与医院信息系统数据交互的功能，根据采集的信息对健康风险因素进行评估和分析，生成个体健康管理报告及健康指导方案。该系统主要适用于社区、居家及康养机构老年人。

1. 健康检测与监测 该系统可以构建个人/团体健康档案,档案内容包括个人信息、体检报告、健康问卷量表、就医记录、用药记录、体重指数、心电图、血压、血糖、血氧等基于可移动终端采集的健康监测数据,并将其与健康管理云端系统实时集成。

2. 健康评估与指导系统 根据系统采集的个人/团体健康信息,该系统利用人工智能、大数据分析以及系统的评估模型智能判断用户的健康状况,包括重要体检指标及趋势分析、危险因素汇总、生活方式分析及建议、个人异常数据的解读与复检等建议和常见慢性病患病风险评估等。除此之外,该系统还可以生成团体报告来呈现团队的整体健康状况。

3. 健康干预与维护系统 该系统采用站内信、网络在线、视频语音等形式。该系统会根据系统内的个人健康干预计划、干预方案(支持设置是否需要审核)和客户健康状况生成新的健康管理方案,提醒医护人员、健康管理师开展健康指导工作。干预形式支持电话、上门、现场活动等。该系统通过个性化、医疗互联网诊疗和健康管理相结合,运用现代信息技术方法,远程指导健康体检用户开展健康管理计划并进行自我管理,为不同需求用户制订个人健康指导计划,对用户健康状况展开不间断健康跟踪管理。

(二)“互联网+”智慧康养服务系统

该系统包括客户管理模块、服务商管理模块、健康管理模块、安全监护模块及服务质量评价模块。该系统采用电脑技术、无线传输技术等手段,在相关设备中植入电子芯片装置,使候鸟式康养老年人的日常生活处于远程监控状态。在该系统提供的一系列服务中,候鸟式康养老年人可以根据自身需求选择适合自己的服务,这样可以确保能够及时预防或避免意外的发生。该系统能延伸到康养生活的各个方面,如饮食起居、医疗医护、消防安保、休闲娱乐、报警呼救等,让康养生活更加安全与便利。该系统主要适用于候鸟式康养老年人。

1. 健康检测与监测 该系统通过心电监测器、血压监测仪、老年人智能手表、人脸识别等设备检查老年人的血压、体重、血脂、表情等状况,并将所测数据直接传送到所属医疗服务中心的老年人电子健康档案。在用户同意的情况下,平台还可以对接具有定位功能的智能设备,可以为候鸟式康养老年人临时租用并开通相应设备功能。通过设备的智能监测,可以追踪候鸟式康养老年人的活动轨迹,实现围栏等安全监控功能,并通过智能传感器对跌倒、非平常时间长久不动等情况进行特别警告。

2. 健康评估与指导 该系统可以利用表情识别技术来预测老年人的健康情况,并将采集的数据进行分类,即健康和不健康。

3. 健康干预与维护 当预测到老年人的健康状况为不健康时,该系统会自动启动远程医疗,必要时上门进行医疗服务。

(石国凤)

【问题与思考】

1. 简述远程医疗社区居家服务内容。

参考答案:

(1)远程监测

(2)远程诊断

(3)远程医疗

(4)远程康复

(5)远程教育

（6）远程健康管理

2. 简述智能 APP 在老年医疗护理服务中的应用场景。

参考答案：

（1）就诊 APP

（2）健康监测 APP

（3）慢性病管理 APP

（4）智慧康复 APP

第五章　饮食与营养

【学习目标】

掌握：老年饮食与营养的相关概念；老年饮食结构与摄食方式的概念。

熟悉：智慧康养在老年饮食与营养的应用；老年饮食结构与摄食方式的特点；老年人常见的饮食与营养问题；不同类型老年人饮食与健康状况分析；大数据背景下老年疾病与饮食的相关性分析。

了解：老年饮食与营养现状。

第一节　老年营养与概述

营养是维持人体生命和健康的基本需要，良好营养不仅仅有利于身体健康，同时还可以预防疾病，促进疾病修复。

一、老年人的营养与营养需求

老年人有其特殊的生理特点，机体的多种器官及功能出现衰退，尤其是消化和代谢功能，如牙齿脱落、咀嚼困难、消化液分泌减少、消化吸收的能力减弱、胃肠道蠕动缓慢等。此外，日常活动逐步减少使其有特殊的营养需求。

（一）老年人的基本营养需求

1. 碳水化合物　碳水化合物供给的能量应占总能量的 55%～65%。随着年龄的增长、体力活动和代谢活动逐步减低，人体对能量的消耗也相应减少。一般来说，60 岁以上的人对能量的摄入较年轻时减少 20%，70 岁以上减少 30%，因此老年人摄入的能量不宜过多，以免过剩的能量导致超重或肥胖，甚至诱发老年代谢性疾病。此外，老年人对血糖的控制能力减弱，为避免饮食造成的血糖水平波动过大，应注意选择低血糖生成指数的食物。

2. 蛋白质　蛋白质供给能量应占总能量的 15%。老年人的体内代谢过程以分解代谢为主，需要优质蛋白质补充组织蛋白的消耗；但由于其体内的胃胰蛋白酶分泌减少，摄入过多的蛋白质可加重老年人的消化负担。因此，蛋白质的摄入原则为选用优质蛋白，应尽量保证优质蛋白的摄入量占蛋白质摄取总量的 50%以上，如鸡蛋、牛奶、鱼类、瘦肉和豆制品等。

3. 脂肪　老年人对脂肪的消化功能下降，而且通常老年人体内脂肪组织所占比例随年龄的增长而增加，因此膳食中的脂肪不宜过多。但是，若脂肪摄入过少则不能满足机体需求，将导致必需脂肪酸缺乏，从而容易引发皮肤病，并影响脂溶性维生素的吸收。因此，老年人脂肪摄入的总原则是：脂肪供给能量应占总能量的 20%～30%，尽量减少饱和脂肪酸和胆固醇的摄入，如尽量避免猪油、肥肉、牛油等动物性脂肪，而多吃一些花生油、豆油、橄榄油、玉米油等植物油，并且注意交替食用各种植物油优于单独食用一种。

4. 无机盐　老年人容易发生钙代谢负平衡，特别是绝经后的女性，其内分泌功能的衰减可导致骨质疏松。因此，应强调适当增加富含钙质的食物摄入，并增加户外日光照射时间以有助于钙质吸收。应选择容易吸收的钙质，如奶类及奶制品、豆类及豆制品，以及如核桃、花生等坚果。此外，机体缺乏铁可引起贫血，因此应注意选择含铁丰富的食物，如瘦肉、动物肝脏、黑木耳、菠菜等，并注意维生素 C 的足量摄入以促进人体对铁的吸收，老年人应多摄入新鲜的蔬菜和水果。老年人往往喜欢偏咸的食物，容易引起钠摄入过多而钾摄入不足，钾的缺乏可使肌力下降，导致老年人常常出现倦怠感，因此应注意低盐饮食。

5. 维生素　维生素在维持身体健康、调节生理功能、延缓衰老过程中起着极其重要的作用。维生素 A、B_1、B_2、C 可增强机体的抵抗力，特别是 B 族维生素能增加老年人的食欲。应鼓励老年人多选择蔬菜和水果等食物增加维生素的摄入。

6. 膳食纤维　膳食纤维是碳水化合物中不能被人体消化酶分解的多糖类物质，存在于谷、薯、豆、蔬果类等食物中。膳食纤维虽然不被人体所吸收，但能起到有效改善肠道功能、降低血糖和胆固醇、控制体重、改善便秘和预防结肠癌等恶性肿瘤的作用。

7. 水分　水是人体的重要组成成分，失水 10% 就会影响机体功能，失水 20% 即可威胁生命。如果机体水分不足，再加上老年人结肠、直肠肌肉萎缩，肠道黏液分泌减少，老年人很容易发生便秘，严重时还可发生电解质失衡、脱水等。但过多饮水也会增加老年人心、肾负担，因此老年人每日饮水量（除去饮食中的水分）一般以每日每千克体重 30ml 左右为宜。饮食中可适当增加汤羹类食品，既能补充营养利于消化又能补充相应的水分。

（二）老年人的合理营养促进

1. 膳食结构力求合理　老年人饮食应尽可能遵照《中国居民膳食指南》的原则，注意及时补充缺乏的营养素，力求营养均衡。在烹饪方法上，尽量考虑老年人咀嚼功能衰退和消化功能减弱等因素，食物要煮透、煮烂和煮软以利消化与吸收。

2. 改变摄食观念　受传统观念影响，一些老年人误以为吃得越少寿命越长，因此有意减少各类食物的正常摄入，导致体内多种营养素缺乏，进而引起免疫功能下降。另有部分老年人无限度地增加各类食物的摄入量，导致体重超重或肥胖。

3. 酌情补充复合营养素制剂　老年人因消化功能减退对营养素吸收不良，每日的膳食供应接受不完全，会出现某些营养素缺乏症状，应考虑补充复合营养素制剂，以达到人体基本营养素需求。女性在围绝经期卵巢退功能逐渐衰退导致雌激素水平下降，容易出现骨质疏松，应及时补充钙、维生素 D 以及铁或复合维生素类制剂。

（三）影响老年人营养摄入的因素

1. 生理因素　老年人的味觉下降，特别是苦味和咸味的感觉功能显著减退，同时多伴有嗅觉功能低下，不能或很难嗅到饮食的香味，导致其食欲下降，致使嗜好味道浓重的菜肴。由于肌力减退和握力下降，老年人的自主进食能力也会相应下降。关节病变或脑卒中等问题可能导致关节挛缩、变形，以及肢体的麻痹、震颤进而出现进食困难。牙齿缺失以及咀嚼肌群的肌力低下导致咀嚼功能减退。由于吞咽反射能力下降，容易导致食物误咽引发肺炎，严重者会引发窒息。由于对食物的消化吸收功能下降，摄取的食物不能有效被机体所利用，特别是大量的蛋白质和脂肪易引起腹泻。胃肠蠕动减慢容易导致便秘，而便秘又会引起腹部饱胀感、食欲不振等症状，进而影响进食。

除此之外，疾病也是影响食物消化吸收的重要因素，特别是患有消化性溃疡、癌症、心脏疾病、肾脏疾病、糖尿病等疾病的老年人有效控制疾病的发展、防止疾病恶化可有效改善其营养状况。

2. 心理因素　丧偶、独居、因入住养老院或医院而感到不适应的老年人往往会因负性情绪而导致食物摄入异常。排泄功能异常的失能老年人往往自己控制饮食的摄入量。患有阿尔茨海默病的老年人，如果照顾者不加控制，则可能出现饮食过量、过少或异食行为。

3. 社会因素　老年人的社会地位、经济实力、生活环境以及价值观等对其饮食习惯影响很大。经济因素导致可选择的膳食种类、数量减少；营养学知识缺乏可引起偏食或反复食用同一种食物，从而导致营养失衡；独居老年人或高龄老年人即使没有经济方面的困难，在食物的采购或烹饪上也可能会出现困难而导致营养失衡；价值观对老年人摄食行为的影响非常大，持有"不劳动者不得食"观念的老年人，在丧失劳动能力后可能会在饮食上限制自己的需求从而影响健康。

（四）老年人的营养健康格局

食物是人类赖以生存的物质基础，科学合理的饮食可以维持身体的营养均衡。

1. 合理饮食 合理饮食对于维持及促进机体平衡具有非常重要的作用。

（1）维持机体健康：老年人最常出现的问题就是营养健康问题，合理饮食有利于维持机体健康。

（2）构成机体组织：蛋白质是构成机体的重要成分；糖类参与构成神经组织；脂类参与构成细胞膜；维生素参与构成合成酶和辅酶；钙、磷是构成骨骼的主要成分。

（3）提供能量：碳水化合物、蛋白质、脂肪在体内氧化可提供能量，供给机体进行各种生命活动。

（4）调节机体功能：由各种营养素构成的神经系统、内分泌系统及各种酶共同调节人体的活动。另外，适量的蛋白质及矿物质中的各种离子对维持机体内环境的稳定也具有重要调节作用。

2. 不合理饮食 某些营养物质摄入过少、摄入过多或饮食不当都可能损害老年人的健康，并影响某些疾病的发生与发展。

（1）营养不足：食物单调或短缺可造成营养缺乏性疾病，如缺铁性贫血、骨质疏松等。

（2）营养过剩：营养过剩可造成某些营养失调性疾病，再加上老年人自身代谢机能衰退，会对身体造成极大损害，如肥胖、糖尿病、心脑血管疾病等。

（3）饮食不当：如食品处理不当、食品搁置过久、生熟食品交叉污染、暴饮暴食等均可引起一些食源性疾病，如胃肠炎；不洁饮食或摄入有毒食物可引起食物中毒；一些老年人对特定食物还可发生过敏反应。

（五）老年人的饮食原则

1. 平衡膳食 老年人易患的消化系统疾病、心血管系统疾病及各种运动系统疾病，往往与营养失衡有关。因此，应保持营养平衡，适当限制热量的摄入，保证足够的优质蛋白、低脂肪、低糖、低盐、高维生素和含钙、铁的食物。

2. 饮食易于消化吸收 由于老年人消化功能减弱，咀嚼能力也因牙齿松动脱落和咀嚼肌力降低而受到影响，因此摄入的食物应细、软、松，既给牙齿咀嚼锻炼的机会又便于消化。

3. 食物温度适宜 老年人的消化道对食物的温度较为敏感，饮食宜温偏热。两餐之间或入睡前可饮用温热饮料，以解除疲劳、温暖身体而利于睡眠。

4. 良好的饮食习惯 根据老年人的生理特点，少吃多餐的饮食习惯较为适合，即使正餐也应控制在七八分饱。膳食搭配应荤素搭配，口味宜清淡。膳食内容的改变不宜过快，要照顾到老年人个人的饮食偏好。由于老年人肝脏中储存肝糖原的能力降低，并对低血糖的耐受能力降低，容易饥饿，因此在两餐之间可适当增加点心。而且如果摄入了过多富含热能且较难消化的蛋白质和脂肪，会加重胃肠道负担并影响睡眠；晚餐不宜过饱。

二、大数据背景下老年人营养状况

（一）老年人营养大数据

大数据是以容量大、类型多、存取速度快、应用价值高为主要特点的数据集合，正快速发展为对数量巨大、来源分散、格式多样的数据进行采集、存储、关联分析，从中发现新知识、创造新价值、提升新能力的新一代信息技术和服务业态。大数据产业以数据生成、采集、存储、加工、分析、服务为主，是加快经济社会发展质量变革、效率变革、动力变革的重要引擎。当前，数据已成为重要的生产要素。

大数据的特点主要由大、多、值、快、信来概括。

（1）所谓"大"：数据的采集、计算、存储量都非常庞大。

（2）所谓"多"：种类和来源多样化。种类有结构化数据、半结构化数据和非结构化数据等。常见的来源有网络日志、音频、视频、图片等。

（3）所谓"值"：大数据的价值密度相对较低。例如随着物联网的广泛应用，信息感知无处不在，信息海量，但价值密度较低，存在大量不相关的信息。因此，需要对未来趋势与模式作可预测分析，利用机器学习、人工智能等进行深度复杂分析。而如何通过强大的机器算法更迅速地完成数据的价值提炼，是大数据时代亟待解决的难题。

（4）所谓"快"：数据增长速度快，处理速度也快，获取数据的速度也要快。这是大数据区别于传统数据挖掘的最显著特征。

（5）所谓"信"：指数据的准确性和可信赖度，即数据的质量。

医疗大数据是大数据在医疗健康领域的重要应用，是指在与人类健康相关的管理活动中所产生的与生命健康和医疗有关的数据。对于老年人营养大数据是基于健康大数据基础有关老年人营养状况的数据分析和收集，通过对老年人营养大数据的收集和分析，可以科学准确地评估各级政府健康政策，尤其是老年健康政策的实施效果，为政府制定更加科学合理的政府提供依据，同时可以提高社会公众，尤其是老年人对健康和营养的正确认识，促进老年健康生活方式的推广和普及。目前较为权威和数据为《中国国民健康与营养大数据报告》中提供的相关数据。大数据的特点如下。

（二）老年人营养现状

第七次人口普查公报数据显示，我国拥有庞大的老年基数人群。全国营养与健康调查显示，我国超过75%的老年人营养摄入不合理，老年群体面临着严峻的营养挑战。《中国老年人营养与健康报告》指出，我国老年人存在营养缺乏和营养过剩双重负担。老年人营养风险整体较高，48.4%的老年人营养状况不佳。同时，整个老年群体超重和肥胖率较高，分别为31.8%和11.4%。

老年人营养不良被定义为由于营养摄入不足导致身体成分改变（游离脂肪减少）和身体细胞数量减少，从而导致身心功能减退以及疾病恶化的状态。营养不良是指因摄入不足或利用障碍而引起的能量或营养素缺乏的状态。老年人营养不良作为常见的老年综合征之一，是导致临床不良结局的重要危险因素，给医疗资源带来了较大的负担。营养过剩则是指机体摄入的能量远远超过机体消耗的能量，从而造成能量储备过多的现象。

1. 评估工具　老年人的生理机能会随着年龄的增长而逐渐下降，再加上心理因素、家庭因素、社会因素等，可能会引发营养不良状况，进而诱发疾病增加营养风险，严重危害老年人的身体健康。对老年人进行营养不良风险评估，目的是了解老年人的营养状况，及时发现老年人潜在的营养不良风险，为相应的营养干预措施提供基础数据，降低老年人因营养不良引发疾病的概率。

欧洲临床营养与代谢协会建议通过有效的筛查工具来确定有营养不良风险的受试者，并进行相应的评估和治疗。推荐的筛查工具包括简易微型营养评定简表（Mini Nutritional Assessment Short-Form，MNA-SF）（表5-1）、营养风险筛查量表2002（Nutritional Risk Screening 2002，NRS 2002）以及我国营养评估行业标准《老年人营养不良风险评估》（WS/T 552—2017）。

表 5-1　简易微型营养评定简表（MNA-SF 评分）

项目	得分
A. 近3个月内有无因食欲消退、消化系统紊乱、咀嚼或吞咽困难而减少摄入量？ 0=摄入量严重减退；1=摄入量中度减退；2=无上诉症状与改变	
B. 近3个月内有无体重减轻？ 0=体重下降＞3kg（6.6磅）；1=不知道；2=体重下降1～3kg（2.2～6.6磅）；3=无体重减轻	
C. 活动能力 0=活动明显受限（卧床或坐轮椅）；1=可于床旁轻微活动，但不能外出；2=正常活动	

续表

项目	得分
D. 近 3 个月内有无心理创伤或患上急性疾病？0=有；2=没有	
E. 精神心理 0=严重痴呆或抑郁；1=轻度痴呆；2=没有	
F1. 体重指数（BMI）（kg/m^2） 0=BMI<19；1=19<BMI<21；2=21<BMI<23；3=BMI≥23。如未能获取 BMI 指标，请完成 F2；反之，则无须回答 F2。	
F2. 小腿围（cm）0=cc<31；3=cc≥31	
总分	

注：总分 14 分，营养水平良好（12~14 分）；潜在营养不良的风险（8~11 分）；营养不良（0~7 分）

（1）微型营养评定简表简化版：适用于评估社区人群和老年人的营养状态，该评定表是简单易行、快速灵敏的营养评估工具。

1）量表的结构与内容：此量表由六个项目组成，包括厌食、体重下降、活动能力、心理压力或急性疾病、神经心理状态、BMI。

2）评定方法：通过与受试者、照顾者交谈或让受试者自填量表，完成各项评分，并计算总分值。

3）结果解释：根据 MNA-SF 分数，受试者分为营养不良（<8 分）、有营养不良风险（8~11 分）、营养良好（>11 分）。其中，营养不良和有营养不良风险两组又被定义为有营养损伤。

表 5-2 营养风险筛查 2002

初步筛查		是	否
1.	患者体重指数（BMI）<20.5kg/m^{2}吗？		
2.	过去 3 个月内患者体重下降了吗？		
3.	上周患者饮食摄入减少了吗？		
4.	患者病情是否严重（如在重症监护室）		

是：如果其中一个问题回答"是"，则完成最终筛查项目。

否：如果所有问题都回答"否"，则每周重复筛查 1 次。

最终筛查		
疾病严重程度评分（取最高分）	分数	若"是"请打钩
正常营养状态	0	
一般恶性肿瘤、髋部骨折、长期血液透析、糖尿病、慢性疾病（如肝硬化、慢性阻塞性肺疾病）	1	
血液恶性肿瘤、重症肺炎、腹部大型手术、脑卒中	2	
重症颅脑损伤、骨髓移植、重症监护、急性生理与慢性健康评分（APACHE Ⅱ>10 分）	3	
营养状态受损评分（取最高分）	分数	若"是"请打钩
正常营养状态	0	
3 个月内体重减轻>5%或最近 1 个星期进食量减少>25%	1	
2 个月内体重减轻>5%或 18.5<BMI<20.5kg/m^{2}或最近 1 个星期进食量减少>50%	2	
1 个月内体重减轻>5%或 BMI<18.5kg/m^{2}及一般情况差或最近 1 个星期进食量减少>75%	3	
年龄评分		
年龄≥70 岁，在总分基础上加 1 分		
营养风险筛查总分：（=疾病严重程度评分＋营养状态受损评分＋年龄评分）		
□处理：		

（2）欧洲营养风险筛查量表：营养风险筛查 2002 是 2002 年由欧洲肠外肠内营养学会（European Society for Parenteral and Enteral Nutrition，ESPEN）开发并推荐使用的营养筛查工具，是目前唯一的基于 128 个随机对照研究循证基础的营养筛查工具，能较准确地反映个体的营养风险，其信度和效度均已被证实（表 5-2）。此量表的优势是使用简便快捷，实用性强，易于医护人员及患者接受，评估一般 3～5min 即可完成。此量表的不足是评估 BMI 时，若老年人存在神志不清、无法站立或水肿等情况，需家属协助测得，结果可能存在偏差。

1）量表的结构与内容：此量表由营养状态受损评分（0～3 分）、疾病严重程度评分（0～3 分）、年龄评分（若患者年龄≥70 岁则加 1 分）3 个方面组成（表 5-2）。

2）评定方法：通过与受试者、照顾者交谈或让受试者自填量表，完成各项评分，并计算总分值。

3）结果解释：总分为 0～7 分，则判定患者具有营养风险，需进行营养支持。2005 年中华医学会肠外肠内营养学分会推荐 NRS2002 作为我国未来临床营养支持首选的筛查工具。

（3）我国《老年人营养不良风险评估》（WS/T 552—2017）

1）量表的结构与内容：此量表由 3 个方面组成：基本情况（姓名、身高等）；初筛（BMI、近 3 个月体重变化、活动能力、牙齿状况、神经精神疾病、近 3 个月有无饮食量变化）（0～14 分）；评估（患慢性病数>3 种、服药时间在 1 个月以上的药物种类>3 种、是否独居、睡眠时间、户外独立活动时间、文化程度、自我感觉经济状况、进食能力、一天餐次）（0～16 分）（表 5-3）。

2）评定方法：通过与受试者、照顾者交谈或让受试者自填量表，完成各项评分，并计算总分值。

3）结果解释：

a）若初筛小于 12 分，则继续进行评估，两项总分相加为最后总分；

b）若初筛总分不低于 12 分，提示无营养不良风险，无须评估；

c）若初筛总分小于 12 分，提示有营养不良风险，继续评估；

d）若营养不良风险评估总分（初筛+评估）不低于 24 分，表示营养状况良好；

e）若营养不良风险评估总分（初筛+评估）小于 24 分，当 BMI 不低于 24（或男性腰围不低于 90cm，女性腰围不低于 80cm）时，提示可能是肥胖/超重型营养不良或有营养不良风险；

f）若营养不良风险评估总分（初筛+评估）在 17～24 分，表示有营养不良风险；

g）若营养不良风险评估总分（初筛+评估）不大于 17 分，表示有营养不良。

表 5-3 老年人营养不良风险评估表

基本情况			
姓名		年龄（岁）	性别
身高（m）		体重（kg）	体重指数（BMI，kg/m²）
联系电话			

初筛				
	0 分	1 分	2 分	3 分
1. BMI	BMI<19 或 BMI>28	19≤BMI<21 或 26<BMI≤28	21≤BMI<23 或 24<BMI≤26	23≤BMI≤24
2. 近 3 个月体重变化	减少或增加>3kg	不知道	1kg≤减少≤3kg 或 1kg≤增加≤3kg	0kg<减少<1kg 或 0kg<增加<1kg
3. 活动能力	卧床	需要依赖工具活动	独立户外活动	—
4. 牙齿状况	全口/半口缺	用义齿	正常	—
5. 神经精神疾病	严重认知障碍或抑郁	轻度认知障碍或抑郁	无认知障碍或抑郁	—
6. 近 3 个月有无饮食量变化	严重增加或减少	增加或减少	无变化	—
总分为 14 分，小于 12 分提示有营养不良风险，继续以下评估；不低于 12 分提示无营养不良风险，无须以下评估。				

续表

评估					
		0 分	0.5 分	1 分	2 分
7. 患慢性病数>3 种		是	—	否	—
8. 服药时间在 1 个月以上的药物种类>3 种		是	—	否	—
9. 是否独居		是	—	否	—
10. 睡眠时间		<5h/d	—	≥5h/d	—
11. 户外独立活动时间		<1h/d	—	≥1h/d	—
12. 文化程度		小学及以下	—	中学及以上	—
13. 自我感觉经济状况		差	一般	良好	—
14. 进食能力		依靠别人	—	自行进食稍有困难	自行进食
15. 一天餐次		1 次	—	2 次	3 次及以上
16. 每天摄入奶类；每天摄入豆制品；每天摄入鱼/肉/禽/蛋类食品		0~1 项	2 项	3 项	—
17. 每天烹调油摄入量		>25g	—	≤25g	—
18. 是否每天吃蔬菜水果500g及以上		否	—	是	—
19. 小腿围		<31cm	—	≥31cm	—
20. 腰围	男	>90cm	—	≤90cm	—
	女	>80cm	—	≤80cm	—
小腿围（cm）			腰围（cm）		
年龄超过 70 岁总分加 1 分，即年龄调整增加的分值：0 分，年龄<70 岁；1 分，年龄≥70 岁					
初筛分数（小计满分 14 分）：					
评估分数（小计满分 16 分）：					
量表总分（满分 30 分）：					

2. 辅助检查 常根据原发疾病的情况对老年人进行辅助检查，一般进行以下指标检测。

（1）BMI：BMI 是目前国际上常用的衡量人体胖瘦程度的标准。公式为：BMI=体重（kg）/[身高（m）]^2。BMI 在 17~18.4 为轻度消瘦，16~16.9 为中度消瘦，<16 为重度消瘦。

（2）血清蛋白质含量测定：血清白蛋白在 2.9~3.5g/L 为轻度营养不良，2.1~2.8g/L 为中度营养不良，<2.1g/L 为重度营养不良。

三、老年人营养知识知晓现状与获得途径

（一）知信行理论概念

知信行理论（knowledge, attitude, and practice，KAP）是由英国学者柯斯特于 20 世纪 60 年代提出的健康传播经典理论，是用来解释个体的知识和信念如何影响健康行为改变的常用理论。柯斯特还提出了人类从认知修正到信念确立再到行为改变的基本发展模型。为了解老年人营养知识知晓现状与获得途径，分析大数据背景下影响老年人营养知识知晓率的相关因素，采用知信行理论，利用物联网系统和信息平台作为媒介，传播营养知识相关信息，从而提高老年人营养知识知晓率改变营养状况。

1. 模式特点 知信行理论模式明确提出了知识、信念和行为之间的递进关系，其中知识是行为改变的基础，而信念和态度则是推动行为改变的动力。人们只有获得了相关知识，并对这些知识

进行积极的思考，形成了强烈的积极认知，才能逐步将这些知识转化为信念。只有知识上升为信念，人们才有可能采取积极的态度去改变行为。

2. 模式优点　知信行理论模式吸纳了认知理论和动机理论的精髓，用于信念和行为改变的机制建构。在几个阶段中，知识是情感态度改变的基础，而认知和信念的改变是个体行为改变的动力。

了解老年人营养知识知晓现状与获得途径，分析在大数据背景下影响老年人营养知识知晓率的相关因素，对推进健康老龄化具有现实意义。

（二）老年人营养知晓现状

1. 老年人营养知晓率　中国疾病预防控制中心营养与健康研究所和美国北卡罗来纳大学于2015年合作开展了"中国健康与营养调查"，调查我国（辽宁、山东、江苏、河南、湖南、湖北、广西、贵州、黑龙江、北京、上海、重庆、浙江、云南、陕西）居民（≥18岁）营养知识知晓率，结果显示老年人的营养知识知晓率最低。

国内学者采用自行设计的调查问卷对宁波、福州、温州等地的老年居民对营养与疾病关系、膳食指南、健康生活行为等营养相关知识进行了调查，营养知识知晓率在52.85%～59.1%。农村的老年人、文化程度越低的老年人、独居或和老伴居住的老年人、收入较低的老年人营养知识知晓率更低。

2. 影响老年人营养知识知晓率的因素

（1）人口学特征

1）性别：女性营养知识知晓率高于男性，与男性相比女性对营养知识更感兴趣，更关注家人和自身的身体健康以及营养状况。

2）文化程度：文化程度越高获取营养知识的途径越广，接受力越强，营养知识知晓率越高。

3）居住地：城市居民营养知识知晓率高于农村居民，其原因可能是因为城市经济发展水平较高，使得城市老年人的见识更为丰富和广泛。

4）子女数量：子女数量与老年人营养知识知晓率成反比，可能与这部分老年人倾向于承担更多的家庭职责和照顾第三代的责任，缺少充足的时间和精力学习营养知识有关。

5）人均收入：人均收入较高的老年人营养知识知晓率高于人均收入低的老年人，其原因是收入较低者与购买食物的能力有限、选择更单一的食物有关。

6）民族：汉族老年人营养知识知晓率高于其他民族的老年人，这可能与其他民族老年人语言不通较难获得营养知识有关。

7）地理位置：南方营养知识知晓率高于北方，其原因可能与饮食习惯有关。

（2）社会因素

1）居住方式：与子女生活在一起的老年人营养知识知晓率高于独居或和老伴居住的老年人，这可能与子女同老年人交流多、老年人愿意让子女吃得更健康而学习更多营养知识有关。

2）自觉健康状况：自觉健康状况越好的老年人营养知识知晓率越高，这与社会交流可及性、参与营养健康教育的主动性有关。

（三）老年人获得营养知识的途径

老年人获得营养知识的主要途径有电视、广播、科普书籍、报纸、网络、讲座、人际交流等。在营养知识的获取渠道方面，选择报刊、书籍、电视、广播网络等渠道的老年人较多，这主要是因为大部分老年人依然习惯使用传统媒体来获得营养知识，也有一部分老年人可能因文化程度较高、年纪较轻更偏向于使用网络。

我国第四次国家卫生服务调查结果显示，城镇居民通过收看电视获取健康知识的比例为83.5%，通过阅读报刊和书籍获取健康知识的比例为53.8%。尽管传统媒体是我国居民获取健康信息的主要渠道，然而中国互联网信息中心第 28 次中国互联网络发展状况统计报告显示，截至 2023 年 12 月底，我国网民规模已达到 10.92 亿，网络媒体在我国居民的生活中扮演着越来越重要的角色。面对覆盖率越来越高的互联网络以及互联网络用户越来越多的新形势，营养知识信息在互联网上的传播也得到越来越多的重视。老年人获取营养知识的途径具有以下四个特点。

1. 互动性较强　提供图、文、声、像等各种各样的表现形式，互动性较强可满足老年人由于各种生理机能退化，对于文字资料的理解能力弱于直观生动的语音、图片、动画等音频资料的需求。

2. 快速高效性　网络具有巨大的信息承载量、快速、高效特性等特点，可以克服时空限制营养，将各种营养知识高度集中，使老年人能了解最新、最及时的营养信息。网络教育具有信息承载能力强、不受时空限制、交互性强、教育成本低等优越性。

3. 个性化服务突出　通过网页技术能够轻松实现个性化定制知识平台。老年学习者可以自行改变网页的外观，选择性显示营养知识等。每个用户拥有自己的账号，登录后能对各个选项自行设置并保存，极大增强了个性化体验。

4. 集成多种营养服务　相比传统营养教育手段，网络的一大优势是可以集成多种营养服务，如营养咨询、营养配餐及商品购买等，而不仅仅局限于传播营养知识。

（宋春莉）

第二节　老年饮食与健康

一、老年人饮食结构与摄食方式

（一）老年人的饮食结构

饮食与营养是人类赖以生存的物质基础，人体细胞、组织、器官的正常结构和生理功能的维持，都有赖于合理的饮食与营养。科学合理的饮食结构则是保持营养均衡的重要途径，饮食结构是指日常进食的各种食物的品种、数量及其比例和消费的频率。饮食结构不合理是多种疾病的重要诱因。科学合理的饮食结构会直接影响人类的健康生活质量。从 20 世纪 90 年代开始，中国居民饮食结构逐步西化，动物性食物摄入量逐渐提高。而随着饮食结构的变化，中国居民肥胖、高血压、糖尿病等慢性病患者数急剧增多。2022 年 4 月 26 日，中国营养学会正式发布了《中国居民膳食指南（2022）》，提出将东南沿海一带的膳食模式命名为"东方健康膳食模式"，作为健康示范在国内推广，旨在提高居民的膳食营养水平和营养状况，降低慢性疾病的发病风险。

随着经济的快速发展和卫生健康服务水平的不断提高，中国居民人均预期寿命不断增长，老年人的比例逐渐增加。随着年龄的增长，多数老年人的身体器官功能出现不同程度的衰退，如咀嚼、消化、吸收与神经等功能衰退，视觉、嗅觉和味觉等感觉器官反应迟钝，这些功能的衰退与器官的迟钝明显影响老年人食物摄取、消化和吸收的能力，出现食欲下降和早饱现象。但老年人大多数营养需求与成年人相似，食物摄入量不足和营养缺乏会导致营养不良、贫血、骨质疏松、体重异常和肌肉衰退等健康问题。《中国老年人膳食指南（2022）》建议老年人每日摄入新鲜蔬菜、水果等新鲜农产品的量应该占到整日摄入食物量的 45%～60%，摄入足够的动物性蛋白、植物性蛋白，以及鱼、肉、奶等精制食品。老年人还要注重食物的多样性，多种方式进食，在食物的选择上要多选择营养密度高和能量低的食物，食物要做到清淡、柔软易消化吸收。老年人的饮食结构的设计需要符合以下原则。

1. 合理搭配原则　合理搭配即食物品种搭配、粗细搭配和颜色搭配等。

（1）品种搭配：每天的膳食应该包括谷薯类、蔬菜水果类、畜禽鱼蛋奶类、大豆坚果类等，每天摄入 12 种以上食物，每周摄入 25 种以上食物。每天的膳食应该以谷类为主，谷类提供的能量应占膳食总能量的一半以上。

（2）粗细搭配：由于精米、面粉所含的 B 族维生素、矿物质和膳食纤维等营养素远低于玉米、荞麦、杂豆等粗杂粮，一般每天应摄入 200～300g 谷类食物与 50～100g 粗杂粮。

（3）颜色搭配：每天多吃蔬菜水果，水果与蔬菜不能互相替换，蔬菜应摄入 300～500g，水果应摄入 200～350g。蔬菜水果能提供膳食纤维、矿物质、维生素 C 和植物化学物质，尤其是深色蔬菜（深绿色、深黄色、紫色、红色等有色的蔬菜）富含维生素、植物化学物质和膳食纤维，建议深色蔬菜的每日摄入量占蔬菜水果摄入总量的 1/2。

2. 食不过量原则 定时定量进餐，少量多餐，进餐采用三餐两点制或三餐三点制，保证食物摄入量充足。早餐选择 1～2 种主食，如鸡蛋、牛奶、蔬菜和水果；中餐和晚餐有两种以上主食，如荤菜、蔬菜和豆制品。吃饭宜细嚼慢咽，实行分餐制，减少在外就餐。

3. "三减"原则 "三减"即减盐、减油、减糖。高盐膳食能增加高血压、心血管疾病、胃癌和骨质疏松等疾病的风险，因此应培养清淡口味，每日盐的摄入量不要超过 5g。中国居民肉类的摄入以红肉为主，特别是猪肉，红肉会带来过多脂肪的摄入，容易发生消化系统肿瘤、糖尿病、肥胖等疾病，推荐少吃红肉，多吃水产品类。糖摄入过多可增加龋齿，并增加糖尿病、超重和肥胖发生的风险，因此每天糖摄入不要超过 50g，最好不要超过 25g。

4. 吃动平衡原则 吃动平衡对维持健康体重至关重要，各年龄阶段的人群均应通过坚持运动来维持能量平衡和健康体重。推荐老年人适量进行户外活动，以便足量接受紫外线照射，促进维生素 D 的合成，预防骨质疏松和肌肉减退。首先，运动时本着安全第一的原则，运动前后要做放松运动，避免剧烈和危险运动，以防过度疲劳和运动损伤，尤其关节损伤。其次，本着多种运动互相结合的原则，应选择使全身关节、肌肉群和多个部位都能得到锻炼的项目。最后，本着适度原则，根据自身身体状态选择运动频率、强度和时间，每日锻炼 1～2 次，强度以轻微出汗为宜，持续时间不宜过长，每次 1h 左右；或者每天步行 6000 步以上。

（二）老年人的摄食方式

随着年龄的增长，老年人机体各器官在结构和功能上发生不同程度的退行性变化，如随生理性肌肉萎缩和肌力减弱胃肠道消化、吸收能力减退，运动量明显减少。另外受饮食习惯和经济状况等诸多因素的影响，中国老年人多采取以下摄食方式。

1. 经口进食 经口进食是人类普遍的进食方式，是首选的最佳营养摄入方式。其优点是简便、安全、经济，摄取食物广泛，获得营养素全面，是目前大多数老人的主要摄食方式。凡胃肠道功能正常与吞咽功能较好、能自主进食的老年人，只要能保证安全进食均应积极鼓励其经口进食。咀嚼困难者可以加工成半流质或流质食物，这样更容易消化和吸收及便于咀嚼，能减轻老年人的胃肠负担。选用炖、煮、蒸、烩、焖、烧等烹制方法，使食物容易咀嚼与消化。为老年人烹制食物时宜调时间适当长一些，食物切小切碎，如制成软饭稠粥、细软的面食等以保证食物易进食；肉类食物制成肉丝、肉片、肉糜、肉丸；鱼虾类做成鱼片、鱼丸、鱼羹、虾仁等；豆类做成豆腐、豆浆、豆腐干等豆类制品；红（绿）豆煮软，制成豆沙馅，或做成点心、面条和各种风味小吃；坚果、杂粮等坚硬食物碾碎成粉末或细小颗粒食用；质地较硬的水果或蔬菜可粉碎、榨汁并将果肉和汁一起饮用，也可将水果切成小块煮软食用。

2. 管饲进食 随着人口老龄化的加剧，失能老年人口数量快速增长，绝大多数失能老年人长期卧床，不能自主经口进食需要管饲进食。管饲进食是经导管或造口将营养物质直接注入胃、十二指肠或空肠等消化道的方式。根据导管插入的途径，管饲进食可分为以下五种：口胃管，即导管由口插入胃内；鼻胃管，即导管经鼻腔插入胃内；鼻肠管，即导管由鼻腔插入小肠；胃造瘘管，即导管经胃造瘘口插入胃内；空肠造瘘管，导管经空肠造瘘口插至空肠内。鼻饲置管是一种无创、简单方便的方法，因其创伤小而成为最常用的进食方法，鼻饲置管是将导管插入患者的胃肠道，给患者提供必需的营养物质、水及药物的方法。该方法适用于胃肠道功能完整、短期内（通常 4 周内）需要管饲进食且胃肠道无梗阻的老年人。鼻饲置管也存在患者舒适度差和高误吸风险。需长期（大于 4 周）管饲进食者，推荐经皮胃造口或空肠造口喂养。在置管期间要注意的常见问题及并发症有以下 4 点。

（1）管道阻塞：特别是当管饲液中混有药末、食物残渣等时，管道更易发生阻塞。因此，每次管饲饮食前后，都要用温开水冲洗管道，以防止管道阻塞。

（2）吸入性肺炎：在管饲饮食过程中，患者出现咳嗽、呼吸困难、发热、胸痛、咳痰等症状，应立即暂停管饲喂养。每次鼻饲前，请检查鼻饲管以确定其位于胃内再进行喂食。

（3）自行拔管：老年人在插管后容易因不适感而产生焦虑不安自行拔管，这种现象在管饲初期尤其常见。置管后可适当约束老年人的手部活动，同时经常变换体位以使老年人更舒适。此外还需定期进行口腔护理，以防止口腔黏膜和嘴唇干裂，应并保持口腔清洁。

（4）腹泻或便秘：若出现腹泻或便秘，根据情况改善营养液的配制。

3. 肠外营养　肠外营养又称完全胃肠外营养，是通过静脉途径补给营养素的进食方式，所输入的全部营养物质呈浓缩状态，包括所需的能量、必需氨基酸和非必需氨基酸、必需脂肪酸、葡萄糖、维生素、电解质及微量元素。肠外营养是近些年发展起来的临床营养技术方法，已成为提高老年人生存质量的重要措施。

二、不同类型老年人饮食与健康状况分析

近十年来，我国居民在饮食结构上出现了较大的差异性，老年人在食材的选择和采购、烹调方法、进餐速度、进餐量、进餐次数等方面也发生了变化，老年人的营养水平达到了更高的层次并逐渐趋于科学化。由于受到生理机能老化、营养知识了解不足、高盐饮食习惯、多种慢性疾病并发、谷类过度加工等多方面因素的影响，老年人在各类食物的消费频率上存在不均衡的现象：坚果、鱼虾、奶类及奶制品的消费频率较低，咸菜、剩饭剩菜的消费频率较高。此外，老年人选择低成本、方便、高热量的速食食品与外出就餐次数也在增加，由此常常导致营养供给与消耗失衡，进而容易引发营养不良或营养不足，即因摄入不足或利用障碍而引起的能量或营养素缺乏的状态。我国老年人营养不良的发生风险及发生率达 20.59%，营养不良严重威胁老年人的身体健康状况。

（一）不同年龄段老年人的饮食与健康状况

年龄是影响营养状况的重要因素之一。随着年龄增长机体渐趋于衰退，吞咽、消化、吸收等生理机能逐渐衰退，高年龄组营养不良及风险的比例明显增高。

1. 一般老年人　一般老年人指 65～79 岁老年人，此年龄段的老年人常常患有至少一种慢性病，如高血压、糖尿病、高血脂等。

2. 高龄老年人　高龄老年人指 80 岁以上老年人，除了存在一般老年人的营养问题以外，多存在消化系统健康问题，如口腔疾患、老年便秘等疾病。

（二）不同功能状态老年人的饮食与健康状况

自理能力是影响营养状况的另一个重要因素，自理能力的下降妨碍了老年人购买和制作食物，影响了食物的可得性及质量，进而导致了营养不良的发生。

1. 失能、半失能老年人　失能、半失能老年人尤其是卧床老人，由于机体衰老导致自主活动不便不能进行适当活动，从而影响消化和吸收功能外，另外在生活上依赖他人照料，往往忽略食物营养的均衡搭配。这些因素共同导致失能、半失能老人的营养膳食状况较差。此类人群多存在吞咽困难、便秘等问题。

2. 失智老年人　因生活智力障碍、认知障碍、照顾不足、自理能力下降以及厌食或贪食、偏

食挑食、饮食不卫生等因素，导致失智老年人胃肠功能紊乱，营养的摄入、吸收及代谢功能降低，从而严重影响其营养状况，容易出现营养过剩或营养不良等健康问题。营养过剩一般是由于脑部的食物中枢遭到不同程度的破坏，患者反复出现想吃、吃了就忘、食不知饱的异常进食行为；营养不足可能是因为随着病情发展，患者食欲减退、味觉丧失、情绪低落，甚至出现被害妄想等因素出现挑食、偏食、厌食，甚至拒食。

三、大数据背景下老年疾病与饮食的相关性分析

（一）饮食与老年疾病的关系

老年人的健康与饮食营养密切相关，流行病学研究表明，与饮食有关的慢性非传染性疾病主要有心脑血管疾病（高血压、冠心病、脑卒中等）、糖尿病、恶性肿瘤、脂肪肝和慢性肝脏疾病、肥胖等，饮食不科学可以造成身体患病。中国老年人饮食由传统的植物性食物向动物性食物的膳食模式转变，导致营养不足和营养过剩的双重挑战。

1. 维生素摄入不足　老年人常出现牙齿脱落和牙周疾病，这些问题严重影响其咀嚼能力，使老年人在进食新鲜水果和蔬菜时受限，再加上部分老年人有吸烟等不良生活习惯，导致叶酸、维生素 A、维生素 C、维生素 E、维生素 D 等营养素缺乏，进而容易出现贫血、骨质疏松等疾病。

2. 蛋白质摄入不足　老年人的动物性食物摄入不足，优质蛋白摄入减少，铁摄入不足，加之运动量减少，易出现消瘦、贫血、肌少症等疾病。

3. 钙摄入不足　坚果、鱼虾、蛋奶类及奶制品是钙的主要来源，我国老年人对上述食物摄入不足，导致膳食钙的摄入量达不到推荐的一半。老年人骨骼中的矿物质大量丢失，加之个体对钙的吸收利用能力也减弱，易出现骨折或骨质疏松等疾病。

4. 膳食纤维摄入不足　老年人进食新鲜水果和蔬菜受限，食物过度精加工导致膳食纤维丢失。加之老年人运动减少和饮水量减少，他们常常出现慢性便秘的问题。

5. 食盐摄入过多　由于味觉与嗅觉的退化，老年人往往过度调味，尤其是超量用盐。另外，中国老年人有喜欢进食咸菜的饮食习惯，这导致食盐的摄入量超过膳食指南推荐的 6g，易出现高血压等老年性疾病。

6. 食用油摄入过多　老年人由于生活习惯因素，尤其是北方老年人习惯炒制菜肴和油炸类菜肴，容易造成油脂的过量摄入。畜肉类含有更高的胆固醇是超重和肥胖的主要危险因素。动物脂肪和胆固醇的过多摄入会引发肥胖、高血脂、代谢紊乱、冠心病和糖尿病等疾病。

在日常饮食中，老年人应注意增加水果类、奶类、鱼虾类、豆类等食物的摄入，严格控制盐、糖、油的摄入量，保证食物的多样化，平衡膳食，养成良好的饮食习惯，以满足老年人的生理与活动需求，降低高血压、冠心病、糖尿病、骨质疏松、贫血等疾病的发病风险。康养机构需要采用有效的手段，对老年人进行适当的饮食干预和持续监测，改善老年人的营养状况，维持其健康与预防疾病。

（二）大数据在医疗领域的应用

大数据是一种在获取、存储、管理、分析方面大大超出了传统数据库软件工具能力范围的数据集合。医疗大数据是在与医疗和生命健康相关的活动过程中产生的、与健康医疗相关的数据集合。我国医疗大数据随着国家政策的推动，迎来了快速发展阶段。我国医疗大数据分为四类：①医疗机构的患者就医数据和运营系统数据；②临床医疗研究和实验数据；③制药企业研发数据；④可穿戴设备产生的数据。

（三）大数据应用对老年疾病与饮食的影响

老年人的营养状况与健康密切相关。根据我国老年人的营养状况，采取饮食健康监测、饮食与

营养干预以及营养自我监控等措施，以维持老年人正常的生理功能、改善和延缓衰老、预防和治疗疾病。随着大数据的广泛普及和在各领域的深入应用，在老年人饮食干预和疾病预防方面可以发挥独特优势，实现智慧康养理念。

1. 疾病分析与饮食干预　老年人的疾病分析数据一般是在医疗人员对患者诊疗过程中产生，包括患者的基本情况、行为数据、诊疗数据、管理数据、检查数据、电子病历等。经过大数据处理与分析，基于互联网构建电子化用餐系统，医院营养师制定适宜的饮食方案，对饮食质量和食物摄入量进行调节，改变其不良饮食习惯，从而达到远程监测、调整与干预的效果。

2. 疾病预测与饮食调整　随着移动互联网技术的发展和可穿戴设备核心硬件技术的成熟，各种健康设备通过云端上传方式收集用户的生命体征数据，如血压、体温、心电、脉搏等。在疾病预防时，可穿戴设备、移动健康 APP、社交网络等"互联网+"时代的新兴产品，能更好地掌握用户的大量信息，如生命体征、行为习惯，甚至生存环境数据等。存储和利用这些数据，并通过医护人员的远程监护和干预服务，医疗机构能够及时发现服务对象的身体健康状态和疾病症状，以实现疾病预防管理。中医的"治未病"理念与现代健康管理的观点相通。结合中医"治未病"的健康管理理念，满足以预防为目标的健康管理，即要做到"未病先防"和"既病防变"的健康管理。利用大数据分析，能够在整个"治未病"健康管理过程中更加全面地运用健康数据，以达到"治未病"的目的。通过大数据分析得出预测情况，统计出精确、适量的饮食搭配，以均衡饮食，促进健康。

3. 探索饮食与疾病未知的联系　到目前为止，不同饮食在人体内的代谢过程并不完全清晰，饮食与许多疾病的内在关系还没有得到科学揭示。大数据使每个患者的饮食生活习惯与疾病的关联全部呈现出来，这有利于更加清晰、准确、科学地揭示其内在的规律性。大数据技术包括数据采集、数据管理、数据分析、数据可视化、数据安全等内容。

（宋春莉）

第三节　智慧营养服务

一、老年人智慧营养服务需求画像

（一）老年人智慧营养服务常见需求画像

通过对不同文献资料的归纳与分析，本节对老年人智慧营养服务需求进行了比较和总结，得出了老年人智慧营养服务最常见的需求：特殊疾病人群的营养服务需求、营养配餐服务需求、营养知识宣传教育服务需求、个性化饮食指导服务需求与养老机器人服务需求。需求中排在第一位的是特殊疾病人群的营养服务需求，老年人患有各种慢性病或其他疾病，很多疾病都对饮食有特殊要求，因此他们有特殊的饮食需求。排在第二位的是营养配餐服务需求，营养配餐服务包含营养餐的合理配置和配送服务，该需求可能源于老年人因身体原因无法自己制作适宜的饮食。从智慧营养模式而言，老年人智慧营养服务的有效开展可以提高老年人的生活质量。

（二）老年人智慧营养服务需求用户画像

用户画像是指基于不同维度将用户属性和特征抽象出来并分析，时刻关注用户及其需求。在"互联网+"时代背景下，用户画像是从海量数据中提炼出的用户信息标签集合，即用户特征，用以描述用户全貌。

老年人智慧营养服务需求画像的群体特征包括以下内容：年龄 60～69 岁，学历为高中及以上，退休前职业稳定，月收入不低于 2500 元，有慢性疾病，高信息需求多样性，高信息获取能力多样性以及偶尔获得信息支持（表 5-4）。

表 5-4　老年人智慧营养服务需求用户画像

需求较多的老年人的特征	人数占比/%
年龄 60～69 岁	67.3
学历为高中及以上	73.5
退休前职业稳定	63.3
月收入不低于 2500 元	64.9
有慢性疾病	61.3
高信息需求多样性	68.5
高信息获取能力多样性	70.9
偶尔获得信息支持	73.3

研究表明，年龄、学历、接受新事物的能力、收支比、居住区域环境、家庭状况、是否患有慢性特殊性老年疾病、非政府组织的加入对老年营养需求的高低有显著影响。智慧营养服务提供商在寻找目标客户时，应该关注低龄、高学历、接受新事物的能力强、月收入较高、住在城市、家庭支持且照顾压力大、有慢性特殊性老年疾病的老年人，这些老年人对于智慧营养服务的需求较大。同时，高信息获取能力多样性、高信息需求多样性和偶尔获得信息支持的老年人需求较大。

对有智慧营养服务需求的老年群体进行用户画像的目的是，从事智慧康养服务的企业可以针对具有上述特征的老年人做重点推广，引导他们采纳和接受相应的智慧康养产品或服务。

二、不同类型老年人接受智慧营养服务分析

（一）不同年龄段老年人接受智慧营养服务分析

老年人对营养服务的需求主要有营养配餐服务需求、营养知识宣传教育服务需求、个性化饮食指导服务需求。在不同年龄阶段需求的重点不同。另外有一部分老年人因患慢性病（糖尿病、冠心病、高血压、高血脂等）对饮食有特殊要求。

1. 一般老年人　尚能自理的一般老年人对营养配餐服务的需求并不高，他们认为大部分营养套餐口味差、选择少、价格高，更倾向于选择自选式配餐或自己制作食物。对于患有多种慢性病、身体功能明显变差的老年人而言，他们更希望获得针对性的特殊饮食，如满足低糖低盐、高膳食纤维、高蛋白等需求的营养套餐，希望有专业营养师的指导。患有多种慢性病的老年人往往活动受限，或在进行医学治疗，有着特殊的营养需求，应该接受专业的营养不良风险评估、医学营养专业人员的指导，通过科学精细调控饮食做好疾病治疗、康复中的营养支持。

2. 高龄老年人　高龄老年人患有多种疾病的可能更大，随时出现的各种营养失调都可能对老年人的身体造成很大的损伤。因此，营养配餐服务更适合高龄老年人，知识宣传、个性化饮食指导也是必不可少的。加强对老年人的营养筛查评估和营养指导，尤其是那些饮食摄入不足或伴有慢性消耗性基础疾病的老年人，应在医生和临床营养师的指导下，适时并合理地补充营养，如特医食品、强化食品和营养素补充剂等。

（二）失能、半失能老年人接受智慧营养服务分析

1. 智慧营养服务的接受态度　失能、半失能老年人对智慧产品的了解程度普遍较低，实际使用、体验过康养机器人的老年人更少。失能、半失能老年人愿意使用康养机器人的比例仅有 30.7%，并且受家庭、非政府组织、政府、年龄、城乡的影响，不同状况的老年人其使用意愿不同。从家庭而言，居家康养仍是失能、半失能老年人主要的康养模式，家庭尤其是子女对构建失能、半失能老年人更高品质的康养环境发挥着难以替代的重要作用，尤其在经济保障方面。对非政府组织而言，其

福利性、短期性、救助性的特点非常明显，而失能、半失能老年人无论是在日常照护还是康复保健方面都是一个长期且艰难的过程。从总体而言，因为失能、半失能老年人整体上对智慧类产品接受程度较低，智慧营养服务作为智慧康养中的一部分，面临着接受度与使用度都不高的现实状况。

2. 智慧营养服务的需求倾向　失能、半失能老年人由于身体机能下降生活无法自理，其健康和营养状况堪忧。他们在营养方面面临的问题有以下几点：①三餐饮食搭配不合理；②进食不便；③咀嚼和吞咽功能障碍。为应对这些需求部分老年人与家属不得不选择一些智慧营养服务。

（1）三餐饮食搭配不合理：由于身体失能、半失能，多数老年人长期处于卧床状态，代谢降低热能需求减少。失能、半失能老年人应选择高蛋白、低脂肪、多矿物质、多维生素饮食。由于咀嚼、消化功能低下，在配制饮食时，尽量处理细碎以便于消化。

对于住在康养机构的老年人，采用特殊疾病人群的营养服务+营养配餐服务。智慧营养服务在充分发挥智能化的基础上，配置全能化智能配餐控制系统，既可以为老年人提供营养均衡的饮食，还可以提供送餐控制系统。对于社区居家老年人采用营养知识宣传教育服务+个性化饮食指导服务+康养机器人服务。可以通过远程医疗方式线上监控老年人的身体健康情况，如脉搏监控系统，并依据老年人的身体情况线上提供个性化的饮食指导以及营养知识宣传教育，便于家属及时均衡老年人饮食，维持失能、半失能老年人的身体健康。

（2）进食不便：由于失能、半失能老年人肢体活动受限，甚至处于长期卧床状态，喂饭成了一项必不可少的工作。智慧营养服务的应用主要是辅助进食机器的发明，如辅助进食系统，即通过中央处理单元识别并处理视频采集模块获取的面部图像信息，生成食物选取、进食等指令，通过无线通信模块发送给机械手臂执行相应的操作，该系统可使老年人及其家属减轻负担。

（3）吞咽功能障碍：咀嚼和吞咽功能障碍是一个严重的生理问题，尤其是对于长期卧床的失能、半失能老年人，它极有可能引发窒息、吸入性肺炎等严重后果。对于有吞咽功能障碍的老年人，采用营养知识宣传教育服务+个性化饮食指导服务。除了住院老年人，其他老年人都应该接受线上饮食指导，保证饮食时体位、方法都达标，防止出现重大伤害。尤其是对于鼻饲老年人，应严格遵守鼻饲过程。

（三）失智老年人接受智慧营养服务分析

1. 智慧营养服务的接受态度　我国失智老年人使用智慧产品的情况暂无材料可支撑，但是从上述失能、半失能老年人使用智慧产品的情况大致可知，目前整体上对此类产品的使用尚不足。我国目前对智慧营养服务的使用仍然处在推广与发展期。研究发现，目前研究者对智慧产品的研究集中在如何探索模式构建以及研究体系的建立与完善。

2. 智慧营养服务的需求倾向　由于疾病的影响失智老年人的认知会逐渐下降，其结果是无法评判自己的饮食需求。失智老年人在营养方面面临的问题有如下几点：①营养不良；②吞食异物；③呛咳、噎食；④恶心、呕吐。针对以上问题选择以下智慧营养服务来解决。

（1）营养不良：营养不良包含营养不足与营养过剩。由于老年人认知功能减退、记忆力下降，无法识别食品的种类与数量，可能会多吃或者少吃。同时，随着味觉的丧失，老年人对饮食的兴趣下降，可能也会少吃。这些均能造成营养不足与营养过剩。

对于营养不良的老年人，采用特殊疾病人群的营养服务+养老机器人服务。智慧营养服务的应用主要是在饮食的安排上进行膳食营养评估和干预。针对我国老年人主要营养问题，建立精准营养评估体系和开发适宜检验检测技术，研发人群营养监测与个体评估的新技术与新方法；基于我国老年人人群营养代谢特征，建立膳食营养素参考摄入量（dietary reference intakes，DRIs）；针对营养不良等我国老年人重大营养问题，提出适宜的干预政策和防控措施建议。

（2）吞食异物：失智老年人吞食异物是因为老年人在认知能力下降后将任何东西都理解为可以吃的饮食。对于吞食异物的老年人应采用康养机器人为其提供服务。采用智能老年人异常行为监测系统，对吞食异物这类异常行为及时捕捉，从而减少吞食异物的风险。梳理老年人常见的异常行为、发生原因构建异常行为模型。从计算机视觉、可穿戴设备和室内定位传感器的角度，对典型的异常行为检测方法进行梳理。结合老年人异常行为模型，提取人体骨架的关键特征点，使用支持向量机（support vector machine，SVM）机器学习的方法对数据进行分类和识别，实现了对老年人居家异常行为的识别，实验准确率高达97%。

（3）呛咳、噎食以及恶心、呕吐：呛咳、噎食以及恶心、呕吐本质上都与进食速度过快等因素有关。对于存在上述问题的老年人，采用营养知识宣传教育服务+个性化饮食指导服务。通过线上饮食指导的方式教育老年人的家属，合理提供进食注意事项等专项健康教育。

（四）终末期老年人接受智慧营养服务分析

1. 智慧营养服务的接受度　针对终末期的老年人，目前最常见的是将"互联网+"和临终关怀相结合。互联网+临终关怀，主要是通过建立临终关怀官网与培训机构，增加与政府卫生部门的合作，提供基于"互联网+"的家庭-社区-专业医护人员的临终关怀服务以及创办临终关怀杂志4个方面，为临终关怀知识传播与临终关怀医疗服务提供科学可靠的保障，帮助终末期老年人保持生命最后的尊严。

智慧营养服务推动了营养知识的互联网传播以及终末期营养的维持。至今，临终关怀与智慧营养服务都是还没有被大多数终末期老年人和家属所接受的模式。

2. 智慧营养服务的需求倾向　由于生理机能的独特性，终末期老年人对营养服务的需求倾向主要是维持身体现状。他们在营养方面面临的问题有以下几点：①营养不良；②误吸；③腹泻；④腹胀与肠痉挛；⑤代谢并发症；⑥鼻咽腔、食管的压迫症状。针对以上问题，选择以下智慧营养服务来解决。

（1）营养不良、腹泻与代谢并发症：终末期老年人由于疾病原因对营养的需求强烈，然而营养消化与代谢又处于不良状态，容易导致营养不良。腹泻是营养消化功能下降、乳糖不耐受等引起的，代谢并发症与饮食代谢相关。

对于面临上述问题的老年人，采用特殊疾病人群的营养服务。处理方法也是膳食营养评估和干预（参考本节（三）失智老年人）。

（2）误吸、腹胀与肠痉挛：误吸、腹胀与肠痉挛与不规范的摄食等有关，因此，合理饮食很重要。对于面临上述问题的老年人，采用营养知识宣传教育服务+个性化饮食指导服务。处理方法也是开展线上饮食指导。

（3）鼻咽腔、食管的压迫症状：鼻咽腔、食管的压迫症状是长期鼻饲老年人难以避免的问题，及时调整体位，防止长期压迫同一位置是解决上述问题的关键。对于面临上述问题的老年人，采用个性化饮食指导服务。处理方法也是线上饮食指导。

三、老年人智慧营养服务系统构建

（一）老年人智慧营养服务系统构建现状

《"健康中国2030"规划纲要》和《中国食物与营养发展纲要（2014—2020年）》提出，要建立健全居民食物与营养监测管理制度，加强监测和信息分析。2017年6月30日发布的《国民营养计划（2017—2030年）》明确提出，要加强营养健康基础数据共享利用，积极推动"互联网+营养健康"服务和促进大数据应用试点示范，带动以营养健康为导向的信息技术产业发展。近年来，以大数据、云计算、移动互联网等新兴信息技术为核心的新一轮科技革命，加速了健康医疗领域新模式、新技术、新业态的涌现，也推动了营养与健康大数据的应用发展，为营养与健康工作信息化建设创造了广阔的空间。目前，我国对智慧营养方面的研究尚处于起步阶段，总体科研成果还不多，智慧营养的发展还有待相关行业和专家的共同推动。

（二）老年人智慧营养服务系统构建成果

1. 物联网在营养管理的应用 营养物联网能够极大地促进监测、干预、指导等各项营养工作。物联网传感节点提供的大量环境和健康大数据，高效汇总至云端，再经过处理后可以为个人提供个体化营养健康状况和干预信息。同时，这些信息被纳入个人健康档案后，能够为医疗卫生机构实时提供准确的个体和人群健康信息，有助于开展医疗救治和相关干预活动。物联网在营养管理领域的广泛应用是智慧营养惠及老年人的基础。

2. 智慧食堂管理系统+智能售饭终端 应用智慧食堂管理系统+智能售饭终端，就餐人员可以在取餐台直接看到每个菜品的碳水化合物、蛋白质、脂肪、热量等信息，为就餐人员的选餐提供精准数据参考。例如在国家电力投资集团有限公司的智慧食堂中，智能屏幕不仅可以显示对应菜品的单价，还配有独立的营养成分表和禁忌菜品搭配，方便就餐人员健康便捷选餐。

3. "互联网+"膳食评估 "互联网+"和云平台技术，彻底改变传统营养调查理念和工作方式，利用手机作为移动终端辅助智能穿戴设备，通过微信和手机 APP 模式完成数据采集和建立反馈互通闭环机制。构建"互联网+营养健康"云工作平台和突破膳食调查技术，达到颠覆性技术创新目标。解决公共卫生领域营养调查中膳食调查技术落后的现实问题，在"互联网+"行动指导下，探索智慧营养路径，创新"互联网+"膳食评估共性关键技术（膳食图像识别、智能称重）。集成移动智能实验室检测平台，将互联网和物联网技术与设备深度融合，建立和完善营养健康云（调查、评估与干预）共享工作平台，架设营养评价的"高速公路"，实现数据收集与信息反馈闭环打通个体化膳食评价和精准营养干预通路。

4. 人工智能防治营养代谢相关疾病 目前国内大约有 165 000 个可公开使用的移动健康 APP，这些 APP 具有健康监测和疾病管理功能。人工智能技术通过对膳食的分析来估计健康问题的风险，可实现利用更多数据来改善营养代谢相关疾病老年人的健康结局。常用的领域为糖尿病、代谢性心脏病等。

5. "互联网+"营养养生 构建一个集健康生活资讯、养生医疗常识、职业健康、健康产业、居家康养等服务于一体的一站式平台。健康养生平台分为五个大模块，分别是四季养生、春季养生、夏季养生、秋季养生、冬季养生。除了四季养生，其他大模块下又划分了三个小模块，分别是养生食谱、养生汤、养生知识。该平台旨在为广大居家老年人提供康养指导和建议。

（朱海利）

【问题与思考】

简述大数据应用对老年疾病与饮食的影响。

参考答案：

（1）影响对老年人的疾病分析与饮食干预

（2）影响对老年人的疾病预测与饮食调整

（3）可以探索饮食与疾病未知的联系

第六章 移动出行与居家生活

【学习目标】

掌握：社区居家智慧康养服务平台的建设思想和建设目标；居家智慧养老服务的特征。

熟悉：智能监测设备在居家康养中的应用；老年人出行安全的智能化保障设备；社区居家智慧康养服务模式的类型；居家智慧养老服务需求内容。

了解：老年人居家活动特点及动线规划特征。

第一节 老年人居家移动与出行

世界各地的老年人口正在稳步增长。根据联合国发布的《世界人口展望 2022》，全球 65 岁及以上人口比重将从 2022 年的 10% 增加到 2050 年的 16%。截至 2023 年底，我国 60 岁及以上老年人口达 2.97 亿，占总人口的 21.1%，预计"十四五"时期，60 岁及以上老年人口总量将突破 3 亿，占比将超过 20%，我国将进入中度老龄化社会。2035 年左右 60 岁及以上老年人口将突破 4 亿，在总人口中的占比将超过 30%，我国将进入重度老龄化社会。老年人是社会的重要财富，理应在被关爱的物质和社会环境中得到照顾。日托服务、康养机构等服务虽然可以为老年人提供医疗保健、营养、社会和其他日常生活支持，但也使老年人失去了独立感。老年人更愿意生活在自己熟悉的家中，而不是搬到任何昂贵的成人护理或医疗保健机构，他们对生活环境的依赖性越来越强。支持的最佳方式是提供一个良好的居室内外空间，保障老年人接触自然和进行各种锻炼、娱乐和社会交往的安全，从而促进机体新陈代谢，有效地增加心肺功能，提高心理健康，缓解压力，提升生命质量。

一、老年人居家活动特点与动线

对于老年人而言，从事保持思想和身体活跃的活动非常重要。长时间久坐不动会增加患慢性病的风险，并导致健康状况不佳。适当的活动可以锻炼老年人的心肺功能、肌肉力量、平衡能力、反应能力，降低患慢性病和发生跌倒等不良事件的风险，同时还能改善老年人的情绪，促进老年人的心理健康。但随着年龄的增加，老年人的身体功能和活动能力逐渐减弱，日常活动的半径逐渐减小，主要以短距离出行和步行为主。

（一）老年人居家活动的特点

老年人的活动行为特征受居住环境的影响较大，大多数老年人活动的内容、时间以及距离范围存在一定的规律性，其行为模式通常具有区域性、时间性、集聚性等特点。

1. 区域性 区域性表现为老年人参与活动的地点与场所比较固定。由于自身对环境刺激的适应能力减弱，老年人更倾向于在自己熟悉的区域内进行活动，不会轻易改变自己的行为习惯。为减少活动上的负担，最方便出入的楼层、房间成为老年人的首选。

2. 时间性 时间性是指老年人每日的活动时间有一定的规律，老年人也倾向于日复一日地遵循相同的规律。

3. 集聚性 集聚性即老年人的日常活动主要是以与朋友、亲人或有共同爱好老年人的交往为主，如棋牌、练拳、饮茶、跳舞等兴趣爱好。若老年人的活动有固定的人群，他们会相约聚集到特定的区域内进行活动。

（二）老年人居家活动动线

环境在支持或限制老年人的自主和独立的需求方面发挥着重要的干预作用，良好的环境可以增强他们活动的自信心，并对其健康产生积极影响。居室是老年人活动的主要场所之一，也是颐养天年的重要环境。老年人的居室内活动以家务活动为主，其活动范围有限。因此，在设计空间布局时，提升环境的活动行为可供性需要结合老年人的健康状态、生活习惯等因素来考虑。从室内的设施设备入手，运用智能的设施设备系统，可以引导老年人进行简单的活动，同时为老年人的日常生活提供便利。在家居内部环境布局相对封闭的前提下，室内平面布局形式应相对开放，以提高老年人舒展活动的积极性，同时也便于家庭成员及时发现老年人的异常行为。合理的动线规划特征表现为动线流畅无障碍、便捷省力、简洁安全。

1. 动线流畅无障碍　在空间布局上应尽量减少曲折和转弯，从卧室通往客厅、厨房、卫生间的动线不宜过长。合理规划厨房的操作分区，餐厨动线遵循老年人习惯的烹饪操作流程顺序，可适当设置休息区，增加空间活动的细节和人性化设置。地面平整，去除多余门槛方便轮椅出入。

2. 便捷省力　随着年龄的增长，老年人身体机能的变化在活动中往往会表现出身体不同程度的衰退和老化现象。例如受风湿性疾病影响的老年人，在进行屈膝、取物等活动时较为困难。因此在空间设计中，可针对老年人放置物品的不同高度进行分类、分项目设计，结合老年人个体身体的特点，提升空间活动的便捷性和舒适性。

3. 简洁安全　老年人的活动空间不宜摆放过多的锐角家具，以圆滑、牢固造型的单件家具为主；家具靠墙且不宜过高。有台阶的交错房间须安装楼梯扶手。在门厅处设置鞋凳，在入户区安装感应灯，以提升老年人出入的安全性。

值得注意的是，太过轻松、容易行走的动线规划可能减少老年人步行、锻炼的机会，从而加速肌力衰弱。肌力、体力不足除了会增加跌倒的风险外，还会导致老年人更不愿意走动或出门，从而加剧活动量不足等问题。在鼓励老年人为了身体健康进行适当活动的同时，恰当使用智能安全守护监测设备以改善老年人居家生活的安全性，提升老年人活动的主动性。

二、智能监测设备在居家康养中的应用

预计到 2050 年全球 65 岁及以上人口将从占世界人口的 8.5%（6.17 亿）翻一番至 17%（16 亿）。预期寿命延长通常意味着患有可能影响人们日常活动或独立功能的损伤和慢性病不断增加。人口老龄化的压力需要更高水平的个人关注、援助和护理，世界各国都面临直接护理人力资源严重短缺的困境。关爱老年人已成为全社会的重要共识。高质量照顾老年人的日常生活，需要适宜的和先进的科学技术。智能监测技术通过各种技术组件（如运动传感器、摄像机、可穿戴设备等）以及基于 Web 的支持老年人居家服务来感知和监测老年人的健康状况有效弥补了当前的护理服务的不足，减轻了家庭照护者的负担，提高了照护质量，并在填补养老照护人力资源缺口方面发挥着重要的作用。

（一）安全监控设备

老年人由于生理机能衰退、心理状态的变化、控制环境能力的下降是意外事件的高危人群，因此安全成为老年人居家康养的首要需求，也是智慧康养为老年人服务部分的基础功能之一。

1. 紧急按键　经典的个人应急响应系统是一个紧急按键，老年人可以将其作为吊坠或腕带佩戴。如果发生跌倒等事故可以按下按键，报警信号将连接到呼叫中心。中心接线员将拨打老年人的电话号码，如果老年人不接听中心将派遣紧急救援人员到老年人家中。但该系统的有效使用依赖于老年人寻求帮助的意愿或能力。

2. 摄像头　视频监控是被动监控系统，通过运动探测器和移动全景功能，可以全天候跟踪老年人的活动。通常配备一个或多个摄像头，不仅能远程监控老年人的居家动态，还能够检测跌倒状况、检查室内温度、识别烟火，并能实现居家老年人与家人的语音对话或视频通话。日常监控往往是通过智能手机 APP 完成。视频监控应在尽量保护老年人隐私的前提下，实现对老年人的智能视频安全监护。

3. 非接触式传感器

（1）被动红外传感器：被动红外传感器通常对热敏感。传感器利用温度的变化检测房间中用户的存在状态。被动红外传感器一般会安装在客厅或者厕所附近等老年人日常生活行动必经的区域。探测器通过红外线进行感应，使老年人的生活处于感知状态下，但没有摄像、成像功能不会触及老年人隐私。

（2）声音传感器：如麦克风此类传感器可以检测到盘子破裂或人摔倒发出的声音，由此监测跌倒等事件的发生。

（3）压力传感器：压力传感器往往安装于椅子或床垫上，用于检测椅子或床垫上的用户是否存在，还可以监测用户从坐位到站位转移或从站位到坐位转移持续的时间。目前常见的防压力性损伤床垫多安装有压力传感器，用于采集卧床老年人与床接触的压力信号，通过智能终端提醒照护者及时给老年人翻身。

（4）多普勒雷达传感器：此类传感器能够穿透家具和墙壁等强障碍物，从而减少了在家庭环境中安装多个摄像头或传感器的需求。用户可通过安装雷达存在感应模块产品，在不侵犯他人隐私的情况下，探测区域内是否有人、是活动还是静止，并且还能实现用户跌倒检测、睡眠监测以及智能联动灯光、空调等家电。

（5）地面传感器：在智能老年护理系统中，地面传感器可用于检测跌倒等紧急情况。它们还可用于在公共活动期间计算人数和监控人群移动。在智能建筑中地面传感器还可以用来检测人员的存在，以自动控制照明和供暖系统的开关。

（6）组合式环境传感器：从传感器应用端看，其应用涵盖了人体定位、人体姿态（跌倒）报警、人机交互、老年人异常行为监控，以及血糖、血压、心电等生命体征测试与监控等功能；从传感器技术分类看，传感器种类覆盖力、热、声、光、磁、生物等多种传感器；从传感器使用端看，其应用范围覆盖了健康管理、监控监测监护用相关设备、自助式健康检验检测设备、便携式健康检测保障设备、家庭机器人、家庭环境监测检测等。当前，传感器已经能够同时测量多种数据，并将数据以多参数形式输出。多种类型传感器技术的组合不仅可以优化智能监测结果，还可以增加老年人的使用安全感。在新冠疫情暴发期间，保护老年人最佳的方式是实时追踪老年人健康状况的同时，降低外界接触风险。深度传感器、热传感器的联合，配合可穿戴传感器的使用，可实现实用性和隐私安全之间的平衡。

（二）健康监测设备

信息化和传感器技术的快速发展推动了健康监测工具和方法的发展。这些技术通过跟踪生命体征、检测生理变化和预测健康风险以支持及时高效的医疗保健服务。其特点是及早发现和预防不良健康状况，以便有效进行长期健康管理。健康监测智能系统将医疗保健系统重组为积极主动模式，使医疗保健成为负担得起的健康服务，有效降低医疗成本。

目前对健康监测智能系统的研究可分为两大类。一类侧重硬件开发，包括易用、可靠的可穿戴传感器和集中利用系统；而另一类则侧重于对从各种医疗保健相关来源收集的数据进行数据分析。以下主要介绍用于老年人身体活动和医疗保健监测的可穿戴设备。

可穿戴设备所应用到的最底层的技术原理是硬件技术传感器，其中生物传感器是非常重要的一类传感器硬件。生物传感器是一种对生物物质敏感并将其浓度转换为电信号进行检测的仪器。生物传感器是由固定化的生物敏感材料作为识别元件（包括生物酶、抗体、抗原、微生物、细胞、组织、核酸等生物活性物质）、适当的理化换能器（如氧电极、光敏管、场效应管、压电晶体等）及信号放大装置构成的分析工具或系统。生物传感器采集生物的生理信号，将其转化为计算机可读取的电信号，相当于一个信号转换器的角色，帮助后台智能分析系统进行下一步数据分析。智能分析系统提供后端平台数据处理、分析、应用。智能分析系统一般作为软件对生物传感器输出的电信号进行处理，得到数据汇总后，再将这些数据送至数据分析层，从而得出所需要的生理信息。使用可穿戴设备和技术来评估和监测身体活动和健康相关结果，可以帮助老年人在整个衰老过程中保持整体健康，促进适量运动，改善心血管、代谢功能和认知能力。可穿戴设备的健康监测功能如下。

1. 监测身体活动和能量消耗　三轴加速计是可穿戴设备中最常见的传感器。该加速计可以跟踪向前和向后的运动，感应重力并确定身体的方向、位置以及速度变化率。该加速计可以提供广泛的身体活动指标，例如步数、在不同身体活动强度下花费的时间、久坐行为和每日能量消耗。从健康管理的角度来看，这些指标的有用性毋庸置疑。

2. 监测心脏功能和心血管健康　心血管疾病是全球人口死亡的主要原因，每年造成近 1800 万人死亡。大多数心血管疾病患者是老年人。虽然有效管理心血管危险因素，如减少吸烟和饮酒、控制体重和高血压、健康饮食和运动，可降低心血管疾病的发生率和死亡风险，但对于老年人尤其合并症多、体质较差的老年人，长期坚持积极的生活方式非常困难。采用远程监测和通信技术有效、持续地监测心脏功能，进行实时诊断分析，并对危急值进行自动报警，实现医护人员对老年人健康问题的早发现、早干预，最大限度地保障老年人的健康和生命安全。

（1）心率监测设备：主要的可穿戴设备有运动手环/手表和心率带。基于光学体积描记术（photoplethysmography，PPG）的运动手环/手表，使用光学传感器来测量通过皮肤表面传输并从人体组织反射回来的发光二极管（light emitting diode，LED）的变化，以检测血液循环的体积变化，计算出心率。PPG 信号包含丰富的人体生理信息，是监测身体健康状况的重要信息来源。胸带式心率监测器主要是通过侦测心电信号来进行心率监测。窦房结通过神经信号有规律地控制心脏的搏动，将血液泵向躯干，而这些规律性的神经信号表现为有节奏的电信号，在扩散到体表后可以被电极类仪器监测记录即心电信号。心率带通过两片电极侦测心电信号，再通过无线传输技术发送给心率表转化为便于观察的生理指标。

（2）心率变异性监测设备：心率变异性（heart rate variability，HRV）是指连续心跳间瞬时心率的微小涨落或逐拍心跳间的微小差异，即心跳快慢的变化情况。HRV 是反映人体交感和副交感神经张力及两者平衡的重要指标之一，是常用的评价心脏自主神经活性的方法，是预测心血管疾病死亡的独立危险因子。标准的 HRV 评估方法通常包括复杂且昂贵的多导联心电图系统，该系统的使用需要训练有素的工作人员。相比之下，佩戴于手腕、胸部或手指的便携式监测设备具有实用、简单、可定期监测的特点。

（3）血压监测设备：动态血压监测（ambulatory blood pressure monitoring，ABPM）是一种非侵入性自动化技术，可在较长时间（即 24h）内评估血压，因此在高血压的诊断和治疗中 ABPM 起着核心作用。与常规血压测量不同，ABPM 允许识别特定的血压变化模式，如办公室高血压、隐蔽高血压、白大衣效应、夜间高血压等。腕部智能血压手表集合了家庭血压监测和动态血压监测的优势，具有佩戴方便、可随时随地测量、反复多次测量、测量结果准确、价格便宜等特点。在校准过程中，ABPM 还能结合用户的个人信息（如性别、年龄、身高、体重、标准水银或电子血压计测量所得的收缩压和舒张压）对用户的健康状况实施实时、全面、动态评估。

3. 监测血糖　糖尿病是严重威胁人类健康的全球性重要的公共卫生问题之一。2 型糖尿病约占所有糖尿病类型的 90%，是该疾病最常见的形式，并且在全球范围内一直在增加。《中国 2 型糖尿病防治指南（2020 版）》中指出，60 岁以上的老年人群糖尿病患病率均接近或超过 20%。由于相关的直接成本（糖尿病及其并发症的治疗费用）和间接成本（预期寿命缩短、生活质量差、过早死亡和残疾、丧失劳动力等），糖尿病对个人、家庭和卫生系统有显著的经济影响。血糖监测是糖尿病患者自我管理中的重要组成部分，其结果有助于评估糖尿病患者糖代谢紊乱的程度，制定合理的降糖方案，反映降糖治疗的效果。

（1）血糖监测装置：连续监测血糖水平可通过无创和有创两类可穿戴设备实现。有创设备往往需要将葡萄糖传感器通过细丝插入皮下。传感器连续测量葡萄糖水平，并通过发射器将数据无线发送到显示设备（小型触摸屏接收器或兼容的智能设备）。设备会自动获取血糖数据，数据被手动扫描或无线传输到接收器（监测器）以显示读数。无创设备通常指非侵入式测量，通过将测量仪器与被测对象皮肤接触等方式间接引导或传感血糖参数。光谱技术是目前无创血糖监测常用的技术。与传统方法相比可穿戴设备可以自动评估血糖水平，根据数值生成警报并做出相应的调整，并创建模式以帮助个人和医疗保健提供者在药物、营养和活动等方面做出决策。其中一些设备集成了胰岛素泵的装置，还能根据葡萄糖变化调整胰岛素的供应。连续血糖监测系统允许个人在运动时进行实时血糖监测，在必要时启动预警，从而提高老年人在运动前、运动中和运动后的安全性。

（2）足底压力和足部温度监测装置：糖尿病足底压力增高是糖尿病足部溃疡发生的重要原因之一，早期对足底压力进行干预是避免糖尿病足部溃疡的重要手段。早期检测足底压力、及早发现压力异常是降低糖尿病患者足底压力、减少相关组织破坏，进而预防糖尿病足的重要条件之一。带有压力传感器的压力板或鞋垫不仅可以测量足底压力并通过智能手表直接向用户报警，还可以用于运动监测；不仅可以促进对 2 型糖尿病的控制，还可以最大程度地减少老年人的足部损伤。研究显示，双足对称部位温差达到−2.2℃，则预示可能会出现新发的溃疡。对于足部温度评估可以通过家用足部温度传感器、远程足温监控无线脚垫、与智能手机相连的红外热像仪、基于光纤的智能纺织品（智能袜子或鞋垫）实现。

4. 监测认知能力和大脑功能 认知能力下降经常是衰老甚至更多神经变性的特征。实施有效的认知评估方法对于研究针对认知能力下降的可能干预措施至关重要。非实验室环境中的认知功能监测已被主张为传统认知测试问卷的重要替代方案。

（1）移动平台设备：视频游戏是指需要使用某一类视听设备，并基于一定剧情进行操作的游戏。视频游戏具有任务多样性、实时反馈、快速适应和较高的动机等特点。在智能手机、平板电脑中安装视频游戏，可作为神经退行性疾病认知筛查的工具。

（2）可穿戴耳机：可穿戴耳机具有检测神经活动的脑电图传感器，数据可以通过蓝牙或无线互联网传输到智能手机。通过神经活动，耳机可以检测老年人的注意力、兴趣、兴奋度、放松程度和压力水平。

（3）智能手表：基于智能手表的认知测试能够测量老年人的注意力、工作记忆和执行功能。测试结合了基于智能手表的传感器数据收集技术能够同时收集认知、生理和行为数据。

（4）智能鞋垫：步态异常与发生痴呆的风险呈正相关。时间和空间步态参数获取通常在专业机构进行；然而在生活环境中，远程测量步态的替代方法可能会提供有关步态表现的更多信息，并增强大规模步态评估的可能性。将压力传感器和加速计装于鞋垫可以提供一种全新的步态分析方法。

（5）可穿戴睡眠监测装置：睡眠结构和连续性是大脑健康的基础，睡眠障碍往往与神经退行性疾病有关。通过佩戴头带、腕带、臂带、戒指等可穿戴睡眠监测装置，连续记录脑电图、心电图、眼电图（electrooculogram，EOG）、肌电图（electromyogram，EMG）、脉率、呼吸频率、头部运动、鼾声呼吸、离床活动等数据。

（三）机器学习设备

机器学习是人工智能的重要功能，它运用统计技术使计算机程序能够基于过去的数据自行做出预测和决策，从而使程序能够通过迭代体验逐步更好地执行任务。这些优化算法可以不断收集和分析来自纵向观察的大量数据，通过识别和分类模式，运用预测分析来评估风险水平，进而提出行为或护理建议。例如持续分析输入数据的人工智能监控程序能够检测到老年人在试图站起来或恢复平衡时逐渐需要更长的时间。当根据收集到的数据预测到健康状况下降时，自动分析系统可以根据预设的风险阈值决定是否进行干预，方法是向老年人（和/或其照护者）发送预警信息甚至行为建议。这些技术不仅提供描述性的实时信息，还提供自动警报以促进及时和安全的照护，从而有可能防止急性恶化或严重伤害，延迟或避免接受昂贵的治疗和护理服务。

（四）居家安防设备

老年人的观察力和反应力迟缓，在遇到家居安防问题时，老年人无法做出及时有效的处理。此外，高龄独居老年人或白天独自生活的老年人愈发增多，独居老年人和家属最担心的就是老年人突发意外时无人知晓。居家康养安防系统利用互联网和电子信息技术，对居家的老年人进行安全防护和监测，改变传统的报警模式，实现设备和系统的联动操作，发现安全威胁及时报警使老年人得到社区和家人的及时救助。

1. 烟感报警器 在家庭火灾事故中，老年人因行动不便成为火灾受害的主要人群。尤其是独居老年人，火灾等安全问题正越来越明显地威胁到独居老年人的生命安全。烟感报警器内置烟雾传感器和光电感烟器件，一旦检测到室内浓烟超标或感应到物体燃烧时发出的光和热，就会自动发出鸣响，以提醒老年人家中可能存在火情隐患，既能让老年人第一时间获知火灾信号，提前逃离现场，也可以提示邻居及时发现火灾帮助老年人逃生，有效保障孤寡老人的人身安全。预警信息还能同时发送至管理后台。如果预警长时间没有消除，后台就会通过短信、电话等形式通知老年人的家属或者社区工作人员上门查看。智慧物联数据平台为独居老年人筑牢消防安全"防火墙"，共享智慧的新型数字生活。

2. 燃气报警器 在生活中老年人因忘记关阀门而造成燃气泄漏的事情时有发生。燃气报警器通过气体传感器探测周围环境中的低浓度可燃气体，一旦检测到燃气浓度的异常变化，便会及时发出报警信号，提醒室内居民注意燃气泄漏，并建议他们及时开窗通风、关闭燃气阀门等，以疏散室内的燃气，从而从源头上解决安全问题。联网设备通过后台还能及时安排工作人员第一时间赶来处置。

3. 水浸报警器 由于老年人的记忆力随年龄增长有所下降，因此在日常生活中难免出现类似忘记关闭水龙头这样的情况，如果这种情况没有得到及时处理，很容易导致家居被水浸。借助水浸报警器这样的设备可以起到预防水患的效果。水浸报警器主要用来对需要进行水浸防护的空间进行漏水/水浸/水位监控，当检测到有水时设备会及时向用户发出警告，用户可以及时发现水管堵塞、水管爆裂、忘关水龙头、雨天屋顶漏水等情况所导致的溢水、浸水问题，从而保护财产安全和人员人身安全。

4. 智能门磁 智能门磁聚焦老年人突然晕倒、在浴室摔倒等安全问题，综合老年人居家活动规律，转变传统"开门报警"思路，反向应用实施"未开门提醒"管理方法。当独居老年人长时间内有未开门痕迹，智能门磁系统将通过手机、PC 端、监控大屏推送报警信息至监护人和社区管理员管理平台，实现多维度的联动报警。

智能监测设备可以全面了解老年人的整体活动模式以及各种症状出现的环境背景，可以成为健康老龄化的宝贵工具。为了让智能健康监测技术更好地满足老年人就地康养的愿望，有效提高生活质量，促进健康结局，最大限度地节约资源，必须加强人工智能发展的潜在风险研判和防范，维护人民利益和国家安全，确保人工智能的安全性、可靠性和可控性。

三、老年人出行安全的智能化保障

随着人们生活水平和生活质量的提高，越来越多的老年人具有独立外出的条件及需求，但由于机体的自然老化和认知能力的下降等，老年人的出行存在一定的困难和风险。无论是作为行人、公共交通用户还是汽车驾驶员一旦发生事故，老年人可能需要更长的时间才能从伤害中恢复过来。对于 65 岁以上的老年人而言，受伤则更有可能危及生命。

（一）老化对老年人出行安全的影响

老化是影响老年人出行的最大障碍因素。相比于年轻群体老年人出行时存在的障碍主要由个体机能老化所致。作为人类自然的生命进程，老化主要表现在生理老化、心理老化和功能老化等三个方面。

1. 生理老化　生理老化是人体结构及其组成部分随时间形成的自然改变。步入老年期后人体内的能量、脂肪、蛋白质以及体液等会发生相应变化，同时器官如脑、肾、肝、肺、肠以及生殖系统，还有五官和皮肤等也会发生相应变化，这些变化导致外表体型的变化、躯体功能衰退苍老，出现行走不便、视听觉衰退等障碍。

（1）体力支配能力下降：随着年龄增长老年人骨骼中的有机胶质成分减少，无机成分由年轻时含量的 50%增加到 80%，大幅度的成分变更致使老年人的骨骼变脆、韧性变低极易发生骨折。老年人体态的变化也与骨骼有很大关系，如身高变矮、驼背等是骨质疏松受力后变形的结果，加之老年人的软骨可能发生钙化、脂肪化，关节表面也会发生粗糙不平、变形等一些列变化，导致老年人行动不便，甚至站立不稳等支配障碍。这些障碍对老年人的出行造成了影响，使老年人不得不利用助行工具，如拐杖、助行器、代步车等。

（2）视觉下降：大多数老年人即使眼睛没有产生病变，也会因衰老出现视觉减退。老年人在夜间驾驶或从室内到室外的光线适应上也会出现困难。随着年龄增长老年人的眼球晶状体内会集聚多层死细胞，在造成视觉模糊的同时，也使其色彩辨别力有所降低，对老年人出行造成了极大的困扰，尤其夜间出行存有很大安全隐患。

（3）听力损失：听力老化是由年龄的增长而引起的听觉器官功能衰退，属于自然生理现象。在老年群体中，约有 1/4 以上的老年人有听力减退状况，这主要是耳蜗基底膜变厚、变硬导致听神经变弱。另外，毛细胞及听神经细胞的凋亡也影响了声波传导效率，使得老年人对语音的鉴别能力有所降低，出现重听、耳聋现象。同时，听觉反应的相对延长也影响了老年人的语言知觉能力和理解能力，这些变化在外出时会对老年人自身及他人造成极大困扰，是出行危险因素之一。

（4）肢体感觉障碍：老年人的感觉神经衰退，肌纤维反射和随意反射时间延长，导致动作缓慢、肢体配合欠佳，较容易摔倒。在外出行走时尤其在交通高峰期时，老年人可能会因应急反应能力下降而发生事故。

2. 心理老化　心理老化是指人的感知觉、记忆、智力、学习能力等的衰老过程。

（1）心理需求变化：随着年龄的增长，机体功能的衰退会造成老年人心理上的改变。老年人的心理承受能力有所降低，对待事物的情绪反应相对激烈，主要表现为性格执拗、易于激动、不易接受新事物、情绪不稳定等，对老年人的身心健康有明显的影响，从而易引发精神心理疾病。有些老年人退休后，由于社会角色发生改变，导致其处世心态发生一定变化，增加的空闲时间使大多数老年人表现出心里空虚、消沉抑郁的不良状态。若子女无暇顾及老年人，还会加剧老年人的孤独感，令其情绪更加焦躁不安，从而增加了他们的工作需求和交往需求。退休后的老年人大多仍有一定的工作能力，依然希望能够工作体现自身价值，况且他们多年的工作经验也是社会的一大财富，充分协调利用老年人的人力资源不仅可以满足老年人的工作需求，也有利于经济发展。同时，多层次的交往也能满足老年人在认知发展和信息交流方面的需求。鼓励老年人走出家门积极参加社交活动，对老年人的身心健康十分有益。满足老年人的这些需求必须关注的是老年人的出行安全问题，不良的心理状态会给老年人的出行带有潜在的情绪性危险，所以我们在给予老年人理解关爱的同时，也要给予老年人出行安全的保障。

（2）心理机能老化：随着身体机能的衰退老年人的大脑功能也发生改变，其中枢神经系统递质的合成和代谢减弱，从而导致感觉能力降低、意识性差、反应迟钝、注意力不集中等现象。心理机能老化主要表现为记忆力下降、注意力不集中、学习能力衰退等，使得老年人的信息处理能力有所降低。当面对复杂的信息时，老年人容易做出错误判断，从而较易发生意外。智能化保障要充分考虑老年人的心理变化，通过简化操作方式、形象化操作过程、避免多余信息、增加警示功能等的设置来弱化心理机能老化带来的障碍。

3. 功能老化　作为生理老化和心理老化的结果，功能老化不仅使老年人的身体活动存有障碍，而且对自尊心较强的老年人的精神和心理也造成一定的影响。部分老年群体将功能老化简单地归结于生理老化，错误地认为是年龄大了的必然结果，不愿意出行。老年人子女在心理上也存有担忧，不赞成老年人独自外出，这对老年人的身心健康造成了极大危害。上述原因不仅导致老年人缺乏必要的活动使机体的功能更加退化，也在心理上造成不必要的障碍，运动缺乏加上长期心理上的压抑是诱发老年人各种疾病的重要原因之一。例如高血压、心肌梗死、脑血栓等都是老年人功能老化的表现，疾病的困扰与自信心的不足使老年人对外出出行缺乏安全感。从自身的营养健康角度出发，老年人根据自己的需求，进行适当的养生保健是必不可少的，但并不能从根本上解决老年人机体老化问题，只能起到缓解作用，因此老年人的安全出行没有绝对性的保障。如何更大程度地提高老年人的安全出行能力。智能化保障通过设计使老年人的功能得到最大程度的补偿，提高其出行能力。

（二）老年人出行安全的智能化保障措施

保障老年人能够安全、独立、自由的出行是老龄友好社会需要考虑的首要问题。通过老年人产品设计来弱化个体老化带来的出行障碍，通过产品的无障碍设计提升老年人的安全出行能力，旨在提高老年人生活品质的同时，赋予他们更为人性化的关爱。

1. 个人出行辅助　在智慧康养理念下，各类智慧型生活辅助用具让有功能障碍的老年人能够不需要专门的照护人员而独立生活。通过科技产品帮助老年人出行，是老龄科技创新的重要方向。

（1）个人定位装置：老年人由于记忆能力退化、自我判断及保护能力不足容易迷失方向，且在遇到危险时也很难实现自救和求助。老年人可以佩戴 GPS 定位装置作为信息采集终端，该装置将接收到的位置信息等通过无线传输方式发送至服务器，再通过 GPS 定位平台和手机 APP 让家人和监护人随时随地都可以查看老年人的位置。各种报警提醒功能可以帮助家人和监护人更好地照看老年人。具备电子围栏功能的定位管控系统可以通过平台和手机 APP 设置一个电子围栏区域，当老年人进入或者离开这个区域时，系统会立即发送围栏报警信息到平台和监护人的手机，从而避免老年人走失的意外发生。GPS 定位装置常安装在手杖、手表、鞋垫中。

（2）个人寻路器：随着城市化进程的加快，地铁、商场、图书馆、医院等与生活息息相关的基础设施已成为人们生活的重要组成部分。封闭的地下环境、错综复杂的空间结构、繁杂多样的线路，使得老弱人群寻路问题越来越受到人们的关注。当前，导航系统大多是依靠移动设备 APP 的导航系统。针对老年人开发的个人寻路器有针对性地开发"大字体"显示屏，地图与字体显示的比例更合理，使老年人看得更清楚；专属设置便捷按钮，将老年人常用的医院、公园、菜市场、公交站等信息预设到页面中，老年人一键点击就能找到相应的地图信息。

（3）跌倒检测设备：跌倒检测设备可以感应到老年人是否处于危险状况中，或者生命力何时发生变化。借助这些设备老年人只需按一下腕带或项链上的按钮，就可以提醒监护人或寻求帮助。一些可穿戴的警报系统如智能鞋垫甚至可以检测跌倒，无须老年人完全按下按钮。当遇到紧急情况时家人或朋友会自动收到警报，以便尽早确认老年人的安全状况。创新的可穿戴技术不仅可以自动向紧急系统和监护人发送提醒，还可以通过监测老年人的健康状况来预防其未来跌倒的风险。

（4）跌倒防护安全气囊：跌倒的发生往往在一瞬间，安全气囊内置的高精准惯性传感器和运动识别算法能够在跌倒前迅速预判出跌倒事件的发生，并利用快速充气技术迅速打开安全气囊，从而在人体着地之前给予头部、髋关节、背部实时防护，最大限度降低跌倒带来的严重后果。

（5）智能助行器：智能助行器通过器械支撑，使腿脚不方便的老年人甚至失去行走能力的人能够自主行走。在为用户提供行走辅助的基础上，智能助行器不仅利用内置摄像头、传感器来监控用户的步法与心情，检测用户周围是否有危险地面、障碍物或其他用户，还通过面部表情识别、记录心率等功能来为用户的恢复过程提供分析结果。此外，智能助行器还可以充当私人教练，根据用户的兴趣来定制相应的活动。使用智能助行器能鼓励老年人多走动，以丰富其社交活动。

（6）智能轮椅：智能轮椅不是电动轮椅与助行器的简单结合而是智慧的深度融合。通过机器人动力算法智能轮椅可感知用户的意图并提供相应的动力，从而帮助使用者安全通过不同路况，给使用者带来更多的安全与舒适体验。智能轮椅既接受用户的指令，还能根据周围环境执行自动操作，比如自动回避障碍物、导航等。智能轮椅可以语音控制，对新界面和陌生按钮感到困惑的老年人来说使用更方便。当遇到问题或者发生危险时，还可以在线一键呼救或发出亮灯示警和鸣笛呼救为进一步救助赢得时间。

（7）智能助行机器人：机器人辅助步行已成为一个备受关注的研究领域，可以帮助行动不便的人更轻松地行走。智能助行机器人（图 6-1）能够根据人体的步行速度和幅度，自动调节助力频率，快速学习并适应人体的步行节奏，从而提供舒适的穿戴体验。偏瘫模式的智能助行机器人能为单侧髋关节提供助力，用户可根据需求选择左侧或者右侧的单侧助力，这可以在省力行走的同时降低摔倒风险，帮助偏瘫老年人改善患侧步态，从而提升康复训练效果。为视障老年人设计的机器人可通过激光和照相技术识别可能有危险的障碍物，如路缘、洞穴、下行楼梯等，帮助老年人实现安全出行。

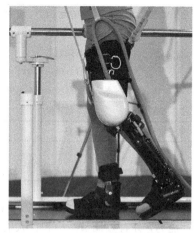

图 6-1 智能助行机器人

（8）老年代步车：由于老年人的闲暇时间多，出行需求增加，但其身体机能退化，出行时需要辅助产品。基于操作简易、安全性强的特征，老年代步车成为智慧康养社区的最佳载体。但老年代步车并非低速四轮电动车的代名词。未来智慧康养社区将成为老年人的主要居住场所和活动场所，高龄者出入频繁的公共生活场所亟须针对高龄者设计的代步产品。

（9）智能眼镜：基于视频技术和导航地图开发适合老年人需求的智能眼镜，不仅能在 10m 范围内基于视频分析语音提前告知视障老年人当前的路况信息，还可以对老年人的运动状态进行跟踪，并按照一定时间间隔对老年人周围的场景进行图像采集，判定老年人的失稳状态。当老年人处于失稳状态时，智能眼镜能及时对老年人周围的场景进行视频采集，并向周围人群发出求救语音信号，以尽快获取帮助。

2. 智能公共交通系统 老年人的出行有其独特特征，大多有相对固定的出行轨迹。以居住小区为出行起点，以公园、医院、菜市场、超市、老年活动中心等场所为目的地形成相对固定的出行路线，平均出行距离较短。与年轻人相比老年人更愿意选择包括公交和地铁在内的公共交通出行。

智能公共交通系统具有以下基本特征：①灵活的线路和时间安排，便于老年人安排出行；②实时、易懂的公共汽车出行信息，便于老年人了解公共汽车时刻表减少等车时间，从而降低意外跌倒的风险；③方便的付费方式，便于老年人支付车票费用；④完善的安全系统，以提高出行安全性。智能公共交通系统的技术及功能如表 6-1 所示。

表 6-1 智能公共交通系统的技术及功能

项目	技术	功能
车辆管理	GPS	接收卫星信号，确定车辆的经纬度坐标
	自动车辆定位系统	确定车辆位置和准确到达时间
	无线通信	保持公共汽车与调度中心之间的通信联系
	地理信息系统	用于地理数据收集、显示、分析和决策
	导航系统	用于调度中心有效监控公共汽车的行驶轨迹
	计算机辅助调度	帮助调度中心调配车辆
	调度和路线	调度和寻找最短路线
	顾客管理和资格认证	跟踪顾客情况，确认客乘车资格
	费用平摊计算、寄发账单和报告	简化财务计算和会计系统
	换乘连接保护	协调乘客换乘

项目	技术	功能
出行信息	一般服务信息（天气、服务区、加油站、快餐店、便利店等）	为乘客提供交通信息
	实时信息	提供交通状况的实时信息
	自助出行规划	根据出行者提供的信息规划出行行程
	出行预订、确认和取消	为乘客提供预约服务
	车载自动路线和到站提醒	为乘客提供报站服务
公共交通优先	公共汽车信号优先	保障公共汽车在道路交叉口获得优先通过权
电子付费系统	电子车票箱	可以接受现金、磁卡和公共交通卡等多种付费方式
安全和安保	车载安全系统	包括车载音响和录像系统，提高乘客安全性
	车站安全系统	与车载安全系统的技术相同

（1）行人倒计时器：行人倒计时器对交通路口的信号状态进行时间显示，有助于提高路口通行能力，并有效调节司机和行人的等待心理状态，大大减少交通事故的发生。在老年人常出现的路口，安置手动控制红绿灯，老年人过马路前按下按键红灯变为绿灯，在减少人车矛盾的同时尽可能给行人，尤其是老年人过街提供便利。

（2）定制公交路线：通过大数据分析等技术，在精确了解老年人人流走向后，在老年人居住的大型区域和常去的活动场所间开通定制路线。定制公交中途不停车，直达目的地，不仅能节省通行时间，还能为老年人或残障人士提供点到点的公共汽车服务。

（3）人脸识别系统：信息化常常使老年人在外出时陷入迷茫。老年人在公交车站用指定的票务处理机通过证件扫描完成首次人脸识别注册。当老年人再次乘车时扫描脸部就能迅速乘车，大大减轻了老年人的出行验证时间，也避免了老年人出门忘带公交卡或身份证的尴尬。

（4）智慧出行 APP：随着智慧手段的快速发展，出行服务的智能化程度不断提高。许多 60 岁以上的老年人也在不断学习使用智能手机或平板电脑等电子产品。他们不仅需要便捷的交通出行方式，更希望同年轻人一样使用手机等智能设备协助完成出行中的各种需要。智慧出行 APP 以公交优先、服务为先为主线，基于大数据分析、人工智能等智慧手段，汇总分析公共交通信息、人流数据信息等与出行相关的信息。根据老年人出行习惯和交通实时状况，智能推送热点出行方案，协助老年人设计出行计划，选择出行方式、出行时间，减少出行等待时间，使老年人的日常出行"智慧化"。适老化的设计还包括支持文字放大缩小、调整配色、语音识读等功能，具有大字体、大图标、高对比度等特点。

（5）公共交通基础设施智慧化：在公交站台设置老年人专属分级按钮，此按钮用于提醒即将到达的车辆有老年人候车需重点关注；增大公交线路表上的字体以方便老年人查询线路信息；采集候车站台、车内的视频信息，并运用机器学习和图像识别等人工智能算法判断分析定位信息、出行路径、安全预警、危险状况、突发事件等，分析结果将通过智慧出行 APP 或指定的电视频道实时反馈给老年人及其亲属，使老年人坐在家里看着手机或电视就能知道公交、地铁的来往信息，极大地提升了出行的便利性。

3. 按需出行　按需出行主要包括共享汽车、网约车、拼车、共享单车等出行服务，提供了大量的移动解决方案，大大提高了不同人群的出行可达性。不少服务企业也在扩展服务内容有针对性地满足老年人群的需求，例如"一键叫车"和"电召服务"。"一键叫车"界面简洁、操作方便，通过大字号显示、设置常用地址、增加支付方式等多种手段给老年人打车出行提供便利。同时，网约车平台通过技术手段精准施策，为老年人提供优先派单服务，进一步缩短老年人叫车等待时间，提供更加便捷、舒适的叫车体验。无障碍车驾驶员会主动联系乘客并帮忙推轮椅。到达目的地后，驾驶员主动询问乘客停车地点，尽可能将车辆就近停靠。加装了专属福祉座椅的汽车，能为行动不便的老年人提供更便利、舒适的乘用出行体验。在老年人较多的社区以及医院附近等地方设置固定的"数字扬招站"，老年人只需用手机轻轻一扫，就有出租车来到数字扬招的位置接送老年人，切实帮助老年人解决打车软件操作难、路边扬招叫车难的两大问题。

近年来，以新一代互联网技术为依托的智慧城市理念日渐成熟，为解决人口老龄化问题提供了良好的思路。其中的智慧交通概念，运用源数据融合、云计算等技术，使中国智慧城市建设与老年人出行服务系统有机结合，促进"积极老龄化"目标的实现，保障老年出行的安全、健康、高效，推动老年人出行服务系统多快好省地发展。

第二节　智慧居家康养系统建设

智慧是生命从感觉到记忆再到思维的基于生理和心理的一种高级创造过程。智慧康养是通过智慧对康养赋予新外延，将康养涉及的健康管理、康复护理、医疗保障、家政服务、物业社区等方方面面提升到智慧的层面，使康养具有数字特色、自检验和检测特色、通信特色、网络特色，是当前数字时代、"互联网＋"等新兴技术对康养产业的新赋能。党的二十大报告指出："实施积极应对人口老龄化国家战略，发展养老事业和养老产业，优化孤寡老人服务，推动实现全体老年人享有基本养老服务。"这也为智慧康养提供了根本遵循。

智慧康养是通过互联网、社交平台、物联网、云计算等数字信息化技术，实现信息与资源的共享，跨越时间、空间、人群边界（尤其是空间），将老年人、社区、医护人员、医疗机构、政府、服务机构等整合成一个有机整体，为老年人提供更便捷、更多样、更契合需求的服务，从身心层面来满足老年人的需求，达到老年人客观物质与主观精神双重满足的目的。智慧康养服务所涉及的生活服务涵盖了日常起居、安全、医疗、保健、娱乐、学习等各个方面，通过对老年人的相关信息数据进行自动监测与实时更新，为老年人提供及时的预警和相应的处置措施，从而实现人机互动的智能化生活模式。这些智能化信息技术手段使得老年人的生活质量得以有效提升，同时将老年人的经验智慧和科技智慧有机结合，使得老年人在此过程中能获得尊严、体现价值、拥有更强的幸福感。

智慧居家康养通过为老年人提供更多的智能化康养产品和服务，使他们在日常生活中摆脱时间和地理环境的束缚，满足多方面的需求，并在自己家中或熟悉且舒适的环境中过上高质量生活。

一、社区居家智慧康养服务模式

随着教育、科技、医疗等的进一步发展，人口老龄化与全域智能化成为 21 世纪最为瞩目的两大趋势。在人口金字塔结构底部萎缩、家庭亲属联系弱化的背景下，家庭康养能力与机构康养服务供给已无法满足日益增长的需求，代际间的生活分离使得传统家庭康养面临现实困难，以社区为依托的居家康养服务迅速成为解决康养机构数量短缺的首选。社区居家康养服务中心是基于当代老年人的康养意愿和中国国情应运而生的。社区居家康养实质上是居家康养方式的延伸，这种由社区提供相关服务和各种资源的整合，全面服务于有康养需求的人群，不仅从老年人的衣、食、住、行出发，关注他们的娱乐休闲方式和学习兴趣，还致力于为他们打造理想的生活方式，发掘晚年生活乐趣，充分发挥了社区在康养服务中心的地位和作用，是社会文明进步的重要表现。

社区居家康养以社区为平台，对各种服务资源进行重组和整合，并提供餐饮服务、休闲娱乐、医疗服务等项目。也就是在所属社区中，以家庭为核心，老年人主要在社区接受专业养老服务。社区居家康养服务是指通过社区这个平台将康养资源整合并合理运用，丰富老年人的精神生活的同时满足了老年人的需求。该模式的主要特点是可以弥补家庭和社会照护的不足，使老年人能够在熟悉的环境中安享晚年，从而减轻了家庭的负担。

在互联网高速发展的背景下，智慧康养模式在不断创新，弥补了过去居家养老服务的短板，改善了康养服务现状，并提高了老年人晚年的生活品质。

（一）智能服务云平台模式

该模式主要通过服务平台的嵌入，对康养服务实行更加精准的数字化服务管理，可以有效地掌握社区居家康养服务的数据信息。该模式通过物联网技术将各种智能设备（如健康智能设备、环境监测设备、室内动作监护传感器、社区定位系统、摄像监控系统等）联结到一起，实时采集上述设备的各项数据。数据被输入到软件系统中，与其他数据进行对比分析，从而实现智能化的管理诉求，优化老年人的生活方式，并增强社区的安全性。作为综合性平台，它既可以直接提供居家康养服务，又可以整合第三方的服务产品和服务人员。康养服务的需求方与供应方可以通过平台的信息交流和互动功能，促进需求与供给的动态调整与平衡。这样，老年人可以更方便地表达自己的需求，服务提供者可以及时调整服务项目与内容。

（二）护理型智慧康养模式

护理服务是康养服务的重要组成部分。随着老年人身体机能的逐渐退化，老年人对个性化、精准化医疗和护理服务的需求持续增长。在护理人力资源有限的情况下，信息数字化与智能技术给康养护理服务带来了变革与创新。智慧康养护理是指结合智能设备、信息化系统、大数据、物联网等技术手段，对老年人的医疗数据进行采集、分析和评估，制定出最佳护理方案及措施，为老年人提供便捷、高质量的护理服务，从而提高老年人的康养生活质量。该模式由医生、护士、护理员等专业人员组成服务团队，利用智慧信息平台，通过智能监测设备对老年人的身体健康情况进行实时监测，评估老年人的个性化健康信息服务需求，为他们在疾病预防、诊断、治疗和家庭护理方面提供大数据支撑。同时，该模式结合老年人的个人意愿，通过线上和线下服务相结合的方式，为老年人提供更加优质、高效的康养护理服务，从而实现智慧康养。该模式的服务内容主要包括个人生活照料、健康管理、专业护理、文化娱乐服务。个人生活照料是为老年人提供个人清洁、饮食、睡眠护理等服务。健康管理是对老年人进行护理评估与监测、风险防护、压力性损伤防护、康复训练等护理服务。专业护理包括常见症状护理、给药护理、呼吸道护理、管路护理、临终关怀等。文化娱乐服务是开展适合老年人心理、生理特点的文化娱乐活动和健身活动。

（三）虚拟养老院模式

虚拟养老院就是整合康养机构、社区医疗服务中心、家政服务等康养资源，通过远程诊疗、居家入户服务等手段，实现居家康养服务，打造一座没有围墙的养老院。例如，通过电信网络与通信技术的运用，实现老年人与家人实时网络电视视频通话，满足老年人的情感需求；利用电信定位技术建立虚拟电子围栏，以老年人为中心，实时监测老年人的活动轨迹，实现超出活动范围预警功能，防止老年人走失。虚拟养老院改变了传统的、被动式的服务方式，主动为居家老年人提供个性化、定期入户服务，通过网络平台，更加方便、快捷地满足居家老年人阶段性、个性化的康养需求，有利于实现分散康养资源的集中供给、精准供给和高效供给，是我国应对人口老龄化冲击的有效选择。虚拟养老院的建立是对养老服务供给"碎片化"的有效整合，而现代化信息技术的运用显著提高了养老服务效率，延长了服务辐射半径。

2007 年，江苏省苏州市沧浪区率先提出了"虚拟养老院"的概念，创立的"邻里情"虚拟养老院正式运营。随后甘肃省兰州市、江苏省张家港市积极探索，建立了统一的区域康养信息服务平台。经过十多年的经验积累，我国虚拟养老院的运作规律总体可以概括为政府推动、市场化运作、信息化管理、专业化服务，呈现出服务群体扩大、服务内容多元、智能化等特点。

（四）"时间银行"互助康养模式

"时间银行"是政府通过制度设计，支持和鼓励低龄老年人为高龄老年人提供非专业性的康养服务，按照一定的规则记录服务提供者的服务时间，存入"时间银行"个人账户，将来可兑换相同时长的服务。康养志愿服务时长的通存通兑，最大限度地激发了社会互助康养服务的内在活力，营造了敬老爱老助老的浓厚社会氛围。该模式是大数据平台信息数据共享共用的重要实践，有利于构建更加和谐的社会诚信体系。

1980 年埃德加·卡恩在美国创立了第一家"时间银行"，随后在 1995 年成立了美国时间银行联盟（TimeBanks USA）。2000 年后，在世界卫生组织"积极老龄化"理念的影响下，美国社区互助康养模式逐渐兴起。2001 年，美国波士顿灯塔山的一群老年人希望能够"在地养老"（ageing-in-place），并在"积极老龄化"理念的影响下自发成立了"灯塔山村庄"（Beacon Hill Village）这一互助养老组织。灯塔山的老年人通过缴费成为会员，并相互提供康养服务。"村庄"互助康养模式被广泛复制，这些"村庄"分布在城市、城郊及农村地区，为数以万计的老年人提供服务。在这种社区互助康养模式的带动下，"时间银行"开始逐步发展起来。我国的"时间银行"起源于上海。1998 年上海市老龄工作委员会鼓励开展"老年生活护理互助会"活动。随后上海虹口区和静安区于 1999 年分别实行了"时间储蓄"式互助服务，成为我国最早的"时间银行"实践。近年来，随着我国人口老龄化问题日益突出"时间银行"互助式康养服务受到了政府的关注，政府与社会部门开始参与到"时间银行"的发展过程中，"时间银行"整体规模不断扩大。

（五）智慧旅居康养模式

智慧旅居康养模式是智能护理服务、网络数据与传统旅居养老融为一体的新型康养模式，借助大数据、专业护理人员和康养平台提供服务。该模式的专业性和科学性较强，整体模式更注重护理疗效和身心修养。健康疗养是目的，而旅游只是一种实现方式。在该模式中，智能平台负责数据整合，康养服务机构负责各种康养服务，旅游平台提供休闲养生信息，专业护理人员提供符合老年人需求的服务。服务对象主要是年龄在 50～70 岁的身体健康、追求康养高品质的人群。该阶段的人群有较多的精力能够适应遥远的路途以及不同地区的气候环境。该模式的服务内容主要包括智慧住宅、智慧医养、智慧旅游和智慧运动等服务。

（六）智慧小镇康养模式

智慧小镇康养模式是以促进大众健康为目的，以健康产业为核心，将生态、景观、文化等资源与医学、护理学有机融合，利用明确的产业定位、文化内涵、旅游特色，结合一定的社区功能，提供满足老年人美好生活需要的度假、养生、治未病的综合服务。该模式主要由养老机构，社区卫生服务机构的全科医生、护士、护理员等组成服务团队，利用智慧康养综合服务平台和远程医疗服务平台为老年人提供线上和线下相结合的综合服务。该模式适合对康养有较高要求，不愿意在固定场所养老，同时有一定经济基础的老年人。该模式所在的地区一般具有良好的生态环境、气候条件，其服务内容主要包括智慧康养、智慧旅游和休闲养生。

二、智慧康养服务平台供需匹配

智慧康养服务平台融合移动互联网和物联网等技术手段，通过整合智慧康养服务信息共享平台与业务平台、全程档案管理平台以及服务模块信息交换层的各项服务应用和高度集成的服务终端等，为老年人提供自我健康及生活管理，旨在提升其健康水平和生活质量。要构建智慧康养服务平台，首先要在支撑这个平台构建的各个层面之间做有效合理的管理分工（主要涉及终端层、网络层、平台层和服务层），发挥各个层面的资源及信息优势，实现线上和线下的融合和配合，最终将越来越多的服务机构纳入智能化服务系统，构筑线上线下的闭环。

在康养服务体系不断完善的过程中，老年人对康养服务的需求也在不断变化，主要是对多样、个性服务需求的提升。智慧康养服务平台依托信息技术有效匹配供需信息，在一定程度上突破了传统康养模式的时空边界、手段和方式的局限。老年人居家就可以享受便捷的入户服务，该平台满足了老年人在安全保障与生活辅助、生活照料、医养结合与健康服务等方面的综合需求。

（一）智慧康养服务可及性

1. 可用性　可用性指多种老年智慧康养服务依托互联网平台实现。

2. 可获得性　可获得性指老年智慧康养服务以"线上申请、线下服务"为主要模式，推进优质的康养服务资源下沉，使康养服务更容易获得。

3. 可负担性　可负担性指老年智慧康养服务的定价水平相对合理，与老年人及家属的消费习惯、消费水平相符。

4.可评价性　可评价性指通过智慧康养服务平台对提供的照料服务、健康服务和护理服务进行质量评价，包括服务的专业性、服务内容的个性化和服务人员的服务态度等。

（二）智慧康养服务平台供需匹配存在的问题

1. 信息不对称　信息收集是智慧康养服务平台开展大数据分析的基础。平台对老年人服务需求信息分类不完善、不准确，不能充分展现出老年人的"个人画像"，因此平台对老年人服务需求信息的适配能力也不足。此外，简单的信息归类不利于形成高效的供需匹配。老年人服务需求和智慧康养服务供给之间的信息不对称，使得老年人服务需求难以及时、快速地得到满足，造成智慧康养服务的便捷性和灵活性较差。

2. 服务资源分散　平台虽为老年人提供了一系列康养服务，但由于服务资源分散，尚未建设成一个完整系统的服务体系。康养服务涉及的领域主体间缺乏合作，无法形成合力，导致实际效果不佳。

3. 人文理念缺失　康养的本质就是人本服务，是一种人与人之间的情感交互。智能设备、产品、技术的开发和普及仍然处于发展状态，为老服务适配度不足，需要用更精细的服务、更人性化的技术创新打造智慧康养服务平台，从而对接老年群体的特殊需求，从适老化到智老化融合技术精度和人文温度。

4. 运营模式单一　智慧康养服务的供给主体目前各自为营，仅在信息平台内拼凑成一个养老服务，尚未形成一个有机结合的整体。而且在系统内部也没有实现科学运营，缺乏市场化运作的竞争意识，导致市场活力未被充分调动。在这种情况下，平台无法体现智慧居家养老服务体系的科学性与完整性。

5. 管理机制缺失　智慧康养项目尚未形成统筹全局的智慧养老规范、标准和制度，导致了养老服务质量参差不齐、资源利用率低和重复建设等问题。

三、社区居家智慧康养服务平台功能

社区居家智慧康养服务平台的建设思想是以老年人的康养服务需求为基础，以各种感知终端为手段，以云服务平台为支撑，以社区为依托面向居家老年人提供高效、灵活、多样的康养服务。社区居家智慧康养服务平台的建设目标是利用信息化手段来整合社区的康养资源，整合不同康养服务供应商的服务渠道，使老年人及其家属能够通过电脑、网络、电话、智能手机、智能电视、智能穿戴设备等智能终端请求和获得便捷灵活的服务，让服务者和被服务者都能享受到网络信息化所带来的便利。

（一）助医服务

提供助医服务功能，包括但不限于采用健康感知设备及系统入户向老年人提供体检服务、协助在线挂号、远程问诊、外出就医服务，可以建立老年人电子健康档案。

（二）助餐服务

提供助餐服务功能，包括但不限于通过电话、网站、微信、APP 向家属、老年人提供在线订餐、远程订餐、入户助餐、在线支付和线下支付服务。

（三）助购服务

提供助购服务功能，包括但不限于通过电话、网站、微信、APP 向家属、老年人提供在线购物、入户协助购物、在线支付和线下支付服务。

（四）助急服务

采用安全感知设备及系统向老年人提供紧急救助功能，包括但不限于呼叫器、求助门铃、远红外感应器、人员定位装置、手机、腕表，紧急救助服务可与医院及 120 等服务机构实现联动。

（五）康复服务

提供康复服务功能，包括但不限于采用家庭康复器具及系统入户向老年人提供康复需求与能力评估、康复训练、心理疏导、音乐疗法、脑力训练服务，建立老年人电子康复服务档案。

（六）精神慰藉服务

提供精神慰藉服务功能，包括但不限于采用虚拟现实设备及系统入户向老年人提供心理疏导、精神关爱和法律援助服务。

（七）日间照料服务

依托社区养老服务设施或场所提供日间照料服务功能，包括但不限于生活照料、膳食供应、健康指导、文化娱乐和心理慰藉。

（八）上门护理服务

通过平台实现预约服务功能，包括但不限于助餐、助浴、助厕、户外照料、变换体位、移乘护理、起居料理、肢体康复训练和临终关怀。

（九）文娱活动服务

老年人通过平台选择活动团体，参加文娱、体育、参观、志愿服务类活动，以丰富老年人的精神文化生活。通过虚拟现实、增强现实等技术，帮助老年人便捷享受在线游览、观赛观展、体感健身等智能化服务。

四、社区居家智慧康养智能终端

智慧康养的实现需要基于各种智能终端，康养物联网可实现康养数据的采集及控制的执行。

（一）智能可穿戴设备

在智慧康养的布局中，智能可穿戴设备也是不可缺少的一环。智能可穿戴设备多以具备部分手机功能、可连接手机及各类终端的便携式配件的形式存在。最常见的形式有智能手表、智能手环、智能戒指、智能项链、智能腰带等。设备的功能有视频通话，紧急求助，定位，电子围栏，活动轨迹，计步，监测睡眠血压、体温、心率、呼吸、血氧饱和度，天气预报，门禁刷卡，电子读报等。佩戴舒适、基础刚需功能稳定好用、待机时间超长且足够人性化的智能可穿戴设备是市场最受欢迎的设备，也是未来老年人智能可穿戴设备研发完善的方向。

（二）智能家电

如今大多数家电都具有远程遥控等智慧功能。许多操作都建立在类似智能手机菜单模式的基础上，有内在逻辑规律。对于老年人而言操作步骤太复杂，这些功能不一定适合老年人使用。相对而言，搭载人工智能语音技术的家电更受老年人欢迎。人工智能智慧语音保鲜冰箱可以及时提醒食材即将过期；搭载人工智能声控系统的电视不仅能做到即时响应语音指令，还可以询问天气、点播歌曲等；人工智能音箱可以通过语音命令快速接通联系人无须逐一拨号，还可以坚持不连续、高质量的语音或视频通话；智能晾衣架可以通过远程语音控制升降，无须手动支撑，而且具有干燥和消毒功能，使衣服晾晒不受天气影响。

（三）智能家居

智能家居主要通过实时监测环境中的各项指标来反映人们生活环境的品质。智能家居产品包括温湿度传感器、光照探测器、窗帘电机、网关摄像头等。温湿度传感器能感知室内温湿度变化，自动开启/关闭空调、加湿器，以实现室内温湿度保持在适宜范围。光照探测器感知光线强度，并自动触发窗帘电机，还可以调节室内光照。智能感应灯具将人造光与太阳光互补利用，可减少家居环境中的阴影面积，能持续保障室内环境中系统设定的照度满足老年群体的生理与心理需求。此外，针对老年人容易出门忘带钥匙的难题，智能门锁可以人脸识别开门，还能自动联动灯光、窗帘、空调等多种设备的开启。搭载睡眠健康监测系统的智能床垫，可以连续精准获取老年人睡眠时的心率、呼吸率、深浅睡等各项生理指标，而且通过人工智能算法及时分析并识别潜在危急重症患者，及时发现窦性心动过缓、呼吸暂停、心律不齐等症状，做到对老年人高发疾病的早发现、早预防。智能马桶不仅具有离座冲水、清洁会阴等功能，甚至能检查老年人的尿液，量血压、体重，让如厕变成医疗检查。数据将被直接传送到社区卫生服务中心的老年人电子健康档案系统中，一旦数据出现异常智能系统会自动启动远程医疗，必要时上门进行卫生服务。

（四）智能护理产品

现代科技的发展秉持着"以智能护理赋能普惠养老"的使命，通过在产品端的持续沉淀和迭代，不断提升照护服务效率，降低护理服务压力，从而提高老年人的生活品质。常见的智能药盒仅有用药提醒功能，适老化的智能药盒加入了语音提示、提示灯、报警器、发送/接收消息、打电话、智能锁、线上问诊等功能，防止老年人误服、漏服药物，在一定程度上提高了老年人的用药依从性，解决了监测不足等问题。排泄护理机器人具有对卧床老年人翻身进行智能化提醒的功能，大大减轻了照护者频繁人工翻身的工作强度；通过抽污、温水冲洗、暖风烘干、杀菌除臭四大功能帮助失能老年人清洁大小便，保持会阴部清洁干燥，从而防止局部感染、尿路感染、压力性损伤、败血症的发生。智能洗浴机采用回吸污水无滴漏的创新方式，让老年人躺在床上即可完成全身清洁、按摩和头发洗浴等多项服务，极大地改良了传统的洗浴方式，并将照护者从繁重的工作程序中解放出来，辅助他们更好地服务老年人群。

（五）健康流动车

健康流动车依托物联网技术、移动通信技术、多媒体信息技术，不仅具备现有的社区健康服务车在生活照料、老年文化服务方面的功能，还具备为老年人提供日常医疗服务（疾病诊治和健康监测）、慢性病康复护理和精神心理健康关怀等功能。专家可利用移动通信技术与健康流动车建立视频通话，在线上对行动不便的老年人进行视频诊断、会诊及复查。

第三节　居家智慧康养服务

居家康养已是世界公认的理想康养模式。居家康养服务是以家庭为核心，以社区为依托，以老龄人群为服务对象，以康养服务机构为网点，以信息化平台为支撑，以专业化服务为主要服务形式，积极发挥政府主导作用，广泛动员社会力量，充分利用社区资源为居住在家的老年人提供生活照料、医疗护理、文化娱乐、精神慰藉等方面服务的一种社会化康养服务形式。

信息化系统是构建居家康养服务体系的重要支撑载体。该系统通过汲取各种先进的信息技术（物联网、互联网、智能呼叫、云技术、移动互联网技术、GPS定位技术等），创建"系统+服务+老年人+终端"的智慧康养服务模式。通过系统平台，老年人运用一系列智能设备（如手机、腕表、无线传输的健康检测设备）实现与家人、服务中心、医护人员进行信息交互。老年人不必住在康养机构中被动接受服务，在家就可以挑选、享受专业化的康养服务，如生活帮助、康复护理、紧急救助、日间照料、人文关怀、精神慰藉、娱乐活动、法律援助等医养结合的服务项目。

居家智慧养老服务的发展不仅有助于打破不同平台间的壁垒分割，全方位、多层次地收集老年人不同属性、形式、密度的信息，而且能够满足老年人对康养服务的多样化需求。同时，居家式的康养服务也可以让老年人生活在他们熟悉的生活环境中，不割裂老年人的社会网络，更加贴近老年人的日常生活。

一、老年人居家智慧康养服务需求画像

居家智慧康养服务是将互联网技术与康养服务深度融合的一种新兴康养方式。它不仅革新了康养技术，而且更加注重人文关怀，立足于老年人个性化的康养需求，实现了居家康养服务的精准化、便捷化与信息化。

（一）居家智慧康养服务的特征

1. 优化资源配置　居家智慧康养以家庭为核心，以社区为依托，同时能够接入机构专业护理人员的服务。在服务过程中，它综合运用各种互联网技术来满足多元的养老需求。这可以让资源得到最合理、最优化的配置。

2. 人性化、适老化　居家智慧康养服务的理念是以老为本，重视老年人的真实需求，是对传统康养的补充与优化。在设计和研发智能化产品及平台时，我们应考虑老年人的生理、心理状态以及接受度，从而提供更人性化、适老化的服务，满足老年人个性化的康养需求。

3. 效率与质量双把控　居家智慧康养服务将各种网络技术与康养服务相结合，能够更快捷、更高效地为老年人提供服务，同时通过精准识别老年人的多元需求来提高康养服务质量，使服务趋于规范科学。

（二）居家智慧康养服务需求

居家智慧康养服务系统应以真实需求为基础，通过产品端的智能产品、智能传感器等物化设备来采集个体数据、生活环境数据，为老年用户提供即时性和个性化的有效服务，并为老年人的积极心理状态和社会生活状态增添正能量。

1. 安全防护

（1）防跌倒：跌倒是我国65岁以上老年人伤亡的主要原因。跌倒最大的影响是引发骨折，主要部位为髋关节、脊椎骨、手腕部等处。其中髋关节骨折最为严重，死亡率高达20%～30%，且致残率高，42%患者不能恢复伤前活动力，35%不能独立行走。年龄越大发生跌倒及因跌倒而受伤或死亡的风险越高。在老年人居家生活、外出活动中，需要综合采取适老化改造、自我锻炼、加强巡视、使用辅具等多种措施防范老年人跌倒，降低老年人跌倒的概率，减缓伤害程度。

在居家环境中基于传感器设备的固定或可穿戴跌倒感知技术，采用机器学习、深度学习等跌倒监测方法，获取老年人的跌倒状态、生理状态及位置信息。当老年人摔倒时该技术系统立刻与远程监护平台通信，告知监护人和服务单位，并实时分享老年人的住址信息及生理信息等信息。在社区基于多摄像头监控技术和人体跌倒监测算法，识别出老年人的跌倒地点、跌倒行为并实时报警，在接到居家报警的同时，联动开启电子门锁。

（2）防走失：65 岁以上老年人容易走失，其走失比例在 80%以上。迷路、精神疾病和阿尔茨海默病是老年人走失的重要原因。一旦走失老年人会随时面临跌倒、冻伤、坠河、交通事故等各种风险，这些风险使老年人的自身安全受到很大威胁。而在接受过救助的走失老年人中，约有 1/4 的老年人会再次走失。随着我国老龄化的加速，高龄、记忆力减退和丧失的老年人也在快速增加，老年人走失已经成为现实的社会问题。

在居家环境中依靠高性能定位设备及应用，主要解决定位设备充电不便、设置复杂、待机时间短、老年人不愿意佩戴、故意损坏设备等问题。这些设备能够提供老年人的实时定位，并在他们超出特定区域时发出警报，同时解决老年人出门后忘记回家或忘记家庭地址等问题。在社区中，基于高清网络摄像头和人脸识别技术，采用视频增强算法和图片分析方法，对失智老年人的行为状态进行实时监测并对其行为进行分析，若数据库中标记的失智老年人出现或离开某些区域，系统将会立即给监护人及相关工作人员发出警报。

（3）紧急救助：伴随着传统的核心家庭结构的变化，家庭康养的功能日益削弱，独居老年人越来越多。独居老年人在身体有恙或遭遇意外时，如果未能被及时发现，很容易出现危险。

通过应用智能床垫或马桶垫、人体红外监测、生命体征探测等设备，实时搜集并分析各种状态数据，从而及时监测老年人状态、发出警报信息并通知到监护人或其他指定人员，便于在第一时间发现并实施救助。需重点解决状态采集准确性、老年人居室隐私保护、智能警报等问题。在能自主救援的情况下，操作简单的"一键呼救"设备可向家人、社区和智慧医疗平台发出警报。"一键呼救"设备不仅能覆盖室内场景，还能顾及室外应用场景。该设备使老年人不仅享有居家养老的自由，还享有出行和户外活动的自由。

2. 健康服务

（1）健康管理：老年人的生活自理能力下降严重，同时可能患有多种疾病。看病吃药对其而言既是大事也是难事。老年人看病入院往往需要全家出动，时间成本、人力成本和经济成本巨大。足不出户就能实时掌握自身健康状况，能随时查看自己的病历，及时得到专家的健康指导，成为许多老年人梦寐以求的看病方式。

覆盖"宣教—保健—诊疗—康复—照护"的智慧医养全流程服务体系，能针对老年人看病就医全流程中在认知、交互、场景化服务等方面的困难，提供健康咨询、慢病复诊、网上支付、医保结算、远程会诊、远程健康宣教、药品配送、老年人体检套餐、线上预约疫苗接种、"互联网+护理"等服务，使老年人享受到高质量的适老化智慧医疗服务。

（2）慢性病用药：研究显示，75%以上的老年人至少患有 1 种慢性病。老年慢性病导致老年人的身体功能受限，影响了老年人的日常生活能力，老年人需要长期服用药物。高龄老年人的活动能力、反应能力、健康状况普遍下降，一部分老年人视力不好或失明，部分老年人记忆力差，这导致经常有老年患者忘记定时吃药和吃药的量，特别是高龄独居老年人没有家人提醒，容易发生危险。

应用"互联网+"技术，提供老年人日常开药、取药和服药协助解决方案。例如，简便易用的智能药盒远程对接医疗机构或社区医疗机构，实现远程开药、远程刷医保卡买药、对接医药企业送药上门等；社区智能配药机提升了社区卫生服务中心为老服务能力、为老年人配药承载能力，让社区老年人就近取药。

3. 生活照料

（1）智慧助餐：目前多数助餐点需要老年人办理各类就餐卡，办卡手续复杂，而且需要老年人随身携带就餐卡，难以实现就餐补贴统一规范结算。采取传统现金支付方式，老年人排队时间较长；采取智能手机线上支付方式，对于不会使用网络刷卡、扫码、支付的老年人来说门槛较高。

运用智慧餐盘技术，提高菜品识别的精准度，根据老年人的健康档案，为老年人搭配营养均衡的饭菜；支持低网络支付门槛，便于老年人就餐体验，老年人在没有手机、不会扫码支付、没带就餐卡等证件时仍能顺利就餐；提高人脸识别在多种环境下的精准度，在技术上尽可能寻找替代人脸识别的智能支付手段，在注重隐私保护的前提下加强支付安全，防止个人数据泄露；整合多种支付方式，满足老年人堂吃、送餐、家人代买等多样化需求。

（2）家政服务：由于身体机能的衰退，很多老年人不能很好地打理自己的住所，因此家政服务也是老年人的一个重要需求。

智慧养老服务能实现老年人在家预约家政服务，如洗衣、保洁、水电维修、房屋装修等。服务人员上门提供生活帮助服务。服务质量及服务人员的态度等都可以直接反馈到智慧康养平台的帮助中心，中心管理者根据反馈情况选择优质的家政公司，从而形成长期、固定的合作给老年人提供更加优质的服务。

（3）助洗助浴：老年人，尤其是高龄、空巢、独居、失能和半失能等困难老年人的洗澡难问题已经成为社会关注的焦点。老年人由于行动不便、年龄较大或卧病在床，长期无法自己洗澡。其家人也不具备专业技能，难以协助。因此，老年人及其家人对专业助浴机构的需求日益旺盛。

居家智慧康养服务通过智慧康养平台的服务供需对接，由助浴师上门为失能、半失能老年人提供洗头、洗澡、理发、剃须、剪指（趾）甲等多项生活服务。该服务不仅为老年人提供身体上的洁净，也会在此过程中给老年人带来心灵上的慰藉，让失能人群找到尊严生活更加体面。

4. 情感关爱　现代家庭结构的变化导致独生子女家庭结构较多，子女白天外出工作，只留下老年人独自在家。借助智能化设备满足老年人对陪伴关爱的需求是大势所趋。老年人在日常生活中，普遍希望能学习、了解各类智能化产品，并通过智能化产品灵活、便捷地获取各类信息资源，从而更好地融入社会，排解孤单感，丰富晚年生活。

在老年人日常生活的场景中，借助各类智能化、信息化手段，为老年人提供触手可及、便捷易用的养老信息资源服务和陪伴关爱服务，从而提高老年人的生活质量，丰富老年人的社会参与。例如在社区康养服务综合体、社区日间照料中心、社区卫生服务中心或老年人家庭等场所，利用电视机、音频设备、触摸屏、机器人等智能化、信息化设备，为老年人提供视频、图像、音频等智能互动服务，使他们能够便捷地获取康养服务信息和智能陪伴服务。利用"互联网+"等信息技术，不仅可以为腿脚不方便的老年人提供网络视频聊天功能，而且可以使老年人足不出户，利用手机和电脑设备与他人和子女建立实时联系，还能够为老年人提供便利，让他们轻松地预约社区工作者上门聊天或者陪同出行，极大地拓展了老年人的精神生活领域。

5. 老年娱乐　懂科技、爱时尚、会享受、肯消费的老年人对高质量的老年生活有更多的新想法，他们新的生活追求也将催生巨大的新的养老需求。发展老年新潮体育、老年在线教育、老年智慧娱乐等消费新业态，增加养老金融、文化艺术、体育休闲娱乐等消费和服务内容，提供有效供给、精准服务，为老年人的康养生活创造更多的可能。

6. 供需对接　随着老年人及其家人康养服务消费理念的转变以及支付能力的增强，他们对康养服务和产品的需求逐步增加。而目前康养服务市场处于培育发展阶段，供需双方主要通过政府宣传、门店广告以及口口相传的方式进行信息传递，以达成相应的供需对接，这导致信息不对称且效率较低。如何鼓励和支持社会力量参与到康养服务领域中，并基于老年人的身体状况、个人经历、爱好等的差异，提供满足老年人多层次、多样化需求的康养产品和服务，从而实现康养服务和需求的精准匹配，是当前亟须解决的问题。

建设或者在已有的电商平台搭建康养服务供需对接专区，借助"互联网+"技术为康养服务提供者以及需求方提供供需对接和交易平台，提升康养服务的易及性。同时，降低社会力量参与康养服务的门槛，鼓励和引导康养服务产业的良性竞争，最终为老年人提供更加个性化、性价比高的康养服务，满足其多层次、多样化的康养服务需求。

二、PC 端居家康养服务

PC 端居家康养服务往往以智慧平台为载体，整合社区康养服务设施、专业服务队伍和社会资源，为老年人提供综合性的康养服务。PC 端居家康养服务的服务领域主要涵盖以下两个方面。

（一）智慧康养服务

智慧康养是指融合健康医疗、物联网、云计算、大数据、移动互联网等信息技术和产品，采集人体体征、居家环境等数据，实现家庭、社区医疗机构、健康养老服务机构、专业医疗机构间的信息互联互通和分析处理，提供智能化、个性化、多样化的产品和服务，满足人民群众日益迫切的康养需求。例如，上海市为解决智慧康养住区的问题，建立了智慧康养云平台以及智能健康监测、环境监测、室内监护等系统。

（二）居家康养生活服务

通过整合老年群体的实际需求，搭建康养服务网整体框架和居家康养服务管理平台，依托物联网、大数据、人工智能等信息技术，实现服务数据动态统计分析、运营动态监督管理、为老服务场景动态展示、公益志愿服务实时对接和后台服务监管等功能，有效实现居家康养的线上服务与线下实体对接互动、现场服务与入户服务有机结合、智能终端设备与精准对接服务集成配套。推动康养服务机构为居家康养提供支撑，将专业服务延伸到家庭。例如北京市推出了"养老助残卡"，失能老年人在网上商城进行卧床辅具、护理器械、滋补养生、常备药品、止痛膏贴等日常所需品的一站式采购，并允许使用卡片上的失能老年人护理补贴进行支付。

三、移动手机端居家康养服务

随着时代的发展和进步，移动手机已成为生活中不可缺少的一部分，老年人也越来越热衷于使用移动手机。但与年轻人相比，老年人使用移动手机上网有着自己的独特诉求。老年人对移动手机的使用主要集中在沟通交流、浏览新闻资讯、检索信息和进行休闲娱乐等方面。此外，随着越来越多的生活事务都已网络化，逐步学会互联网应用和操作的老年人也开始享受智能生活带来的红利，如网上购物、网上生活缴费、手机银行业务办理等。移动手机端居家养老服务的服务领域主要涵盖以下四个方面。

（一）沟通交流

随着城市化推进和社会结构转型，家庭规模趋于小型化，空巢老年人的数量迅速增长。孤独寂寞、对儿女的思念让老年人缺乏精神慰藉。虽然有的老年人和子女生活在一起，但由于子女忙于日常工作、学习等原因，他们很少与老年人进行情感上的交流与精神接触。各种形式的空巢化使老年人缺乏子女照顾，生活单调，缺少情感交流和精神慰藉，进而产生孤独、无助、寂寞等消极情绪。这些消极情绪会导致老年人出现性格抑郁、行动能力下降、记忆力和判断力衰退等心理障碍，甚至诱发痴呆等老年精神疾病。通过电话、信件与家人、朋友保持联系的时代已经过去，老年人渴望用新的通信工具与亲朋好友建立关系。移动手机的使用可以突破老年人与亲友交往所受到的物理空间限制，加强老年人与亲友的联系，给老年人孤寂的晚年生活带来慰藉，并在一定程度上满足自身情感互动的精神需求。

（二）获取信息

获取信息、了解世界对老年人来说也十分重要。受身体机能的限制，老年人无法随心所欲、说走就走，但足不出户不代表心灵闭塞。信息资源的获取是互联网最大优势之一，只要有一台移动手机便可以足不出户地知晓天下事。移动手机具有其他产品无可比拟的便捷性，以文字、图片、视频、音频等形式为老年人提供所需的信息。老年人可以根据自己的需求和兴趣，在各种软件和平台获取健康信息、新闻资讯、养生知识，或者参加线上讲座、活动等，这不仅降低了信息获取的时间和金钱成本，还扩宽了老年人的信息获取渠道。当老年人拥有移动手机在数字化大潮中自由冲浪时，老年人不仅开阔了视野，也增强了自信和自尊。

（三）休闲娱乐

老年人退休后闲暇时间增多，社会交往的圈子相对缩小，他们有更多的时间可以关注自己感兴趣的事物。以往老年人看视频、追剧、听曲都局限于电视机和收音机。随着移动手机的普及，老年人也愿意尝试新鲜事物，而在短视频风靡的当下，刷短视频、玩游戏已然成为老年人消磨时间的主要休闲娱乐方式之一。移动手机的休闲娱乐功能极大地丰富了他们的精神生活，有效填充了老年人退休后的闲暇生活，并提高了他们的主观幸福感。

（四）健康检测

许多商业设备和系统，包括内置于移动手机中的大众消费者可以轻松访问的设备和系统，已经收集了健康数据（如身体活动、饮食信息），这些数据可以为老年人提供关于其一般生活方式的快照。这些娱乐产品通常不受与专门收集健康数据（如血压、心电图报告）的医疗设备或应用程序相同的监管控制。人工智能驱动的健康监测技术建立在这些功能之上，但不仅仅是收集和跟踪各种指标。人工智能健康监测具有模仿人类智能的过程，如识别、学习、推理、适应、预测和决定，通过补充当前的康养服务供给，减轻家庭康养人员的负担，并提高康养质量，在照顾老年人方面发挥新颖且重要的作用。

智慧居家康养可以为老年人提供精准、智能、多元化的适老化服务，让老年人享受到新型康养方式带来的便利，同时实现康养资源的优化配置，进而形成一种高效的服务供给方式。随着互联网和智能设备的应用深入，智慧居家康养成为解决老龄化问题的创新点。智慧居家康养服务在一定程度上弥补了传统居家康养服务的不足，改变了服务供需流程，提升了居家康养服务资源的供给效率；该服务不仅突破了时空限制，拓宽了康养服务范围，也让老年人从家庭康养和机构康养的复杂选择中脱离出来，有利于服务供给主体了解居家老年人的实际情况，实时跟进，快速、高效、便捷地满足老年人多样化、个性化的康养诉求，为老年人提供精准的居家康养服务。为进一步推动智慧居家康养服务的供需匹配，应从全局出发，统筹多元主体的力量来共同完善和推动智慧居家康养服务的发展。

（王　芳）

【问题与思考】

1. 简述老年人出行辅助设备。

参考答案：

（1）个人定位装置

（2）个人寻路器

（3）跌倒检测设备

（4）跌倒防护安全气囊

（5）智能助行器

（6）智能轮椅

（7）智能助行机器人

（8）老年代步车

（9）智能眼镜

2. 移动手机端如何实现老年人居家养老服务？

参考答案：

（1）沟通交流

（2）获取信息

（3）休闲娱乐

（4）健康检测

第七章　休闲与购物

【学习目标】

掌握：虚拟社区、期望收益、虚拟社区感、社交网络、人物画像的基本概念。

熟悉：老年人虚拟社区参与行为的影响因素；老年社交类型与社交特征；老年社交网络安全与危险防范；老年网络购物特征。

了解：虚拟社区老年人安全教育；老年社交需求；老年缄默用户预测与分析；老年网络购物趋势。

休闲是由闲暇时间、精神愉悦、自我实现等多个层面共同组成的复合型概念。除了工作时间、生理需求时间和家务劳动时间以外的所有时间都可计为休闲时间。休闲不是漫无目的地打发时间或仅身体的休息，而是休闲主体沉浸其中感受到精神愉悦的过程。休闲以一定的文化为基础，渗透了历史、环境、经济和个体等诸多因素的影响。购物是休闲的重要内容。老年休闲和购物是提高老年人生活质量的重要组成部分，不仅是老年人生活方式积极化的一个重要路径，而且是促进整个社会，尤其是人口老龄化社会稳定发展的重要因素。网络时代的到来更使老年人的晚年生活焕发出了新的生机，老年人休闲涉及获取资讯、通信联络、网络服务、网络购物、网络娱乐等社会生活的方方面面，随着时代的不断进步网络已成为推动积极老龄化的新动力。

第一节　老年人与虚拟社区

当前我国已正式进入中度老龄化社会。为实施积极应对人口老龄化的国家战略，应以乐观主动的态度去迎接老龄化社会的到来。通过互联网、社交平台、物联网、云计算等信息技术，为老年人提供各种生活保障和支持服务，并实施有效的管理，以帮助老年人拥有幸福的晚年。

随着互联网科技在我国的普及和迅猛发展，越来越多的老年人在使用网络。国家统计局数据显示，截止到 2023 年 6 月，我国共有网民 10.79 亿人。其中 60 岁及以上网民群体规模为 1.4 亿人，占总体规模的 13%，老年人互联网普及率达 47.1%。另据统计，老年人不同手机 APP 使用比例为：老年社交聊天类 APP 使用占比为 95%，老年购物类 APP 使用占比 54%，老年出行类 APP 使用占比 35%，老年拍照类 APP 使用占比 30%，老年炒股类 APP 使用占比 18%。随着虚拟社区的流行，越来越多的老年人开始使用虚拟社区，他们充分利用视频或语音聊天、短信、微信、Email、QQ以及收藏、转发、转载、@圈人、回复等功能在虚拟社区内外与他人进行交流、沟通和互动，充分享受着网络科技带来的便捷和福利。

一、老年虚拟社区概述

（一）虚拟社区

虚拟社区的概念最早在 1993 年由美国学者 Rheingold 提出，是源于网络群体长期共同讨论而形成的人际互动的集合体，成员间共享共同的语言、环境、价值与兴趣，亦称在线社区（online community）、网络社区或网络社群。虚拟社区是互联网时代的产物，依托虚拟环境出现。虚拟环境是指计算机实时生成的 3D 环境，具有社会存在感，可以加强互动和保留痕迹。虚拟社区具备地域、人口、设施、组织、人际关系五大关键要素，这些要素可以通过虚拟环境、虚拟人物的建立而产生。

虚拟社区的社交关系接近于相互平等的网状结构。作为信息化时代兴起的一种组织形式，虚拟社区打破了时间与空间的限制，将一群志趣相投、具有特定信息需求的社会成员聚集在一起。社区成员可自由选择参与和退出，也可选择同时参与多个不同的社区。沟通方式也可在同步性、异步性、单向性和双向性之间随意选择。社区成员凭借平等个体的身份进行社交，这种社交关系更加纯粹质朴，有利于形成自由分享的交流网络。随着 Web2.0 技术的发展，无数虚拟社区在互联网上涌现，如国外的 Facebook、MySpace、Twitter 和 Linkedin 等；国内常见的虚拟社区有天涯论坛、百度贴吧、微博、知乎、豆瓣、QQ 空间和微信朋友圈等。

（二）老年虚拟社区

老年虚拟社区是专门面向老年人开发和使用的虚拟社区，能满足不同老年人的各种需求。随着老年网民的不断增多，以"喜乐乐网""老小孩网""老友帮""中国老年社区"等为代表的很多老年虚拟社区应运而生，成为老年人交换信息与知识、认识新朋友和学习新技术的平台，老年虚拟社区丰富了老年人的情感生活，对于实现积极老龄化有着积极和深远的影响。由此发展出以智慧康养为基础的康养新模式——虚拟养老院。虚拟养老院把信息化手段和技术运用于居家养老服务与管理。它以社区为主导，联结各类社会服务机构，利用互联网、云计算、大数据等技术联结物联网，开发社区康养服务虚拟平台、智能终端设备、APP 等，提供远程提醒和控制、自动报警和处置、动态监测和记录等服务。它通过技术手段为老年人提供便民家政、生活照料、医疗保健、人文关怀、娱乐学习、应急求助等康养服务。这种虚拟智慧康养社区充分发挥移动通信、互联网、物联网、人工智能等技术的优势，面向居家老年人提供集信息管理、生活照料、医疗保健、文体娱乐、精神慰藉、紧急救助于一体的信息化、智能化康养服务，不仅使老年人的生活质量得以有效提升，同时将老年人的经验智慧和科技智慧有机结合，让老年人在此过程中能获得尊严，体现价值，拥有更强的幸福感。

二、老年虚拟社区参与行为的影响因素

虚拟社区对老年人有积极的影响，尤其是那些专门针对老年人的社区论坛，能满足不同老年人的需求。社区成员之间相互帮助，分享知识和提供情感支持，社区是老年人退休后获得社会支持的新来源。退休后的老年人时间相对充裕，他们关心与"健康""乐趣""退休""家庭"等相关的特定话题，他们对已经熟悉的虚拟社区具有较强的参与意愿，愿意在论坛、博客中分享自己的经验和阅历，喜欢使用自己已经熟悉的功能和应用程序。他们对于虚拟社区提供的额外服务非常谨慎，不会轻易尝试与陌生人交流，表达方式相对正式，较少使用时髦的网络语言。影响老年人这种参与行为的因素主要有以下几个方面。

（一）环境因素

环境因素是影响老年人虚拟社区参与行为的重要因素。环境因素包括社区外部支持和社区内部互动两方面。

1. 社区外部支持　社区外部支持对老年人在虚拟社区中的参与行为有正向影响。在使用虚拟社区过程中，老年人利用 Email、新闻组、论坛、聊天室和博客等各种基于网络的信息技术，寻求彼此间的相互支持。如果同伴之间能够相互支持和帮助，老年人的社区使用行为将会显著增加，他们在社区内的学习或分享行为的效果也会更好。调查发现，那些同伴、家人或者同龄朋友使用网络的老年人，其使用网络的频繁程度是那些同伴、家人或是同龄朋友不使用网络的老年人的两倍。此外，开放的公共平台环境会促进老年人的网络使用，如老年大学或是康养机构中的公共上网场所。在这些场所老年人可以利用现存的社会关系，向周围的人寻求帮助，或是与同伴一起交流自己的学

习体会，这对老年人在虚拟社区中的参与行为有很大影响。

2. 社区内部互动　随着退休后老年人逐渐回归家庭，老年人会面临社交圈子变小、活动地点变迁等问题。虚拟社区可以有效解决这些问题，能使老年人摆脱地理位置的限制，相互间自由交流、充分互动。由于虚拟社区成员间有着相似的爱好，当大家围绕共同感兴趣的话题展开充分交流和讨论时，老年人可以在虚拟社区中发现潜在的朋友，同时也能更好地发现如何使自己的潜在收益最大化，从而通过虚拟社区满足自己的需求。研究显示，用户基础庞大且信息和情感交流丰富的社区不仅包含更多的信息内容，还具有良好的社区氛围，能为社区成员提供更多的信息支持和情感支持。

（二）认知因素

个人认知是影响老年人社区参与行为的内在因素。研究发现，在参与虚拟社区的各类活动时，老年人希望得到别人的关注和肯定，存在一定的期望收益。与年轻人相比，老年人的自我效能普遍偏低，缺乏足够的自信。另外，老年人具有较强的虚拟社区感，他们迫切希望在虚拟社区中找到新的朋友，建立新的归属感。受环境因素的影响，老年人的期望收益（outcome expectation）、自我效能（self efficacy）和虚拟社区感（sense of virtual community）等认知因素是动态变化和不断发展的。

1. 期望收益　期望收益是个体对某种行为可能给自己带来的好处的判断，某种行为的期望收益越大，这种行为发生的可能性就越高。基于感知价值理论，使用虚拟社区的老年人会通过比较或权衡在参与过程中所获取的收益与付出的成本来确定是否继续参与社区的活动。老年人参与虚拟社区，通常希望有一定的收获，例如用于维系与亲友的关系网络，获取时事、健康与医疗信息、消费信息和在线课程等，进行购物、财务管理和旅行，或是建立在线的家谱、相册，打游戏和培养虚拟爱好等。参与虚拟社区活动可以帮助老年人扩大社交网络的边界，最大限度地满足老年人的个性化需求，享受计算机和网络带来的便利和价值。因此，期望收益会激励老年人积极参与虚拟社区的活动。

2. 自我效能　自我效能是个体对自己能否胜任某项任务或活动所需能力的判断，在个体完成目标、任务和挑战等活动中起着重要的作用。具有足够的自我效能对于老年人顺利参与虚拟社区活动非常重要。随着年龄的增长和生理功能的逐渐退化，面对网络和虚拟社区这种新兴事物，很多老年人对参与其中感到力不从心，对计算机新技术的使用存在焦虑和退却。要克服这种心理障碍就需要老年人拥有较强的自我效能感，是促进老年人参与虚拟社区的活动的积极要素。老年人可以通过同伴间的支持、对虚拟社区内互动氛围的充分感受来增强自信心，同时，通过学习比自己能力强的来提升实力和自我效能感。自我效能是正向影响老年人积极参与虚拟社区的活动的重要因素。

3. 虚拟社区感　虚拟社区感是社区成员的归属感，即觉得自己属于某个群体，是其中的一员，社区成员彼此之间有义务履行一定的承诺去满足他人的需求。老年人往往具有较强的虚拟社区感。他们因退休离开了原来的工作单位，失去了原有的归属感，虚拟社区的出现弥补了老年人的心理落差，导致其习惯于在某个社区论坛中活跃。在互动过程中，社区成员可以发现不同用户在虚拟社区中的活跃程度，从而发现一些积极的或是与自己有相似之处的用户；相似的爱好等会让他们彼此间觉得很熟悉，大家同属于一个社区的社区归属感会更强。研究发现，老年人更喜欢听从熟识人的意见和建议，更相信与自己熟识的人，这些行为都会强化老年人的虚拟社区感。较高的虚拟社区感也会使老年人更愿意参与社区内的各种活动，并觉得更有义务和责任参加社区内的各种活动。

（三）管理因素

虚拟社区的管理也是影响老年人参与社区活动的重要因素，管理因素分为以下几点。第一，社区平台的设计如果具有较强的服务易获取性和参与流程易操作性，将大大节省时间成本和执行成本，减少老年人参与活动所花费的时间和精力，降低老年人参与社区活动的难度。对社区成员的参与行为建立引导机制，简化发帖、转载、评论等参与流程，在不同级别的页面中建立多种渠道参与机制，同时清除广告、弹窗等内部程序，以便社区成员参与活动。第二，通过在社区内营造良好的情感互动氛围，增强老年人的虚拟社区感。例如根据用户自主选择的信息需求，为其推荐有相似经历和爱好的成员和内部活动，引导老年人进行交流和交友活动；推进社区文化建设，向社区成员传递乐观、积极向上的理念，置顶推荐一些健康且有正能量的内容，积极引导成员的情绪转换；严禁具有攻击性、恶意诋毁信息的传播，为老年人营造一个可以轻松自在表达观点的平台氛围。第三，引入激励机制，加大物质奖励系数和社会声誉得益系数，提高老年人的期望收益和感知价值。例如对社区成员发表的原创内容、转发内容、回复评论等行为赋予不同级别的权重来计算成员的参与度，然后用现金或等价物进行奖励，刺激老年人的参与行为。第四，加大隐私保护力度，构建信息安全信任体系。信任是人际交往的基础，在虚拟社区成员之间建立信任的气氛是促成参与的关键。虚拟社区应该重视与成员信任关系的建立，通过加强隐私保护，帮助成员放心地进行高质量的信息分享与交换，从而增加老年人参与社区的黏性和信任感。

（四）其他因素

除了以上因素，年龄、性别、受教育程度、网络经验、社龄（在社区内待的时间）等都会不同程度地影响老年人在虚拟社区内的参与行为。

三、虚拟社区老年人安全教育

从积极老龄化的视角来看，合理且适度地参与虚拟社区活动不仅有利于促进老年人的身心健康，提升其社会参与能力，还有利于提高老年保障水平，并有助于积极老龄化的推进。但由于老年人普遍对互联网技术的认知相对不足，法律意识也较为欠缺，网络风险防范能力普遍比较薄弱，他们更容易遭受网络诈骗或网络谣言等违法行为的侵害。为了更好地保护老年人，要特别加强网络安全教育。

（一）避免网络沉迷危害身心健康

网络的普及、智能手机和家用 WiFi 的广泛应用，使得一部分老年人变成了沉迷网络无法自拔的"网瘾老人"。《2020 老年人互联网生活报告》根据在趣头条 APP 上日均在线超过 10h 的老年人数推算，全国可能有超过 10 万的老人几乎全天候生活在移动网络上。过度沉迷网络不仅会给老年人的身体健康带来巨大的负面影响，如引发眼疾、头晕耳鸣、腰颈椎病、失眠以及原有基础疾病加重等健康损害，还会扰乱老年人正常的生活秩序，导致许多老年人迷失在虚拟世界中，他们拒绝出门、线下社交，社会适应能力不升反降。对网络的严重依赖和迷恋还导致一些老年人出现认知和情感上的偏差。因此，老年人要正确认识虚拟世界的利与弊，加强网络使用的自我管理能力，培养自身良好的网络道德和网络安全素养，健康、积极地畅游网络。

（二）避免网络陷阱造成生活困扰

在信息化时代，网络成为老年人获取信息的重要场所。每天海量的网络信息扑面而来，在给老年人提供诸多时尚资讯的同时，也使老年人成为形形色色网络陷阱和网络骗局的最大受害者。网络谣言、虚假广告、网络诈骗、低俗色情等是老年人遭遇比例最高的四大风险。许多网络谣言的制造者抓住老年人渴望健康的心理，在发布一些健康养生、食品安全类的谣言时，往往使用"有毒""致癌""致死"等刺激性字眼，配合一些看似专业的名词、确凿的数据、客观的实验，让老年人产生焦虑和恐慌，从而落入谣言的圈套。不仅如此，老年人还常常出于"宁可信其有"的认知取向和"我是为你好"的关切心态，在不知不觉中成了网络谣言的再传播者，使谣言实现了病毒式传播，甚至让一些早已被辟谣的信息沉渣泛起、死灰复燃。与此同时，各式各样的保健品诈骗、红包诈骗、彩票中奖诈骗、网络传销诈骗、理财集资诈骗、仿冒公检法类诈骗、网购诈骗以及婚恋诈骗让老年人防不胜防，老年人一旦受骗，就会遭受很大的财产损失和心理伤害。五花八门的网络陷阱给老年人带来了诸多的生活困扰，严重的网络欺诈甚至导致老年人陷入悔恨、自责的煎熬之中，不仅影响老年人的晚年生活质量，也会影响老年人对网络社会的信任度，使他们从此对网络参与心生畏惧，减少甚至拒绝使用互联网的诸多功能。因此，老年人在享受网络信息化的同时，要有意识地加强网络安全知识的学习，通过子女教育、网络学习、社区交流、媒体报道等渠道，主动了解网络风险因素、常见诈骗套路，从而预防各类网络陷阱。在上网过程中如遇到涉及财产和个人隐私时，老年人应提高警惕，切忌产生恐慌心理或占便宜的想法；如果遇到网络诈骗等风险，老年人要及时向家人、朋友、警察等求助和维权。

（三）避免信息泄露徒增安全隐患

网络行为可能在没有任何提示的情况下被储存、记录、利用甚至泄漏。因此，在参与虚拟社区的过程中，私人信息泄露和被滥用的风险时常会让老年人产生担忧和焦虑情绪。尤其大数据让网络隐私问题更加突出，网购记录、浏览记录、聊天记录、日常生活动态等看似无关紧要的信息，经过大数据的整理和分析往往成为网络媒体和商家各种骚扰信息的依据和基础，严重破坏了老年人的宁静生活。因此，老年人应当注意使用安全正规的网站与软件，学会识别恶意网站，不要轻易打开陌生链接，不要随意下载不熟悉的软件，不要轻易添加不认识的好友，不要打开不认识的人发来的微信红包。手机或电脑内的杀毒软件要定期查杀、定期升级，以防止病毒侵害。密码设置一定要采用字母、数字和符号混合的安全密码，避免个人隐私信息被泄露和盗取。

（陈 静）

第二节 社交网络与老年社会交往

社交网络指的是社交网络服务（social network service，SNS），涵盖以人类社交为核心的所有网络服务形式，通过"网络+社交"这一形式把人们连接起来，从而形成具有某些特点的团体。老年社会交往指老年人与他人之间相互往来，进行物质、精神交流的社会活动。社交网络为老年社会交往突破传统社会交往范围、扩展交往对象创造了条件。老年人基于共同的兴趣爱好或生活方式形成各种线上或线下社交圈，老年社会交往的成员构成更加广泛，互动方式更加灵活多样。

一、老年社交需求概述

社会交往指人在生产及其他社会活动中发生的相互联系、交流和交换。社交与人类社会共同诞生、发展，是人类精神和本能的需要，而且使人类个体相互协助，从而更好地生活和发展。人们的生活必须有社会支持，所以老年人同样有社会交往和自我实现的需求。

老年人离开工作岗位后，社会角色逐步淡出了老年人的生活，老年人的社会交往活动相应减少。随着身体机能老化程度的加深，老年人也相应地调整与周围人的交往，社会交往对象范围缩小。人们对于获得知识和满足情感方面的需求程度是随着人生阶段的变化而变化，与为事业拼搏的中青年相比，老年人更加渴求情感方面的交流和满足，需要更加紧密的社会交往关系，借此来增加自身的主观幸福感和满足感。研究表明，老年人尽量保持与他人进行密切的社会交往，扩大社交圈，使信息交换和感情交流更加顺畅，可以使老年人保持愉快的心情和健康的身体。同时，身心健康愉悦的老人能获得更高质量的社交圈，进而形成良性循环。

老年社交需求按社交对象分，排在首位的需求是家人的关爱，其次是与同事和朋友的交流，最后是与社区内的邻居的交往；按社交内容区分，排在首位的是日常家庭生活，其次是休闲娱乐活动。家人与老年人有着亲属血缘关系，老年人在与家人的交往过程中，需要获得物质和精神上的支持，能够倾诉苦恼并获得关爱。通过工作和共同爱好形成的同事和朋友圈，也是老年人在日常生活中进行交流所依赖的对象，尤其是在家庭的交流出现断档和空缺时，与同事、朋友间的交流则占据了重要的位置。在老年人离开工作岗位后，社区成了除家庭之外最主要的生活场所。邻里关系主要是依托居住空间建立起来的属于地缘关系。老年人的生活与周围的邻居日常发生着千丝万缕的联系，老年人需要与邻居加强沟通，因此保持了较高的交往频率。当老年人出现突发事件时，存在血缘关系的亲属不在身边，此时没有血缘关系的邻居的作用就凸显了出来。日常家庭生活的内容交流普遍存在于家人和邻居之间，休闲娱乐活动主要集中在朋友和同事间以及邻居之间。

二、老年社交类型与社交特征

（一）老年社交类型

传统交往理论将社交类型分为必要性社交、自发型社交和社会性社交。其中，必要性社交是人们在不同条件下都要参与的交往，例如工作、上学、购物等。自发性社交是在适宜的空间条件下才会发生的交往，例如散步、晒太阳、健身。社会性社交是人们在同一空间中徜徉、流连时自然发生的各种交往，例如儿童游戏、交谈、打招呼等。老年社交类型的划分是在交往理论的基础上，根据老年人社交圈中成员、规模、联系程度等因素，从社交对象的角度进行分类。老年社交类型可分为家庭型社交、邻居型社交、朋友型社交以及陌生人型社交等4种类型。

1. 家庭型社交 老年人可以从家庭直接获得情感关怀、物质支持，因此对老年人而言与家人的社交十分重要。家庭型社交的规模受家庭结构的影响，传统的社交形式主要表现为小规模的聚集，而在社交网络中常见到很多家庭核心成员建立的微信家族群。每个家庭的内部成员之间建立了强联系，不同家庭之间则通过成员间的联系建立联系，彼此相识的成员充当不同家庭间的桥梁。对于老年人社会关系网络中的家庭网络，较强的社会支持和交往频率使得家庭型社交成为老年人最重要的社交。

2. 邻居型社交 邻居是老年人在日常生活中除家庭之外接触最频繁的社交对象，邻居型社交活动通常由相同社区内2~6人的小规模群体组成，群体与群体之间亦可以组合，以此构成更大规模的群体。小规模邻居群体在线下聚集时较为随意，社区内任意舒适的角落、可以踱步的街道都可以促使社交发生。大规模邻居群体面对面社交对环境的要求较高，对面积、设施、活动内容都有较高的要求。不管是大规模社交还是小规模社交，日常均有微信群的呈现方式。无论是在大规模群体社交活动中，还是在小规模群体社交活动中，老年人的角色通常可分为活动的直接参与者或者氛围的烘托者，这两种角色均有利于减少老年人的孤独感增加其存在感。

3. 朋友型社交 朋友和同事对老年人而言是重要的存在，也是判断老年人社交整体质量的关键。老年人的朋友和同事大多是在中青年时结识的，他们在工作或参加共同爱好的活动中建立联系，并逐渐发展出深厚的友谊和情感。老年人与朋友和同事的相识关系的持续时间仅次于与家人的交往。在离开工作岗位后，老年人结交新朋友的方式很局限，尤其是对于身体机能退化、活动条件受限的老年人，与朋友通过电话、微信交流多于面对面交流。因此从活动距离来看，老年人会将住在附近的、有共同话题的邻居作为自己社交活动的伙伴，邻居慢慢会发展为新的朋友，但数量较为有限。也有的老年人认为自己没有朋友，这是对自己社会交往能力的主观否定，不利于其身心健康的发展。

4. 陌生人型社交 陌生人型社交主要基于事件的发生，可能由老年人主动发起，社交规模一般较小，以两人为主，也可能吸引更多的人加入。以小区老年人锻炼身体为例，经常一起在小区内室外活动的老年群体可能会遇到陌生对象进入的情况，此时老年人会出于好奇和交往的目的主动与陌生对象交谈，以闲聊为主持续时间通常不长。而在社区外的街道边或车站旁等人流较大的地方，老年人会主动选择在这些地方停留，在打发时间的同时也会促发陌生人型社交，这种方式有助于老年人排解个人情绪和减少孤独感。在社会角色淡出的情形下，老年人在日常生活中接触的陌生人，包括商贩、司机、保安、清洁工、快递员、收银员等都属于陌生人型社交活动的对象。

（二）老年社交特征

研究显示，老年社交具有圈层分布性、自由随机性、环境适老性、开放通达性的特征，这些特征并不基于老年人个体的社交圈。

1. 圈层分布性　随着年龄增长老年人的活动能力逐渐减退，出行的范围逐步缩减。空间区位对老年人的活动质量有一定影响，社交场所的离家距离、步行便捷程度是老年人在进行传统社交活动时考虑的重要先决条件。不论是现实中存在的情况，还是大量的研究均证实了老年人线下社交在空间距离上的层级性：第一层级为老年人居住的建筑及周边的附属空间，属于 200m 以内的宅域活动范围；第二层级为宅前屋后的空地和公共绿地，属于 200～500m 的舒适活动范围；第三层级为社区公共文化服务设施或老年人居住地附近的活动广场，是老年人步行 500～1000m 的最大活动范围。每种层级对应不同的社交活动内容：第一层级的社交一般为与邻居间的近邻交往，第二层级的社交存在较多的偶遇交往，第三层级开展的往往是大范围的主题社交。根据出行距离我们还可以将老年人的传统社交分为近宅活动圈、组团活动圈、中心活动圈以及边缘活动圈等。老年人参与人数较多的群体活动主要发生在社区的公园绿地、活动广场以及健身活动场地，近宅活动圈是老年人非正式交往频率最高的圈层。

传统的老年社会交往多以面对面沟通、在场交往方式进行，老年群体受身体条件限制活动范围较小，从而形成了空间圈层。基于互联网的社交网络大大压缩了老年群体现场交往的时间，现场交往在老年群体的日常生活中占据了越来越大的比重，传统社交圈层在社交网络中得以延伸和巩固。社交网络逐渐渗透进老年群体，扩展和延伸了老年群体的社会交往空间，使交往突破了时空限制。例如一部分老人因地理距离较远或者为避免产生代际矛盾等原因选择不与子女同住，这种家庭结构的变化会削弱老人与子女之间的联系，使家庭代际关系变得淡漠，进而不利于和谐家庭关系的建构。社交网络突破了交往时空限制，加强了家庭内部成员的信息互动，老年人就可以通过社交网络频繁与家人聊天、视频，分享彼此的生活，增加与家人之间的互动，有助于维系家庭成员间的感情。拥有和谐的家庭关系，老年群体才能全身心地投入到其他的社会交往圈子中去。老年人还可以通过社交网络与陌生人进行社会交往，结交新朋友扩大社会交往范围，缓解因子女不在身边带来的情感上的缺失。

2. 自由随机性　社交活动具有一定的随机性和自发性，老年人在公共空间中偶遇朋友、邻居时都可能会开展面对面的传统社会交往行为。老年社交的自由随机性有两个前提：一是空间安全感。老年人只有基于场所认同才能进行交往活动，较为常见的是老年人住宅附近的街边空间、建筑周边空间、离住宅较近的街边商店旁等。在生活中经常可以见到老年人随身携带折叠座椅、坐垫等物品前往某处空间活动，空间选择是随机的，但基本的物质需求依然需要被满足；二是社交对象的信任感。老年人的生活经验使他们对陌生人有一定的防备心理，当社交对象获取老年人的信任后，社交活动才能展开。社交网络使老年社交的自由随机性更为突出，公共空间由现实物理空间转为网络空间后，老年社交打破了时间和空间的限制，同时社交网络中的陌生人与老年人发生社会交往的概率也大为提升。社交网络使老年社交自由随机性增加的同时，也使老年人在社交网络中的风险系数随之增加。

3. 环境适老性　传统老年社交在适老的环境中发生，需要空间具备适老性。绿化景观、卫生状况、设施品质等要素均会影响老年社交的开展，包括健身设施、儿童活动设施、休息设施等服务设施会显著影响老年社交的质量。其中，健身设施能丰富老年人的社交活动内容，增加其体力活动量；儿童活动设施能够提供老幼结合的社交场所，提升老人与儿童以及老人之间的交往强度和交往愉悦度；休息设施为老年人的休闲娱乐提供物质基础；街道路面的连续性和社区服务设施的密度，能对老年人社交活动起到明显的促进作用。社交网络也需要适老性环境才能使老年人顺利地开展网络社交活动。尤其在网络终端的应用方面，应针对老年人的生理和心理特点进行适老化改造，切实解决老年人在顺畅使用智慧技术过程中面临的数字鸿沟等问题。

4. 开放通达性　社交活动本身具有外向性，因此社交空间应该是可触达、开放性，方便为社会活动提供支持空间。老年人之所以选择到户外开放空间活动也正是出于外向的活动目的，以此与社会接触、建立社会关系避免被社会隔离。开放的空间有益于营造安全的社交氛围。传统老年社交往往发生在开放的广场、街边公园、楼下没有停车干扰的空地活动。社交网络基于互联网是一个开放通达的虚拟空间。美国学者曼纽尔·卡斯特认为，信息技术的发展形成了流动空间，极大地打破了原有空间强调的边界以及原有行政区划的限制，而网络空间在一定程度上就是流动空间的体现。在社交网络中任何人都可以进入，线上社会交往使老年群体不再受时间、距离、身体状况的限制，并且可以根据自己的喜好去结识更多的新朋友，极大地满足了老年群体的社交需求。

三、老年社交网络安全与危险防范

第七次人口普查结果显示，我国 60～69 岁的低龄老年人占全体老年人的比例为 55.8%，超过了老龄人口总数的一半，低龄老年群体提升了我国老人群体的平均受教育水平，也使我国老年群体的康养观念、能力、资源有了很大的改变，进而老年社交网络乃至自我认知与价值追求都在发生不同于传统模式的转变。中国互联网络信息中心发布的第 49 次《中国互联网络发展状况统计报告》显示，截至 2021 年 12 月，我国 60 岁及以上网民规模达 1.19 亿，较 2020 年底增加 0.08 亿，占网民整体的比例达 11.5%，60 岁及以上人口互联网普及率达 43.2%。截至 2021 年 12 月，60 岁及以上网民使用手机上网的比例达 99.5%，与网民整体的使用比例基本持平。根据中国人民大学中国调查与数据中心组织实施的中国综合社会调查（Chinese General Social Survey，CGSS），在经常或总是使用互联网进行社交活动的人中，16.43% 的是 60～69 岁的低龄老人，70 岁以上者有 4.41%；该调查还发现，近 81.62% 的 60～69 岁互联网使用群体通过互联网联系大部分家人和朋友，社交网络已经广泛影响到大部分触网的老年人，极大地便利了新老年群体的生活。但总体而言，老年群体网络应用水平不高，社交网络中存在着海量的信息，在接触到密集的碎片化信息的时候，老年群体难以辨别信息的真伪，容易被网络上的虚假信息所欺骗；同时由于线上社交的虚拟性，加之老年群体社交网络的使用经验较少，老年群体极易在线上社交中受到陌生人的欺骗。

（一）社交网络的安全现状

1. 社交平台本身存在技术问题　社交网络用户规模的日益增长带来了社会和经济双重效应，并引起了网络攻击者的高度关注。社交网站在技术上不可避免地都存在漏洞容易受到攻击。以蠕虫病毒攻击为例，该病毒可以导致社交网络平台异常甚至崩溃，还会主动诱导用户直接点击错误链接，之后窃取用户的个人信息。众多社交网络平台研发和运维企业以盈利为目的，在研发设计时不够重视网络安全管理问题，在后期运维时没有投入足够的力量和经费进行专业的安全管理，因而也就没有足够的能力来有效防止网络黑客的非法侵入。社交网络平台的数据库中包含用户的个人信息，一些不法分子对数据库进行攻击，导致用户的聊天记录、个人信息等隐私全部泄露，造成平台用户巨大的经济损失。

2. 老年用户保护个人信息安全能力不足　随着新媒介技术的不断发展，各类线上社交平台大量涌现，老年群体逐渐接触到了如微信、抖音等多种社交软件，各类社交软件扩大了老年群体的社交范围，为老年群体结交陌生人提供了平台。但是由于老年人的网络安全意识不足，防范信息风险的能力较弱。另外，由于老年人使用社交网络的时间不长、经验较少，其上网动机非常单纯，普遍缺乏个人信息保护意识和能力，缺乏信息安全防护知识，导致老年人在社交网络平台使用过程中难以辨别信息的优劣和真伪，容易泄露自己或他人的大量个人信息，甚至成为传播虚假信息的主要工具。

3. 社交网络犯罪事件频发　网络上编造虚假信息的不法分子利用老年群体辨别信息能力较弱、易受虚假信息欺骗的弱点，使老年群体成为他们传播虚假信息的工具。不法分子甚至借助老年群体发布一些威胁国家安全的虚假信息,制造网络舆情扰乱社会秩序引起不必要的社会恐慌。不法分子还通过微信进行"网络钓鱼",将自己伪装成合法注册用户的好友,利用非法盗取的用户身份和账号密码等信息,欺骗老年人获取钱财。现在处于全民直播时代,直播者的资质、直播内容监管相对滞后,许多没有资质的带货博主会针对老年人售卖一些保健品,他们会刻意放大健康风险,夸大保健品的药效,在直播间引导老年人打赏或者购物,使老年人上当受骗。

(二)老年社交网络危险防范措施

1. 加强社交网络平台的安全建设和管理　社交网络平台需要进一步优化社交软件,不断更新网络安全管理技术,不断提高整个系统的网络安全性,从而用户在使用社交软件的过程中,能够抵御病毒和木马的攻击,最大限度地降低病毒和木马的负面影响。社交网络平台经营者还要对用户个人信息建立安全等级保护和安全访问管控机制,以有效避免不法攻击者的非法介入。

当前我国关于社交网络的相关立法尚不完善,针对目前的社交网络安全问题,政府监管部门需要完善一系列与信息保护有关的法律法规,对用户信息的隐私保护给予必要的重视。为了保障用户的网络安全,社交网络平台可以实行实名制管理,针对非实名制的社交网络平台,应当严格控制网站的发布内容并限制网站的业务范围。

2. 老年群体加强网络安全学习　首先,老年群体要加强网络安全学习增强防范意识,提高自己辨别虚假信息的能力。具体的学习渠道可以通过各级老年大学开设的相关课程,也可以通过电视新闻、广播、社区宣传教育或者日常与邻居、家人的沟通交流。老年群体要掌握网络虚假信息出现的形式以及辨别方法,学会在海量的信息中快速、准确地梳理出权威的信息,有效分辨出谣言、诈骗等虚假信息。

其次,老年人要积极融入家庭和社会,在遇到难以辨别的信息时及时征求家人的意见,尽量避免使自己身处一个封闭的信息环境。主动接触多元信息渠道,对于不同渠道的信息有意识地进行交叉验证,多通过一些官方媒体或者经过认证的账号获取信息,培养权威信息获取习惯。不随意转发未知来源及未经证实的消息,避免谣言的二次传播提高自己的安全意识。

最后,部分老年人热衷于网络交友,不少不法分子借助网络的匿名性,假借交友欺骗老年人的金钱和感情。因此,老年人在与陌生人聊天的时候一定要提高安全防范意识,注意保护自己的个人隐私,不要轻信陌生人,不随便在网站上填写自己的个人信息,不点击不明链接,更不要给陌生人汇款,一旦遇到不确定的问题及时向子女、亲友寻求帮助以免造成财产损失。

3. 管理部门合力营造安全的社交网络环境　政府管理部门要加强网络信息监管,加大对虚假信息的惩处力度,营造良好的社交网络安全环境,从而为老年群体安全上网构建一道坚实的屏障。管理部门对传播虚假信息要加大打击力度,严惩为获得流量而随意捏造事实的行为,多管齐下多部门联合强化行业治理。对于虚假健康信息传播也应引起相关部门的重视,由于涉及健康类的信息对老年人而言迷惑性强危害性大,将会给老年人的人身和财产带来双重危害,给社会造成极其恶劣的影响。监管部门应该加大对此类自媒体账号的审核标准,对公众账号的申请严格实行实名注册制,并且实时关注账号的内容发布,一旦发现有违规信息立刻对其进行封号与处罚。

电信诈骗是老年人极易遭受财产损失的诈骗方式,公检法相关部门可以通过社区宣讲,在公众号以动漫、短视频等老年群体易于接受的方式对典型诈骗手法及防诈技巧进行宣传,营造防诈反诈的浓厚氛围。监管部门要加强与互联网行业公司的合作,加快推进政府之间、政府与企业之间的信息共享机制。监管部门要借助大数据和人工智能技术核查信源,检测平台信息情况,屏蔽虚假信息常用关键词,将系统自动筛选作为筛选虚假信息的主要手段,辅以人工审核进行查漏补缺,使虚假信息能够被精准识别、高效处理。

立法部门应建立健全网络安全监管制度,加强安全立法工作,通过颁布相应的法律法规文件来规范网络行为,明确虚假信息的认定标准,强化责任追究制度。对于媒体工作者要加强理论学习,不断提高自身职业道德素养,信息以事实为基础。只有各方主体多措并举、精准治理,从源头和过程等多方面着手有效打击网络犯罪分子，才能营造老年社交网络安全环境。

四、老年缄默用户预测与分析

在社交网络平台中，有些用户注册只是为了浏览信息很少发表任何内容，该类用户被称为缄默用户。缄默用户在社交网络中活跃度低，需要给予更多的关注，否则这部分用户与社交网络高融入度用户之间容易产生信息鸿沟，致使这部分用户会慢慢远离社交网络。对老年缄默用户进行预测和分析，有助于为这部分用户提供网络适老服务，减轻老年人使用社交网络的负担；同时也有助于为这部分用户做好用户画像推荐适老信息。

（一）老年缄默用户预测

对于老年缄默用户的预测，社交网络平台通常采用的方法为：根据用户浏览关注的内容，提取用户标签，计算不同年龄组别用户标签词的热度指数，依据标签词预测缄默用户是否为老年用户。用户标签是对用户行为特征的抽象，用以描述具有某一相同特征的用户群体，如大学生标签其实就是对所有在上大学的学生群体的抽象。

老年缄默用户虽然不发表内容，但在浏览信息时，依然会透露出自身特点和兴趣，不同年龄的用户有不同的兴趣点，将兴趣点作为用户标签可以较为准确地判断出用户的年龄。多个研究组通过数据挖掘技术发现：年龄介于10~25岁的热门用户标签，包含较多如动漫、游戏、星座、运势、韩日剧、电影、吃饭、睡觉、舞蹈、宠物和偶像名字等；年龄介于25~45岁的热门用户标签，包含较多如育儿百科、婚姻家庭、职场招聘、创业、奋斗、购物、数码、健康、理财等；年龄介于45~55岁的热门用户标签，包含较多如古玩、考古、书画、收藏、集邮、艺术服务、风物摄影、艺术鉴赏、文物、民生、理财等；在年龄介于55~60岁的热门用户标签，包含较多如新闻工作者、书画名家、诗词、计算机软件、书法、美酒、收藏、诗词曲赋、历史讲坛、紫砂壶、社会公平、医疗等。老年用户的标签更多表明用户的兴趣和自身对民生领域的关心。

（二）老年缄默用户分析

研究显示，用户在社交网络中可以获得不同类型的社会支持，如情感支持、陪伴支持和信息支持，这些社会支持正是老年用户所需要的。但是，社交网络中的老年人常常表现出多疑、自卑、敏感等特点，常常怀疑社交网络中其他用户发表的信息的权威性，也质疑自己发布信息有什么回报，更担心自己发布的信息会受到负面评价，同时发布信息的操作流程和要求也让很多老年人望而生畏。

以老年用户中应用最广的微信朋友圈为例，虽然朋友圈操作较为简单，但依然有很多老年用户打字困难，难以掌握发图技巧从而保持缄默。朋友圈是一个自我展示的平台，老年用户在发布朋友圈之后自然会产生期望心理。而由于特殊的熟人圈属性，这种期望心理可能会更加强烈。朋友圈的好友与现实好友大多重合，朋友圈的形象尽管存在美化与打造人设等倾向，但与现实形象的贴近度依然较高。因此，对于用户而言，朋友圈的形象在一定程度上能够反映用户的真实形象。这就使用户的行为表现受制于现实的社交关系，尤其是老年用户多年的生活经历使他们更加注重给他人留下的固有印象，惧怕他人拒绝、嘲笑害怕丢面子，这些特性加剧了老年用户对信息发布后负面评价的恐惧。另有研究表明，来自熟人的负面评价引发的不良情绪更强烈。因此，老年用户发布信息后如果遭遇非正面回应极易唤起消极情绪，进而影响后续朋友圈的发布行为。

预测出社交网络中的老年用户后，社交网络的相关研发应该注重与老年用户的适配性，充分考虑老年群体的生理特征和使用习惯，以便老年用户能更好地参与网络社交活动。智能手机在研发时可以吸取老年机的优点，例如系统设置更大的文字字号和软件图标，注重研发语音输入等功能来辅助老年用户的文字输入。综合考虑老年群体的群体特征，简化社交应用的注册流程，例如可以采取人脸识别等方法完成注册，帮助老年用户解决在使用社交网络时遇到的困难。社交网络平台还应该致力于提升老年用户的社交体验，探索表达与安全的有效途径，满足老年人多样化的社交需求。

同时，老年用户则需要培养边界意识，提升隐私保护意识和提升信息素养，正视社交网络对生活的影响，平和看待他人发布的信息，关注现实生活与真实自我，维持自我意识，构建起稳定的身份认同感。

此外，政府还应把老年人的数字融入、智慧康养等置于老龄社会治理中，有效发挥引导、监督的作用，规范社交网络的使用安全，开展老年人使用社交网络的指导和教育，鼓励与康养相关的管理部门、机构、企业、社会组织为老年人提供丰富的教育、服务资源，在公共服务中弥合银色数字鸿沟。

（谢瑞霞）

第三节　老年网络购物

统计显示，老年人上网的动机可以分为四类，第一是获取外界信息（看新闻、资讯，了解国内外大事等），第二是社交需要，第三是娱乐需要，第四是生活需要（购物、缴费、理财、学习等）。2021年10月，京东消费及产业发展研究院发布的《银发经济崛起——2021老年用户线上消费报告》显示：银发族是消费市场的重要增长动力，2021年前三季度银发族网购销量同比增长4.8倍，县域农村是适老商品的最大市场，华东、华中地区老年适用品线上销量增速高于全国。2022年10月，京东消费及产业发展研究院发布的《2022"银发族"消费趋势报告》显示，我国应用适老化改造持续推进，互联网配套服务助老化水平稳步提升，进一步推动解决银发族在运用智能技术方面遇到的突出困难，助力银发族迈过数字鸿沟，更好地共享信息化发展成果。2018～2022年，银发族购物用户数增长了1.8倍，人均成交单量增长了1.7倍。这些数据说明线上消费对老年人的吸引力越来越大，网络购物目前是老年人数字社会中最为重要的生活方式之一。

国家卫生健康委员会统计的数据显示，截至2023年12月底，全国共有60岁及以上老年人口2.97亿，占总人口的21.1%；其中65岁及以上人口2.17亿，占总人口的15.4%，老年人的消费能力普遍提升，老年网络购物有望成为经济发展的新增长点。

一、老年网络购物人物画像

（一）人物画像的概念

一个人物画像代表着一组在购买决策、技术或产品使用、服务偏好、生活方式选择等方面有相似行为模式的用户，人物画像通常是使用行为、态度及动机反映真实用户特征的概念模型。企业可通过收集到的有关消费者的社会属性、生活习惯、消费行为等数据，抽象提炼出消费者的属性特征，构建人物画像，并用标签体系来描述消费者和产品间的联系，从而体现消费者的需求偏好。最后，企业将数据挖掘并构建的人物画像结合各用户群体的特征标签进行呈现，一般通过标签云、雷达图或统计图表等可视化方式展现用户画像。从研究的用户数量来划分，人物画像可分为单用户画像和群体用户画像。单用户画像是对每一个单一用户进行特征抽取和标签提取，而群体用户画像则是对众多用户进行特征提取，将具有相似特征的用户聚类成一个用户群。在商业营销实践中，群体用户画像的使用更为广泛，有助于企业挖掘不同类型消费者的需求偏好，开展精准营销和个性化服务。老年网络购物人物画像属于群体用户画像，针对老年人这一群体的网络购物行为，提炼出他们的需求偏好。

（二）人物画像构建

1. 数据采集　构建人物画像的首要工作就是采集数据，数据采集的完整性直接影响人物画像构建的精准性。人物画像数据采集方法主要有三种，分别是企业自建数据库、网络爬虫和社会调查。与其他两种方法相比较，社会调查的针对性强，操作难度小，数据满意度较高。社会调查包括组织访谈、调查问卷和实地观察等多种方法。老年网络购物用户数据是构建人物画像的基础，采集的用户数据并非越多越好，而是必须与老年网络购物紧密相关。通过调查问卷和访谈等传统方式获取数据，为规避随意回答、问卷不符合要求等问题，要对数据进行归一化处理，还要对数据进行质量分析，对不符合要求的数据予以剔除。与传统获取方式相比，数据爬取能够有效改善数据获取的难度，因为这些数据是通过程序或数据采集器由计算机自动获取的。

目前采集的数据一般分为两大类，即用户维度数据和领域维度数据。用户维度数据以基本属性的数据为主，通常是指具有人口统计学特征的数据。需要注意的是一些涉及个人隐私的数据在获取时必须考虑其合法性，如姓名、身份证号码和个人收入等，如果调查对象拒绝或者涉嫌违法则不应采集。基本属性的数据一般可以从用户的注册信息中直接获取，包括消费者的年龄、性别、文化水平、职业等，这些数据是相对稳定的。领域维度数据一般包括消费者的行为属性、心理特性、兴趣属性、情景属性等方面的数据。

2. 数据建模　数据建模是进行人物画像的第二步工作。数据建模的主要工作是对所分析的数据进行用户建模与挖掘，该阶段常用数理统计、数据挖掘以及机器学习等方法，其中最常见的是有聚类、神经网络、向量空间模型和粒计算等。国内学者使用 k 均值聚类（k-means clustering）算法进行用户聚类，融合聚类结果采用 k 近邻（k-nearest neighbor，KNN）分类算法进行产品个性化推荐；k-means clustering、围绕中心点划分（partitioning around medoid，PAM）聚类、层次聚类等聚类分析的结论简明直观，可用于分析群体的属性特征。国外学者根据 Facebook 用户的交互记录和用户交互网络的特征，使用 k-means clustering、自组织映射（self-organizing map，SOM）和具有噪声的基于密度的聚类算法（density-based spatial clustering of applications with noise，DBSCAN）聚类算法实验，对在社交网络中发现的人物画像进行分析，发现了三种不同的群体画像：查看者、参与者和内容生产者。

3. 画像生成与可视化　画像生成与可视化是进行人物画像的第三步工作。对于数据建模得到的用户特征，可视化将有助于画像的展示和应用。现有的主要方法包括标签云（词云）、统计图表、个性化图形和可视化综合面板等。国内学者对画像生成和可视化的方法有以下两方面。

（1）文本型数据和人物画像标签可由图标图形呈现，结构化数据可以由几何图形展示，柱状图、茎叶图、箱线图、饼图等是教育领域常用的数据展示方式。

（2）全面的客户画像构成要素应包括"人物头像+属性特征+动机文字+态度文字+行为文字+其他诸多要素文字"等，坐标型、人体型等图形也可以丰富画像可视化方式。

国外研究者也同样采取标签云（词云）、统计图表、自定义图形（人物头像和特征文字集合）等方式进行画像可视化。

（三）老年网络购物人物画像特征

2022 年以来，鉴于国内老年人网络购物的强大消费能力，诸多市场调研团队在国内一、二、三线城市开展老年网络购物数据采集并形成人物画像。通过与 60 岁以上各年龄段多达数百位年龄、职业、受教育程度各不相同的老年人面对面访谈，团队在深度交流过程中梳理出老年人网购的生活背景、购物偏好和网络行为。社会普遍认为，活跃在网络上的老年人大多数并不具备分辨信息的能力，是互联网上的信息弱者，随着"60 后"加入老年群体，老年人的信息技能正在迅速提升。"60后"老年群体有强烈的愿望去学习和掌握信息技能，各地老年大学的信息课和手机应用课座无虚席充分说明了这一点。网络时代的信息冲击带给了这个群体更多的生活方式的选择，给他们的日常生活和消费带来了便利。对于网络部分老年人既欣喜又望而却步，但是试图通过网络解决生活中的问题是老年人共同的期盼。即使有时候老年人会遇到一些障碍，但并不阻碍他们的网络购物热情，全国老年群体的网络购物需求一直在快速上涨。

从老年网络购物用户的视角出发，通过人物画像可以呈现不同网购类型的购物方法、网购特点、关注因素、平台选择以及操作过程中的障碍。

1. 网络的应用能力和心态 关于老年用户对网络的应用能力和心态，可以概括为以下四种类型。

（1）封闭型：这类老年人仍保留传统的购物习惯，只会使用现金支付，对网络充满担忧和疑虑。手机只是联络工具，他们更愿意进行线下体验，不敢或者抵触使用网络。2020年新冠疫情暴发以来，由于健康码的推行，很多老人的网络壁垒被打破，他们不得不开始使用网络，否则寸步难行。

（2）尝试型：这类老年人对自身操作网络的信心不足，害怕出错，不敢尝试与钱财相关的网络操作，进而不使用任何网络支付，不敢绑定银行卡、但又对网络世界充满好奇，会小心尝试除理财、购物之外的网络平台。他们对网络信息浏览普遍接受，如看短视频、浏览信息、使用微信来开展网络社交等，偶尔尝试网络购物时需要子女或朋友代付。

（3）普通型：这类老年人能自己摸索各类APP、微信小程序的操作，虽然可能会遇到障碍但是会寻求帮助并找到解决问题的渠道，其网络应用技能尤其是智能手机的应用水平迅速提高。

（4）熟练型：这类老年人通常由于工作原因，在20世纪末90年代就接触网络，与互联网共同成长，学习使用各种计算机技能非常快，日常的生活娱乐、信息获取、社会交往都依赖互联网，能熟练使用智能手机和PC机。

2. 购物平台和支付方式 2022年的调研数据显示，近半数老年人会考虑网络购物，由于足不出户和送货上门等优点，网络购物对于身体机能退化的老年人是刚需；88%的老年人通过智能手机购物，72%的老年人表示参加了双11活动，淘宝、拼多多、京东是老年人首选的网络购物平台，电器选择京东，服装选择淘宝，他们还认为天猫店铺的商品品质较高。购买商品类型排在前四位的依次是服装、生活家居、水果生鲜、食品。

大部分老年人日常生活支付更青睐微信，虽然在技术层面上支付宝的安全系统会更加专业，但在老年人看来支付宝的多种信息验证带来的是他们对信息泄露的不安。同时，微信支付的使用也与微信在老年群体中渗透率极高产生的信任感有关，而且微信支付相对支付宝操作简单，因此部分老年人甚至仅考虑能够支持微信支付的电商平台。

3. 老年网络购物的阻碍 电商购物平台主要是以年轻人为消费对象设计的，老年人在网购过程中会遇到各种阻碍，这些阻碍在一定程度上限制了他们本可以更加丰富的网购行为，具体内容如下。

第一，注册账号需要子女帮助，网络购物平台账号密码的设置过于复杂，老年人很少能够自己独立完成平台的数字+字母的密码设置以及账号注册，即使在子女的帮助下能够完成注册流程，不久后依然会忘记密码。

第二，手机字太小看不清商品且害怕错误点击，这在一定程度上将部分老年人挤出了网购行列，他们急需更大的字体和更清晰的操作指示。

第三，退换货流程烦琐、维权困难，部分老年人反映有时候买到不满意的商品，不懂得如何退货。

第四，对于快递丢件，老年人不知道如何处理。不敢乱下载购物软件担心有病毒，对于这类用户微信小程序会更容易获得他们的青睐。一方面，他们对微信的信任度高；另一方面，微信小程序减少了操作过程。

4. 典型老年网购人物画像

（1）品质追求用户：此类用户的网购原则为品质第一，追求品质不会被促销打折吸引，他们一定要在质量深度认可的平台上购物，几乎一致地认为京东、天猫、网易严选的商品品质高不会有假货。这类用户购物自主性强平台忠诚度高。

（2）品牌主导用户：此类用户判断商品价值好坏的标准就是品牌，他们所理解的品牌一般是知名度高、存在历史较长的，尤其偏爱老品牌。购物会比较谨慎实做好优惠攻略，双 11 是他们青睐的购物时段，他们还会关注商家是否提供"花呗分期免息""赠送运费险"的优惠。

（3）购物狂热用户：此类用户经济条件较好，在年轻的时候就热衷于在实体商店购物，现在同样是网络购物的主力用户。他们不在乎是否优惠打折，几乎天天都要逛购物平台，喜欢就加购需要就下单。

（4）全渠道购物用户：此类用户网络操作能力强，网购渠道丰富。除了在京东、淘宝等平台上购买商品，他们也会在微信小程序/公众号消费，还会看各类直播带货并下单购物。

（5）价格主导用户：经济水平、家庭条件等客观因素决定了一些老年人追求低价产品精打细算。他们会在不同购物平台进行比价，拼多多通常是首选。

二、老年网络购物特征

（一）实用性和高品质兼顾

我国大部分老年人早期都经历过物资匮乏的生活阶段，因此对商品的质量和价格特别看重。在网络购物时他们首选性价比高、实用性强的商品。国内的一项调查研究结果显示，在 60 岁以上的人群中，有 77.5% 的人在选购商品时首先注重商品质量，有 57.1% 的人注重商品价格，有 41.9% 的人注重商品功能；而关于商品品牌、售后、包装等因素，关注度都在 30% 以下。我国商品制造能力强，目前网络上的商品琳琅满目可以选择的范围非常广，网络购物平台的搜索引擎功能强大、使用方便。在我国当前全面建成小康社会的背景下，老年人在挑选商品的时候，往往会比较多个产品，挑选价格更加低廉、质量更加优质的商品。因为老年人群比其他年龄段的人群对价格更敏感，偏向于价格更加便宜、有更多优惠的拼多多。当前在网上购物时，商品信息可以做到公开透明化，消费者可以非常轻松地进行多家商店对比择优选购。因此，在网购时代，一家购物平台有意抬高价格，通常其老年顾客量会呈现断崖式下降。所以，网购购物平台在调整价格时需要非常慎重。

（二）注重便利性

由于身体机能下降和行动不便，老年人在消费时会更加倾向于便捷性。比起年轻人老年人很少激情购物，其目的性非常明确。网上购物的一大优势就是便捷性，消除了老年人购物的空间限制，因此老年人选择网络消费时，会更加注重商家服务和商家提供产品的便利性。网购大件商品必须提供优质的售后服务以及运费险；商品详情页以及优惠金额要直观，配有视频解说更佳。网络购物送货上门，对居住在没有电梯的老旧小区的老年人非常重要。

（三）忠诚度较高

老年群体一旦觉得某个产品符合心意，选定了某个品牌或产品就会充分信任，并且会一直购买很少愿意再花时间去寻找其他同类型的新产品。对于第一次购买的店铺，如果老年人觉得产品质量好复购率会很高；对于有监管平台的电商老年人会更加信赖。因此，对老年群体信任感的培养，应该是产品或品牌的主要考虑因素。

（四）理性程度较高

比起其他年龄段的网购用户老年群体是一个较为理性的群体，他们在购买商品时会更加全面、系统地考虑。老年群体虽然在购买产品时不会轻易跟风盲从，但是往往倾向于听从亲朋好友的建议，觉得身边熟人的建议更加值得信赖。同时，老年群体对品牌的理解取决于生活中的视觉信息冲击，包括经常看到的电视广告、周边建筑/地铁的广告等。

（五）消费多元化

随着年龄的增长和退休金的提高，我国老年人对于自身生理和心理健康方面的需求更加强烈，医药保健品成为最受老年人关注的产品之一。随着老年人对精神文化的需求日益增长，越来越多的老年人也开始网购旅游、聚会等商品和服务。京东数据研究院报告显示，在老年群体消费中生活需求和图书、文娱类消费占比很高，精神消费的需求非常明显。我国老年人还偏好国内品牌，如波司登、回力等老品牌。休闲娱乐、家用电器等与人们生活密切相关的消费产品也在老年网购清单上快速增长，整个老年网购消费市场呈现日益多元化的趋势。

虽然网上购物已经成为我国人民群众生活的一部分，但是老年群体网购还是以低龄老年人为主。随着我国老龄化进程加速，总人口中的老年群体比例越来越高，老年网络购物作为经济的增长点，有待进一步开发。大部分老年人对于互联网和新媒体的了解还知之甚少，一些网络购物平台应用较为复杂，这些阻碍了老年人的购物行为。当前我国老年人了解较多的购物平台一般是淘宝、京东和拼多多，对于唯品会、盒马生鲜、1 号店等网络购物平台，多数老年人没听过或者没有使用过。对于很多没有网络应用基础的老年人来说，网络购物还是一个挑战。

三、老年网络购物趋势

老年网络购物的发展与我国经济发展，人民群众的收入水平、生活水平、受教育水平息息相关，同时也反映出我国共同富裕所取得的成就。《2022 "银发族" 消费趋势报告》显示，京东 APP 长辈模式可通过微信一键完成注册；长辈模式通过精简页面信息、加大字号，方便老年人阅读和使用，并按照老年人的使用习惯对商品页面进行视频化改造，重点突出短视频内容，方便老年人了解产品详情和选购。此外，通过强化 "家人协助"，方便老年人在购物出现问题时一键询问子女。2022 年长辈版的用户数实现逐月稳步增长。2018~2022 年，老年网购成交单量、购物用户数、人均单量逐年显著提升，越来越多 "银发族" 实现了从 "0" 到 "1" 再到 "10" 的转变，老年人逐渐习惯了网上购物。未来老年网络购物将沿着当前的趋势进一步发展。

（一）年轻化和时尚化

随着我国经济发展和生活水平的提升，老年群体的心态越来越年轻化和时尚化，消费观念逐渐向年轻人靠拢，消费的场景化、高水平化、高层次化、多元化、升级型越来越明显。

1. 购物种类更丰富 从吃到穿、从家庭清洁到个人护理、从厨具到家装，老年网络购物的商品种类日渐丰富。

2. 家庭消费更突出 相较于悦己型消费适用于家庭生活的品类更受到老年网购用户的关注，如表 7-1 中成交前四位的食品饮料、家庭清洁/纸品、生鲜、家用电器等品类都是应用于整个家庭成员的消费。我国生育政策已变为三孩政策，部分家庭的规模将进一步扩大，家庭消费将保持增长的势头。

3. 健康消费更多元 统计显示，在老年网络购物中家庭用医疗器械占比高，其原因是随着生活水平的提高使老年人更加热爱生活、珍爱健康和幸福生活，因此老年人特别注重健康和养生，日常与身体养护相关的家用医疗器械就成为生活中不可或缺的物品，如电子血压测量器、血糖测量器、心脏监护器、健康手表等。上述健康相关产品 2022 年销量获得较高增速，未来必然还保持增长的趋势（表 7-1）。

表 7-1 2022 年 1～8 月老年购物成交单量前十品类

序号	品类	成交单占比/%
1	食品饮料	13.4
2	家庭清洁/纸品	7.5
3	生鲜	4.7
4	家用电器	4.0
5	服饰内衣	3.6
6	本地生活/旅游出行	3.2
7	厨具	2.6
8	个人护理	2.6
9	医疗器械	2.6
10	家装建材	2.4
总计		46.6

注：数据来自京东消费及产业发展研究院发布的《2022"银发族"消费趋势报告》

统计数据显示，家具成交量增长非常快，这也和当前我国城市建设不断推进，老年人的居住水平不断提升有关（表 7-2）。近些年很多老年人搬进了新房子需要购置家具。家具属于大件物品对于老年人来说搬运和安装都有一定困难，于是服务周到的网购便成了首选。我国目前还处于城镇化快速发展的时期和城市更新的重要时期，老年人的住房改善还将持续很长一段时间，因此老年网络购物对于家具的需求将会长期保持高位。

表 7-2 2022 年 1～8 月成交单量增幅前五品类

序号	品类	增幅/%
1	家具	215
2	钟表眼镜	107
3	家庭清洁/纸品	78
4	营养保健	68
5	传统滋补	59

注：数据来自京东消费及产业发展研究院发布的《2022"银发族"消费趋势报告》

4. 消费向年轻人靠拢 近几年户外露营风也刮向了老年网购人群，在旅游出行大类中的军迷装备、帐篷/垫子、野餐用品等户外装备类品类增速十分亮眼（表 7-3）。现代的低龄老年人与年轻人同样追求个性化的旅游，房车自驾、户外探险或者短途露营都成为充满活力的老年人的首选旅游模式，上述变化也反映在老年网购消费中。老年人越来越追求有品质的生活，受教育水平和经济能力支撑着越来越多的老年人拥有年轻人一样的生活，户外活动装备的增长势头会在很长的时间内保持。

表 7-3 2022 年 1～8 月户外装备类成交单量增速前三品类

序号	品类	增幅/%
1	军迷装备	135
2	帐篷/垫子	77
3	野餐用品	61

注：数据来自京东消费及产业发展研究院发布的《2022"银发族"消费趋势报告》

统计数据显示，近年来医疗器械大类中的运动防护类装备增速明显（表 7-4）。这些装备对老年人是身体基础疾病所需，还有低龄老年人热衷各类运动，如羽毛球、乒乓球、高尔夫、各类水上运动的防护需要。比起年轻人，老年人有更多的时间投入到运动中去，而且老年人也更希望通过运动保持和提升身体机能。未来运动器材和运动防护装备在老年网络购物中也会保持增长的趋势。

表 7-4　2022 年 1～8 月运动防护类成交单量增速前四品类

序号	品类	增幅/%
1	护臂	126
2	运动肌肉贴	66
3	护齿	60
4	助力带	51

注：数据来自京东消费及产业发展研究院发布的《2022"银发族"消费趋势报告》

（二）性别差异愈加突出

在老年网购群体中，男性消费者的消费动机形成比起女性消费者更为迅速，但他们在消费过程中的购物体验感不如女性强烈，男性消费者对电子设备的需求更为敏感，网购更倾向于电脑、电器和办公类用品（表 7-5）。使家务变得更加轻松的潮流电器产品，如烘干机、洗鞋机、内衣/裤清洗机等功能家电类产品，干衣机、除螨仪、家用洗地机等生活/环境电器类产品均取得了快速增长，深受老年网购群体的喜爱；让下厨变得更加简单的厨房小电类产品也深受青睐，空气炸锅、三明治机/早餐机等成交单量都迅速增加。家用电器在品质生活中是不可或缺的，老年人的生活更需要简单的家用电器的助力，未来家用电器的增长趋势也很难改变。

表 7-5　2022 年 1～8 月家用电器成交单量增速前十品类

序号	品类	增幅/%
1	内衣/裤清洗机	815
2	洗鞋机	434
3	饭菜保温板	344
4	果蔬净化清洗机	262
5	烘干机	204
6	空气炸锅	185
7	家用洗地机	126
8	除螨仪	121
9	三明治机/早餐机	108
10	干衣机	87

注：数据来自京东消费及产业发展研究院发布的《2022"银发族"消费趋势报告》

女性消费者则更加倾向于服装、食品、家居日用品和个人护理类产品，2022 年老年网购人群在一些进口食品类、茗茶类产品、水果及乳品冷饮类产品上的增速明显高于其他年龄段（表 7-6～表 7-9）。进口的糖果、方便食品和米面调味，以及茉莉花茶、普洱茶、铁观音、低温奶等产品均得到了高速增长（表 7-6、表 7-7、表 7-9）。这说明老年人的生活不仅已经满足了物质的基本需求，而且他们对日常的食品有了更高品质的追求，生活日益精致。上述变化和我国经济发展水平相协同，只要我国依然保持经济增长的态势，老年网购中食品饮料的高端消费趋势将处于高增长状态。

表 7-6　2022 年 1～8 月进口食品类成交单量增速前五品类

序号	品类	增幅/%
1	糖果	80
2	方便食品	65
3	米面调味	56
4	饮料	51
5	咖啡	43

注：数据来自京东消费及产业发展研究院发布的《2022"银发族"消费趋势报告》

表 7-7　2022 年 1～8 月茗茶类成交单量增速前五品类

序号	品类	增幅/%
1	茉莉花茶	180
2	普洱茶	112
3	铁观音	106
4	龙井	65
5	乌龙茶	64

注：数据来自京东消费及产业发展研究院发布的《2022"银发族"消费趋势报告》

表 7-8　2022 年 1～8 月水果类成交单量增速前五品类

序号	品类	增幅/%
1	杨梅	81
2	椰青	78
3	榴莲	55
4	牛油果	47
5	车厘子/樱桃	42

注：数据来自京东消费及产业发展研究院发布的《2022"银发族"消费趋势报告》

表 7-9　2022 年 1～8 月乳品冷饮类成交单量增速前三品类

序号	品类	增幅/%
1	低温奶	110
2	奶酪黄油	58
3	冰淇淋	47

注：数据来自京东消费及产业发展研究院发布的《2022"银发族"消费趋势报告》

（三）买用分离趋势明显

老年消费者有很明显的购买者与使用者分离的趋势特点。老年人除了购买自己的用品外，还经常会为儿孙购买商品，便利的网上购物可以直接送到不住在一起的儿孙手中。网络购物是老年人购买礼物的重要渠道。例如表 7-6 中的糖果、表 7-9 中的冰淇淋并不是老年人常规的食品，显示了买用分离的特点。同时，买用分离趋势也说明我国老年群体的经济积累逐年提升，越来越多的老年人不仅有足够的经济能力安排好自己的生活，有余力给下一代赠予礼物。

（四）精神需求日益凸显

2021 年我国取得了脱贫攻坚战的全面胜利，迈向全面共同富裕阶段。我国老年群体夯实了物质基础，开始全面提升精神追求。各地老年大学招生人数爆满，文体艺术类课程尤其受老年群体欢迎，一经上线随即被选满。与此对应的是老年群体在网上购物时将目光转向了各类乐器和休闲文娱产品，键盘乐器、西洋管乐器、民族乐器、星座运程、心理测试及特色明信片等成交单量均取得了高速增长（表7-10、表7-11、表7-12）。随着越来越多受过高等教育的"60后"步入老年行列，对于乐器和休闲文娱产品的需求将会持续增长，同时未来的需求比起当前将更为高端，钢琴、西洋弦乐器、适合老年人的休闲文娱玩具也会呈高速增长趋势。

表 7-10　2022 年 1～8 月键盘乐器成交单量增速前三品类

序号	品类	增幅/%
1	电钢琴	85
2	口风琴	71
3	电子琴	58

注：数据来自京东消费及产业发展研究院发布的《2022"银发族"消费趋势报告》

表 7-11　2022 年 1～8 月西洋管乐器成交单量增速前三品类

序号	品类	增幅/%
1	大号	356
2	电吹管	138
3	竖笛	69

注：数据来自京东消费及产业发展研究院发布的《2022"银发族"消费趋势报告》

表 7-12　2022 年 1～8 月民族乐器成交单量增速前三品类

序号	品类	增幅/%
1	葫芦丝	266
2	古琴	143
3	古筝	141

注：数据来自京东消费及产业发展研究院发布的《2022"银发族"消费趋势报告》

（谢瑞霞）

【问题与思考】

1. 简述老年人虚拟社区参与行为的影响因素。

参考答案：

（1）环境因素

包括社区外部支持、社区内部互动。

（2）认知因素

包括期望收益、自我效能、虚拟社区感。

（3）管理因素

（4）其他因素

2. 简述老年人的网络购物特征。

参考答案：

（1）实用性和高品质兼顾

（2）注重便利性

（3）忠诚度较高

（4）理性程度较高

（5）消费多元化

第八章 终身教育与社会服务

【学习目标】

掌握：知识代际传承、积极老龄化、社会参与的概念。

熟悉：终身学习的概念。

了解：老年志愿服务管理；老年志愿者服务管理系统。

第一节 老年人知识保留与代际传承

一、老年人需要保留的知识内容

在人口老龄化时代，知识保留是指在年长员工退休前保留他们的有价值知识的实践活动，强调的是将临退休的年长员工知识转移给仍留在组织中的员工，这些员工可能是年长员工，也可能是年轻员工。随着年长员工退休而流失的那部分知识是保留退休员工知识工作的初步范围，即组织未保留的知识。

许多老年员工在同一家组织度过了他们整个或大部分职业生涯，在这个过程中，他们获得了大量关于事件如何发展、如何处理、当问题出现谁能处理等类型的知识。在他们掌握的知识中，有些知识可能已经存在于组织中的隐性知识，这部分知识可能会随着员工的退休而流失。

学者从不同角度对知识进行了分类，例如，从显（隐）性角度将知识分为显性知识和隐性知识，并将隐性知识细分为隐式规则、隐式"know-how"（简称 k-h）、缄默式"know-how"、深度缄默知识；从内容角度将知识分为抽象知识和具体知识；从层次角度将知识分为人力资本知识、结构资本知识、关系资本知识；从业务角度将知识分为技术性知识、运营性知识和客户性知识；从知识对企业绩效影响的角度将知识分为人力知识、社会知识、文化知识和结构化知识。不同类别的知识其保留的必要性和难易程度不一样。相对于隐性知识而言，显性知识更容易被转移，而且更容易采取措施防止其流失。

借鉴斯图尔特（Stewart）对知识的分类，本书将知识分为三个层次：①个体资本知识，如技能、经验；②结构资本知识，如组织制度、流程、文化；③关系资本知识，如客户关系。其中，个体资本知识会随着员工退休而直接流失，而结构资本知识和关系资本知识会因员工退休而间接流失。在一般情况下显性知识已被组织所掌握，个体资本知识、结构资本知识、关系资本知识的隐性知识部分可能还未被组织完全掌握或显性化，这部分知识可能会受到员工退休的影响。

在一般情况下，组织应重点保留保留成本低而流失成本高的那部分关键知识。因此，组织在选择要保留的知识内容时，需要进行成本收益分析，当然保留的收益和流失成本包含的内容复杂，而且影响具有长远性，因而在分析时要充分考虑各方面的因素。

在制定退休员工知识保留战略之前，组织首先需要确定哪些退休员工知识处于未保留状态；在这些未保留的退休员工知识中，哪些对组织有关键作用，是否符合组织战略发展方向；在符合组织战略发展方向且处于未保留状态的退休员工知识中，哪些保留成本较低，通过保留退休员工知识的方式来避免知识流失所需要的成本，是否比在这些知识流失后再采取其他方式处理的成本更低。组织应该重点保留那些处于尚未保留状态的且符合组织战略发展的保留成本低的退休员工知识。

概括而言，退休员工知识保留内容框架包括以下几点：保留成本低于流失成本的退休员工知识，例如与客户、供应商等外部实体间已经建立的关系和信任；符合组织战略发展的退休员工知识，例如与客户、供应商等外部实体间已经建立的关系和信任，不再能学到的专业领域技术；尚未保留的退休员工知识，例如与客户、供应商等外部实体间已经建立的关系和信任，不再能学到的专业领域技术，保守文化。

二、老年人保留知识的方法

退休员工知识保留的核心流程是在员工职业生涯过程中、员工退休前和退休后采用一些实践及流程对员工的关键知识进行识别、获取、分享和转移、恢复、检索及重用。在员工退休前主要是识别和获取员工知识；在员工退休后需要恢复那些未保留的退休员工知识，而知识检索和重用活动在退休前后都应该包含。在保留退休员工知识的价值链模型中，除了知识保留的核心活动外，还需要得到信息技术、人力、财务以及组织其他管理活动的支持，才能保障退休员工知识保留工作得到有效实施，最终共同实现保持和增加组织核心竞争力的目的。

在退休员工知识保留方式方面，有效实施知识保留项目还需要遵循一套合理的流程框架，可以通过导师制、实践社区、行动学习小组等手段留住老年员工汇聚退休人力资源；可以通过调查访谈、业务剧本、面对面交流、阶段退休等手段开发人才库；还可以通过社交网络、企业"校友网"等手段来保留退休员工知识。这些手段的实施可能受到认知因素、情感因素、文化因素、环境因素的影响，同时退休员工对退休计划的态度、退休员工对知识转移的动机和态度以及对问题的不确定性都可能影响知识保留项目的实施效果。

组织可以根据退休员工知识保留的阶段以及相应阶段的目的选择对应保留手段。退休前的目的是保留知识，组织可以根据需要保留的知识类型来确定选择保留到知识库（知识显性化）的手段或保留到人（知识社会化）的手段。退休后的目的是恢复知识，组织可以从有效使用退休员工、外包、再造三方面选择对应手段。

不论是退休前还是退休后，组织都要对知识进行存储和检索，不同知识载体可以选择不同的手段：①保留到知识库，如业务剧本、日常工作说明、年度调查问卷、经验总结、问答系统、视频记录、回忆录、临退休专家报告等；②保留到人，如行动学习小组、实践社区、"午餐和学习"活动、工作轮换、多年龄团队、旁观工作、导师项目、老年员工领导的课程培训等。

退休前阶段包括以下两点：①人为载体，如知识地图、社会网络分析、专家定位系统等；②物为载体，如基于网络的知识库、内容管理系统、经验教训数据库、知识密集型任务的电子文档等。

退休后阶段包括以下两点：①使用退休员工，如返聘（临时任务聘用、咨询顾问、导师项目等）、保持关系（鼓励退休员工成为志愿者或保持通话、社会网络分析、创造企业校友等）；②外包，如任务外包、聘请外部有经验人员等；③再造，如外部专家培训等。

三、代际知识传承的途径和方法

在人口老龄化背景下，代际知识转移是非常重要的知识保留方式。在不违反知识产权相关法律的前提下，退休员工可以将知识转移给社会上所有需要知识的年轻人。这些老年人如果能将知识在代与代之间传承下去，就能实现社会人力资本的代际积累和延续，最终实现社会、经济的可持续发展。代际知识转移是一种典型的社会参与方式，既有助于老年人实现老有所为，也有助于成功老化。

代际知识转移有不同的定义，例如有学者认为，代际知识转移指的是亲属或大家庭中老一辈将信息和知识传递给下一代的过程。还有学者将代际知识转移定义为工作场所中不同"代"之间就上一代的知识进行沟通，以使知识为下一代理解、吸收和应用的过程。另有学者认为，代际知识转移是年龄相差较大的群体之间的知识转移，可以是从年长者到年轻者的向下代际知识转移，如组织中老年员工向中年和青年员工转移知识，中年员工向青年员工转移知识；也可以是从年轻者到年长者的向上代际知识转移，如中年和青年员工向老年员工转移知识，青年员工向中年和老年员工转移知识。本节重点分析从年长者到年轻者的向下代际知识转移问题（图 8-1）。

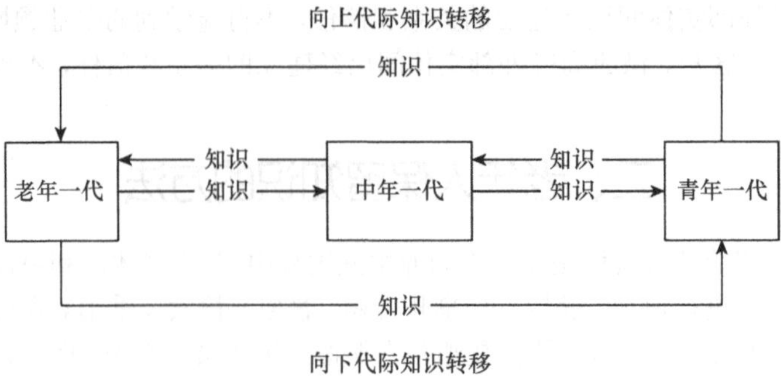

向上代际知识转移

图 8-1　代际知识转移

不同代际知识转移方式适用的场景可能会有所不同，例如媒介丰富度理论指出，线上沟通方式更适合转移隐性程度低的知识，而线下沟通方式更适合转移隐性程度高的知识。而且年长员工和年轻员工对 ICT 支持的沟通方式和非 ICT 支持的沟通方式有着不同的偏好。有研究发现，年轻一代的教师认为年长一代的教师具有较低的 ICT 技能；也有研究表明，年长员工一般比较重视面对面交流关系的开发，更愿意采用面对面交流（如导师制、边干边学）的方式转移知识，而年轻员工更依赖于计算机等信息技术进行交流和获取知识。后续研究可以借鉴媒介丰富度等理论，对什么时候应该采纳什么样的代际知识转移方式进行更细致的分析，系统回答在什么样的情况下年长员工和年轻员工会同时参与什么样的代际知识转移方式的问题。

影响知识转移的因素分为四类：知识特征、个体特征、个体间关系以及组织环境。这些因素会对个体参与知识转移的行为、方式产生影响。就效果而言，知识转移首先会影响知识转移的直接参与者，最终使得组织整体受益。在组织内部，根据知识战略导向，知识转移的方式表现为编码化策略（codification strategy）和个人化策略（personalization strategy）两种类型。在不同前提条件下，知识转移的参与者会采取不同策略，而不同策略也会产生不同效果。根据媒介丰富度理论，不同信息技术支持程度的知识转移方式也受不同前因的影响，同时也会对不同利益相关者产生不同的效果。

（一）知识特征

知识类型是代际知识转移的重要前因，知识分类的相关理论如显性/隐性知识、非主题/主题知识都可以被用来分析知识特征对代际知识转移的影响。知识类型会影响年长员工参与代际知识转移的行为，例如显性知识更易于通过编码化的方式存储，没有编码存储的隐性知识更值得进行转移。知识类型也会影响年轻员工的代际知识获取行为，例如非主题知识和主题知识在代际知识转移的过程中起到不同的作用，主题知识是转移的主体，非主题知识是辅助主题知识有效转移的保障，是促进代际合作创新的基础。

（二）个体特征

个体特征包括年长员工特征和年轻员工特征两个方面。对组织的情感是年长员工代际知识转移参与意愿和行为的重要前因。根据传承理论，有研究提出传承特性会影响年长员工代际知识转移的参与意愿和行为。此外，年轻员工的代际知识获取意愿和能力也会对年长员工的知识贡献行为产生影响。而作为知识接受方的年轻员工，其态度、动机会影响他们的代际知识获取行为。

年长员工对年轻员工的认知、年长员工感知到的年轻员工对年长员工的认知、年长员工的沟通模式适应性，会对年长员工的知识转移意愿产生显著影响；而年轻员工对年长员工的信任度也会对年轻员工感知到的代际知识传承行为产生正向影响。

在个体特征方面，现有研究更多关注转移双方特征对年长员工的代际知识转移行为的影响（提供知识给年轻员工），但较少研究关注它们对年轻员工的代际知识转移行为的影响（获取年长员工的知识）。另外，现有研究主要关注一般的认知因素（如互惠、尊重等动机）对年长员工代际知识转移行为的影响，缺少研究对年长员工独特性认知因素与其代际知识转移行为的关系进行分析和验证。

（三）个体间关系

代际知识转移与一般知识转移最大的差异在于参与双方的年龄差异，这种年龄差异会导致代际差异。此外，转移双方的知识价值认知差异和交流方式差异会对年长员工代际知识转移意愿产生影响。导师和学徒间认知类型的一致性能够对他们之间的隐性知识代际知识转移效果产生积极影响，代际差异会对隐性知识转移产生显著影响。

（四）组织环境

代际知识转移活动的开展需要环境的支持。组织文化，如文化价值、团队环境、知识管理导向的组织文化、代际理解的开放讨论、代际沟通、忽略年龄的专家价值导向、传承氛围等都是影响代际知识转移的文化环境因素。高管支持，如领导力、管理支持、领导支持、管理类型、组织支持和鼓励都是影响代际知识转移的高管支持环境。制度支持，如混合年龄团队、共同活动和项目、支持多代员工参与的工作坊和会议、正式结构、官方政策、正式知识管理流程、标准的知识管理流程、工作时间安排等都是影响代际知识转移的制度环境。技术支持，如技术基础设施、知识管理数据库和工具的可获得性等都是影响代际知识转移的技术环境。

第二节　老年人知识更新与终身教育

一、终身学习理念与老年人知识更新需求

终身学习的理念在人类文化史上由来已久，庄子的"吾生也有涯，而知也无涯"，以及众人常言的"活到老，学到老"等谚语中都蕴含着终身学习的理念。但其得以发展成为一种有影响力的思潮则与 20 世纪 70 年代终身教育理念的兴起与传播紧密相关。联合国教科文组织（United Nations Educational, Scientific and Cultural Organization，UNESCO）、经济合作与发展组织（Organization for Economic Co-operation and Development，OECD）、世界银行（World Bank）和欧盟等国际组织都成为终身学习理念的倡导者。从 20 世纪 70 年代开始，终身学习的相关理念在各个国际组织中先后被提出，包括联合国教科文组织提出的"终身教育"、经济合作与发展组织提出的"回归教育"、欧盟前身欧共体提出的"持续教育"。上述理念都蕴含丰富的终身学习思想，认为教育以及培训不应该仅仅局限在人的年轻时候，应该持续人的一生。

终身学习这一概念源于终身教育的发展。终身教育这一概念自 1965 年在联合国教科文组织主持召开的成人教育国际促进会议期间，由保罗·朗格朗（Paul Lengran）提出。此后世界各国积极开展了一系列研究和实践，终身教育这一概念也得到进一步发展，发展成终身学习理念。

1976 年联合国教科文组织发布的《关于发展成人教育的劝告书》正式将终身教育和终身学习推举为教育用语。关于终身学习的定义有许多表述不同的解释，但内涵大致相似，均重视个体的生命焕发，强调个体的学习权、自主意识等。其中最具权威性的便是由欧洲终身学习促进会提出的概念，即终身学习是通过不断支持过程来发挥人类的潜能，它激励并使人们有权利去获得他们终身所需要的全部知识、价值、技能与理解，并在任何任务、情况和环境中都有信心、有创造性且愉快地应用它们。

联合国教科文组织发表于 1972 年的一份教育报告最早诠释了终身学习的含义，该报告指出在科学技术快速发展的时代，个体必须具备终身学习的能力素质，重视发展终身教育、终身学习的重要价值。社会对终身学习理论的认识基本都是从教育视角出发的，认为终身教育是终身学习的基础，终身学习是终身教育的延伸。从本质而言，学习和教育是同一事物的两个方面，但终身学习的提出是为了突显学习者的主体地位，强调发展个体的创造性和学习主动性。例如，欧洲终身学习促进会提出，终身学习强调为个体提供不断的学习支持，以此来促进个体各个方面潜能的发展，发展个体的创造性和学习主动性。终身学习的特点主要体现在过程上的终身性、内容的全面性、学习者的主动性及教育的公平性等方面。过程上的终身性是指学习贯穿人的一生，学校教育的结束并不应该是学习的结束，不能将学习只局限在学校环境中，而应在持续变化的社会中不断学习新的知识与技能；内容的全面性是指所学内容涉及个体的方方面面，包括智力、情感、职业、休闲及健康等；学习者的主动性突出学习者主动学习的特点，此特点正是终身学习理论产生的重要基础，强调个体能够主动学习，具有强烈的学习意愿；教育的公平性就是保障教育机会的平等，强调人人皆有学习的权利。

在终身学习理念下，意味着人们需要主动、自觉地利用身边的一切教学资源展开学习，以改善自身的生活状态、实现自身价值。但在这过程中存在一个基本的也是最为关键的问题，那就是人们是否能便利地使用身边的教学资源，这直接关系到终身学习是否能够在实际生活中得到发展，并向整个社会和个人终身的方向发展，以使所有个体获得最好的教育效果。

20 世纪 70 年代初期，美国白宫老龄问题会议（White House Conference on aging）开展了与老年人学习需求有关的研究。该会议将老年人需求进行了五方面的总结，分别是应对、表现、贡献、影响、超越。老年人对应的学习需求：延长生命；享受闲暇时间活动；活跃日常生活；积极参与团队活动；随时随地可以安全、快乐地撤离这些活动。尽管国外学者对老年人的学习需求有不同的类别划分，并且没有统一的划分标准，但是大多数需求划分都与需求层次理论密切相关。

二、老年人继续教育内容和方法

老年是指人的成年晚期。世界卫生组织把 60 周岁以上的人群定义为老年人，《中华人民共和国老年人权益保障法》第二条规定老年人的年龄起点标准是 60 周岁，而一些发达国家则把 65 岁设为老年的分界点。继续教育是面向学校教育后的所有社会成员的教育活动。随着经济社会发展，国内继续教育的内涵和外延不断拓展，从初始只面向工程科技人员转向面向科技人员、管理人员、领导干部、公务员和教师等，再扩展为面向所有社会成员。目前，继续教育不再局限于传统意义上的再学习机会或学习某种技能的手段，已经成为受教育者提高个人修养、心理素质、专业技能的综合学习。中老年学术性继续教育可以定义为以高中及以上学历的中老年人为教育对象，通过专门知识的系统学习和应用，以提升其综合能力素质，积极应对在生命成长过程中遇到的问题，妥善处理自己与他人、社会、自然之间的关系，从而实现生命的价值与意义，促进社会和谐稳定的教育活动。

具有一定文化基础的中老年学术性继续教育属于继续教育的范畴，需要学员有一定的文化基础。所谓教育目标就是人们在进行教育活动前，在头脑中预先设立的教育活动过程结束时所要取得的结果，以及教育要达到的标准或要求，说明办教育为的是什么、培养的人要达到什么样的规格。老年人继续教育不仅要着眼于知识层面，还包括精神层面、道德层面和技能层面，其教育目标是全面发展老年人的个体处理与自我、与他人和社会、与自然或超越性存在的关系。促进老年人的精神发展、帮助老年人理解并应对丧失是老年人继续教育的两个目标。

在老年人继续教育的具体实施过程中，应以教育目标为指导，遵循老年教育规律，并根据中老年人的认知特点循序渐进。同时，以终身教育理念统筹中等教育、高等教育、职业教育和成人教育，以帮助老年人开展系统学习，包括事实性、方法性和价值性的知识，增强老年人抵御现代社会风险的能力。

强调学、养、为相结合的继续教育过程是将学习、康养和作为融为一体的有机学习过程。在具体实践中，可以基于中老年人的身心特点和社会角色，开设《退休前准备教育》《时事政策》《逻辑学基础》《老年心理学》《金融理财常识》《老龄化与科学养生》《科技前沿》等系列通识课程以及有学科背景的专业核心课程，给中老年人提供系统学习专门知识的机会，从知识层面将老年人武装起来，从而增强老年人的社会交往能力，更新知识、技能、价值观念，改善老年人的行为。通过学术性继续教育丰富老年人的退休后生活，提升他们的知识技能水平，延缓身心衰老过程，帮助他们减轻边缘化感受、孤独感，减少对死亡、疾病和衰老的恐惧；同时通过教育活动激发老年人的工作潜力，把老年人的经验和智慧再次利用起来适应技术和社会变革，融入社会发展、参与社会建设，使老年人过得更有尊严、更有价值。

将社区教育与老年教育相结合是社区教育发展的一项战略工程。当前老年教育机构较少，主要由政府举办的老年大学构成，无法满足当前的现实需求，因此导致了供不应求的现象，而能够积极参与社区教育所开展的现场活动的基本为老年群体。因此，可以依托社区大力发展社区老年教育，将老年群体作为社区教育的重点服务对象。例如《教育部等九部门关于进一步推进社区教育发展的意见》中就明确指出"社区教育的重点是老年教育"。因此，为了积极发展老年社区教育，提高老年社区教育的质量是关键一步。

在终身学习理念下，老年社区教育的内容应涉及继续学习、文艺娱乐活动、老年保健活动等三个方面。首先，继续教育设置的课程旨在增长老年人的知识，特别是在如今现代科技发展迅速的社会，了解、学习基本的现代科技才能够更好地适应社会，才能避免成为时代抛弃的群体，促进老年个体的自我实现。课程包括现代科学技术的学习、现代智能工具的操作学习、书法及歌唱等才艺学习，这类课程比较正式，通常以短期培训形式展开。其次，文艺娱乐活动通常受到女性老年群体的欢迎，她们为各种节日庆祝活动作积极的准备。因此，这类活动的自主性较大，社区教育在其中只需扮演组织者和支持者的角色。最后，老年保健活动对老年群体较为重要，大多社区在社区活动公园中设置了基本的健身器材，但老年保健活动的内容不仅如此，社区还应组织老年群体了解、学习身体保健科学知识。

2010 年 7 月中共中央、国务院印发的《国家中长期教育改革和发展规划纲要（2010—2020 年）》，将老年教育纳入了其中的第 8 章的继续教育部分，并且提出了要重视老年教育。2016 年 10 月国务院办公厅印发的《老年教育发展规划（2016—2020 年）》提出，发展老年教育，是积极应对人口老龄化、实现教育现代化、建设学习型社会的重要举措，是满足老年人多样化学习需求、提升老年人生活品质、促进社会和谐的必然要求。其中的主要任务是"优先发展城乡社区老年教育，推动普通高校和职业院校面向老年人提供课程资源，特别是艺术类、医药卫生类、师范类院校和开设有养生保健、文化艺术、信息技术、家政服务、社会工作、医疗护理、园艺花卉、传统工艺等专业的职业院校，应结合学校特色开发老年教育课程，为社区、老年教育机构及康养服务机构等积极提供支持服务，共享课程与教学资源。推动老年大学面向社会办学。部门、行业企业、高校等举办的老年大学要树立新的办学理念，积极创造条件，采取多种形式，提高办学开放度，逐步从服务本单位、本系统离退休职工向服务社会老年人转变。省、市两级老年大学在开展教育教学工作的同时，要在办学模式示范、教学业务指导、课程资源开发等方面对区域内老年教育发挥带动和引领作用，将老年大学集聚的教育资源向基层和社区辐射。加强老年大学与社会教育机构的合作，组建老年教育联盟（集团）"。

三、老年人智慧学习系统

在当今网络时代，全面发挥网络科技信息的应用是有效促进教育创新的重要手段，终身教育就是要满足每个社会成员个性化、多样化的学习需要，使他们在不同的阶段能够通过各种方式和平台获取学习机会与知识技能，从而适应快速发展的社会以至于不被淘汰。在一定程度上，老年教育不仅是终身教育的最后一个阶段，也是积极应对老龄化的重要组成部分。因此，以积极老龄化为前提，以终身教育为理念，重新审视老年人的学习必将有利于老年教育的改革与发展。

各国学者对智慧学习内涵的理解存在分歧。有学者认为，智慧学习是利用技术（多媒体、互联网、代理技术）以增强、丰富和加速学习过程。另有学者指出，智慧学习是通过开放教育资源、智能信息技术和国际标准，使学习者的能力（基于行为改变）得以增强的一种较为灵活的学习。也有学者认为，智慧学习是学习者使用通信载体或媒介在不同场合下进行学习等活动。大多数国内研究者将 smart 译为"智慧的"，而中文"智慧"所表达的含义是迅速、灵活、正确地理解事物和解决问题的能力。在有关智慧学习特征的研究中，最具影响力的当属韩国教育科学技术部提出的观点，即智慧学习具有自我引导、积极进取、适应能力强、资源丰富、技术嵌入五大特点。智慧学习作为面向未来的一种新型学习模式，具有高效的学习方式、匹配学习者个性化需求等特点，是一种技术融合的、自然的、持续的学习。

智慧学习方式是由创新学习、联通式学习、跨界跨学科学习、新型主动式学习、新型国际化学习、泛在学习等多种学习方式构成的，是比原有学习有着更高期待，并要求人们付出更多智慧并走向更大智慧的学习。智慧学习常见的学习方式有四种，分别是自主式学习、联通式学习、沉浸式学习、众创学习。

老龄化不仅体现在个体生理和机能层面上，老龄人群是一个多元且较为复杂的群体，存在个体差异、文化差异、生理需求差异、精神需求差异以及自我社会认同差异，所具备的学习能力、社会观念、价值观等必然也各不相同。虽然老年人在使用现代科技网络技能数量上有限，并且大多数老年人偏向于网络信息的实用性，但是他们对网络学习平台及其使用表现出很高的积极性。老年人认为要为他们提供接触网络的机会，才能尽可能地保持与时代的同步，并获得愉悦美好的体验。开展信息化教育是推动老年人持续学习、融入社会的有效方式，在"互联网＋"背景下老年人信息化教育的策略可以从创新教学模式、重视兴趣体验、创新服务模式等方面实施。

积极老龄化视域下老年群体的智慧学习，充分利用新媒体的特点及作用，以网络媒介为载体，能够促进老年群体的身心健康，使老年人能够通过载体方便、快捷地获取大量的信息和知识，增添和丰富了生活元素，能够有效扩大相互沟通和交往的模式，以促进积极老龄化的国家战略。研究显示，老年人在网络活动中所预期的收益、自我效能感和归属感对老年人社会参与行为有着明显的影响。老年人对网络移动载体产品的使用较为生疏，更希望产品开发者能够根据他们的特点给予相关技术和操作上的帮助。

第三节　老年社会服务

一、老龄化理论演变

（一）积极老龄化的概念

21 世纪的经济发展和科技进步推动人类社会进入了长寿时代，人口老龄化成为不可逆转的全球性趋势。积极老龄化概念的提出历经半个世纪，得到了中外教育工作者的广泛关注。特别是近年来随着积极老龄化理论的不断丰富和对老龄化问题认识的提升，人们的思想观念得到转变，研究视野更加广阔，对人口老龄化问题的讨论和认识经历了从"成功老龄化""健康老龄化"到"积极老龄化"的阶段转变。

积极老龄化是世界卫生组织在 2002 年联合国第二届老龄问题世界大会上首次提出的概念。积极老龄化主要是指老年人通过发挥个人潜能、保持独立性、维持身心健康来优化自身的健康状况、提升参与社会的能力和保障相关权益的机会，从而使老年人的生活质量变得更高，生活变得更舒适、更有尊严、更有价值。其中，积极是指促进老年人继续参与社会、经济、文化、精神和公益事业活动，而不是仅进行体力活动和工作劳动。积极老龄化的革命性意义在于，不是将人口老龄化视为一个难题，而是以一种积极的心态来看待老龄化，充分发挥老年人的优势和潜能。积极老龄化注重老年人的权益，尊重老年人的选择，要求消除对老年人的年龄歧视，让老年人融入社会而不是被社会排斥，创造条件让老年人做喜欢做的事，使老年人能够老有所养、老有所学、老有所用，促使老年人从社会的负担转变为社会发展的动力。

（二）积极老龄化的内涵

世界卫生组织提出的积极老龄化的三个关键要素是健康、参与和保障，被称为三大支柱。在积极老龄化的提法出现以前，很多人认为应对老龄化的终极目标是老年人寿命的延长，而积极老龄化将老年人应对未来的发展提升到一个新的高度。积极老龄化是对老年人传统认识的根本性转变，以"尊重、权利"为前提，以"健康、参与、保障"为支柱，帮助老年人独立自主，鼓励老年人在能力范围内持续参与经济、社会、文化等活动，保持积极乐观、健康向上的生活状态。身体健康已不再是安享晚年的标志，还应关切老年人的心理健康，老年人与老年劳动力都应被社会、社区以及家庭接纳和认同。积极老龄化在于凸显老年人的特质，充分发挥和挖掘老年人的内在潜质，使他们能够按照自己的个性化特点和需求参与社会、学习和娱乐活动。在享有权利和政策支持方面，老年人应得到更多的帮助与照顾。

国外学者认为，积极老龄化是应对老龄化的有效方式，是通过人与人之间相互交往、沟通、参与各类活动等所建构的结果，老龄化并不单纯指个体的衰老和机能的老化。老年人步入老年生活是新生活的开始，面对的是新的社交圈和新的参与社会的方式。国内学者对建构论观点进行了解读，认为传统的老龄化观念有消极取向，其关键不是对老龄化进行美化和赞扬，而是老年人通过积极参与社会、积极看待生活、积极寻找自我价值、追求新的人生理想和目标，发掘可能的世界。国内学者认为，积极老龄化体现的是老年人面对新生活的一种新状态，老年人应乐观、积极、向上，并保持良好的精气神，对生活充满新的追求，对社会有新的认识和向往并全身心投入社会、参与社会，不断发挥自身价值。国内学者还对积极老龄化的科学内涵进行了重新诠释，认为其真正含义远远超过老有所为；积极老龄化中的积极一词有其特殊内涵，涵盖了老年人对社会、经济以及文化生活的参与度和幸福感，也反映了国家政府、职能部门、社会广大群众都应有所作为。

积极老龄化的含义包含以下三个方面：一是老年人因为具有丰富的人生阅历和丰厚的社会实践，是社会的重要财富，老年人要提高对自身的认识，充分发挥自身价值；二是人口老龄化体现了社会的成熟度，社会经济发展并不受人口老龄化的制约，两者是可以相互协调和共同发展的；三是从对老年人的关注出发，在人口老龄化背景下老年人是社会活跃的主体，在身心健康领域要足够关爱老年人，维护老年人的权益并提高他们的社会参与能力，共同创造一个"不分年龄，人人共享的社会"。

二、社会参与的概念与社会参与理论

（一）老年人社会参与的概念

关注老年人的社会参与是社会发展到一定阶段的产物。2001 年世界卫生组织对《国际残损、残疾和残障分类》（International Classification of Impairments, Disabilities, and Handicaps，ICIDH）进行修订后，正式出版了《国际功能、残疾和健康分类》（International Classification of Functioning, Disability and Health，ICF），ICF 强调对个体康复结局指标的评价应该从身体、心理、社会三个层面进行，并将"社会参与"（participation）代替了 ICIDH 中"残障"（handicap）。ICF 的出版体现了康复医学模式的转变，该模式与生物-心理-社会医学模式相契合。此后社会参与作为社会层面的康复结局指标逐渐受到各国学者的关注。

社会参与是老年人成功老化和健康老化的关键因素。社会参与对老年人的健康自评、认知功能、生活满意度、长寿以及死亡有着正面影响，对老年人的健康更是一种保护性因素。不同类别的社会参与对老年人健康的影响具有差异。例如，锻炼身体通过强化体力来提高健康水平，而志愿活动则是通过躯体、心理和认知方面的参与来影响人们的健康。尽管年龄越大人们的社会参与越少，但社会参与对老年人的影响越大。换言之，与年轻人相比，老年人从社会参与中获得的益处更大。总之，在老年群体中提倡社会参与或对其社会参与进行干预，会产生一定的促进成功老化和健康老化的积极作用。

《中华人民共和国老年人权益保障法》将老年人参与社会发展的形式与内容概括为："对青少年和儿童进行社会主义、爱国主义、集体主义和艰苦奋斗等优良传统教育；传授文化和科技知识；提供咨询服务；依法参与科技开发和应用；依法从事经营和生产活动；参加志愿服务、兴办社会公益事业；参与维护社会治安、协助调解民间纠纷；参加其他社会活动。"从法律角度而言，老年人参与的经营和生产性质的经济活动、社会公益事业以及志愿活动都属于老年人的社会参与活动。但从研究者角度而言，法律规定的老年人社会参与过于笼统，因此，学者针对老年人社会参与的概念及其所涵盖的内容又进行了不同界定。有学者在研究国外学者关于社会参与的成果后，提出了老年人社会参与的定义，认为可以从以下四个角度对社会参与进行研究。第一，社会参与是指人们对各种社会活动、社会团体的介入程度。第二，社会参与是由正式的和非正式的社会角色所组成的多维概念。第三，社会参与是指个人和他人一起参加的活动。第四，社会参与是指在社会层面对个人资源的分享。因此，老年人社会参与的定义指老年人在社会互动过程中，通过对各种角色的扮演和介入，在社会层面实现资源共享，从而满足自身需求和社会期待。社会参与指参与者在社会互动过程中，通过社会劳动或社会活动的形式，实现自身价值的一种行为模式。社会参与的概念有三个核心内容：第一，社会参与是社会层面的；第二，社会参与是与他人联系的；第三，社会参与体现参与者的价值。对于老年人社会参与的内涵，目前学者还没有较为一致的意见，但从以往的研究成果角度，主要有两种界定方法：一是从社会经济发展的内容角度，老年人社会参与被就是老年人参与社会的物质文明建设和精神文明建设，老年人社会参与的内容可概括为参与政治、经济、社会和文化等几个方面，每个方面都可以根据社会发展的需要具体划分为多个方面的内容，如再就业、参政议政、参与街道社区活动等；二是从老年人本身的特点和参与社会的能力角度，老年人社会参与被界定为老年人参与一切对自身和社会有益的活动，老年人社会参与包括以再就业为主的社会经济活动、以精神娱乐为主的社会文化活动、以增加社会网络为主的人际交往活动、以实现自我为主的社会公益和志愿者活动。还有学者将家务劳动视为老年人社会参与的一部分。

尽管有关社会参与的研究都不同程度地讨论了社会参与的概念，但学术界至今仍没有形成公认的社会参与定义。20世纪90年代后关于社会参与的研究逐渐增多，有学者开始对社会参与的概念进行界定。该阶段的社会参与概念界定主要围绕个体参加社会活动的范围。《牛津高阶英汉双解词典》（第2版）中activity一词是指为了兴趣或者娱乐，或达成一定的目的而做某事；《辞海》（第七版）对活动的定义是为达到某种目的而采取的行动。不同学者根据参与目的将社会参与界定为不同的活动范围的参与。例如1990年，赖特（Wright）将社会参与界定为文献中广泛称为休闲的活动，包括志愿性工作和参与协会或组织等活动。1991年，波赫约莱宁（Pohjolainen）将社会参与定义为三个领域的参与：兴趣、正式参与和非正式参与。兴趣包括12个不同领域，如阅读、学习、演奏乐器、绘画、看电影、戏剧表演等；正式参与是指在各种社会组织或团体中的会员身份或者工作；非正式参与是指拜访亲戚或朋友等非正式的社交活动。1995年斯米茨（Smits）认为社会参与分为三种类型，社会团体参与、社会文化参与和媒体使用。社会团体参与涉及12类俱乐部和协会提供的自愿性和管理性工作；社会文化参与包括10个类别的社会文化活动，如看电影、参观博物馆、观看体育比赛等；媒体使用主要包括收听、收看新闻相关节目。2001年林德斯特伦（Lindstrom）将社会参与定义为个体积极地参与正式和非正式的社会团体活动、个体参与现代社会生活中的社会活动以及公民参与其所在社区的程度。参与活动和在活动中的表现是社会参与的重要指标，不同学者根据参与目的赋予社会参与不同的活动范围。社会参与应该包括哪些活动目前还没有统一的标准，但从前期学者的研究中可以看出，主要的活动包括社会组织和团体的参与、休闲活动、兴趣活动、社会文化活动和社交活动等方面。从参与活动的角度，我们可以看出社会参与具有复杂性，因为每个个体都生活在社会中，其渴望参与的社会活动或评价其参与活动的标准因其社会地位、经济、环境等的差异而不同。

在 2001 年世界卫生组织正式界定社会参与的概念前，国外学者把社会参与定义为与他人分享个人资源的行为，其含义是个人把自己的资源拿出来与社会其他成员分享，或者从他人那里获取资源。世界卫生组织 2001 年发布的 ICF 进一步推动了对社会参与的研究。ICF 是世界卫生组织在"生物-心理-社会"理论框架下，对个体的健康状态或功能状况进行分类的标准。对老年人社会参与的研究更多地显现在对活动和参与的定义和解释上。ICF 中有一章专门讨论"活动与参与"，其中，活动被定义为个体执行某项（些）任务或行动，指的是个体层面的功能；参与是指参与到某种生活场景中，属于社会层面的功能。尽管不同学者的定义角度各有不同，但大多将社会参与界定为个人参与社会或与社区其他成员互动的活动。一项欧洲社会调查分析人群社会参与的研究明确指出，社会参与就是一个个体与其他个体在一定时间内接触的总和。尽管这些研究并非专门针对老年群体，但其中也显示出，荷兰、英国和德国老年人的社会参与程度并不比其他年龄组的人低。与其他研究不同，马尔斯（Mars）等研究的是患有慢性病的老年人自己给出的社会参与的定义是与社会有接触、为社会增加资源或者从社会获取资源的行为，这些行为都是社会参与，但他们更倾向于只把有正面经验或体验的行为认可为社会参与。李（Lee）等指出，一个人在过去 12 个月内参加过正式或非正式群体活动以及其他社会活动即构成了社会参与。安尼尔（Annear）等参考世界卫生组织 2002 年提出的"积极老龄化"（包括躯体、社会、文化、公民、精神、经济等方面的积极老龄化）理念，研究老人自己所关心的环境与社会参与问题。

中国学者对社会参与有不同的理解，认为社会参与可分为三类：一是老年人社会参与就是继续参加可获得劳动报酬的生产劳动或者退休后继续进行有酬工作；二是老年人社会参与包括再就业、继续在业以及从事家务劳动；三是老年人社会参与应该包括一切有益于社会的活动，包括参与经济发展活动、家务劳动、社会文化活动、人际交往活动等，即老年人不论通过何种形式保持与社会的联系都属于社会参与。其中，第三类是一个非常宽泛、涵盖多种家内家外活动的社会参与定义。有学者将老年人的社会参与活动分为社会经济活动、社会文化活动、社会公益/志愿者活动等，并探讨了老年人社会参与的经济效果、精神效果和自我价值实现效果。老年人社会参与的主体是老年人，其概念可以界定为老年人在社会互动过程中，通过社会劳动和社会活动的形式，实现自身价值的一种行为模式，其中包括老年人的家务劳动。这种社会参与既可以是有酬的，也可以是无酬的。

（二）老年人社会参与理论

从社会学、老年学以及心理学等众多涉及老年人社会参与的理论来看，个体在进入老年期后是否还要保持积极的社会参与？老年人社会参与的目的和原因何在？这是相关理论试图解释的主要问题。

1. 脱离理论　从老年期更好地适应社会的角度出发，脱离理论认为老年人应该脱离社会，这是因为人的能力会随着年龄的增加而下降，老年人因活力下降和角色丧失，需要摆脱要求他们具有生产能力和竞争能力的社会期望。老年人应该扮演比较次要的社会角色，自愿脱离社会，只有这样才能使老年人过一种平静且令人满意的晚年生活，也能使社会权利井然有序地实现交接，因此无论是对社会还是老年人而言，老年人脱离社会都有着积极的意义。从脱离理论的基本思想来看，老年人不需要有积极的社会参与，个体在老年期的时候应该从主要的社会角色退出，从而更好地适应老年生活，促进社会、代际间的更替。

2. 活动理论　活动理论强调参与活动与社会认同，认为老年人应该积极参与社会，要尽可能长地保持中年人的生活方式从而否定老年存在，用新的角色取代因丧偶或退休而失去的角色，通过新的参与、新的角色来改善老年人因社会角色中断所引发的情绪低落，并尽可能缩小老年人与社会的距离。活动理论与联合国的积极老龄化有着相似的含义，但积极老龄化更加注重老年人的权利，认为社会参与是老年人的权利，政府、社会都应该为老年人行使这一权利创造积极的条件。积极老龄化强调的是在保障老年人权利的基础上对社会环境提出要求，从国家、社会应对人口老龄化的层面上提出了宏观战略选择。活动理论则是老年人适应社会、老年期的个体行为选择模式，提出了个体在老年期如何更好地、积极地适应社会，但同时它也忽视了个体在老年人参与过程中的作用。

3. 连续性理论　美国学者赖卡德等提出了连续性理论。相对于脱离理论和活动理论而言，这一理论更加注重个性在老年人社会参与中的作用，认为老年期的生活方式在很大程度上会受中年期生活方式的影响，中年期开朗活跃者在老年期也会积极投入社会活动，中年期沉稳内向者在老年期一般不会热衷参与社会活动。

上述经典的社会学和老年学理论从个体如何更好地适应老年期生活角度，分别阐述了不同的主张，其理论观点旨在探讨老年人如何更好地与外在环境相处，并力图为现实生活提供解释和说明，以指导老年人安度晚年。上述观点为后续学者研究老年人的社会参与问题提供了理论支撑。

参与是一种行为，这种行为的前提是对参与的需求，这种需求可以是心理上的，也可以是物质上的。由此老年人社会参与的动机与目的可以用需求层次理论、社会交换理论以及社会资本理论来阐释。美国心理学家马斯洛在其需求层次理论中将人的需求由低到高划分为五个层次，即生理、安全、爱和归属感、尊重和自我实现五种需求，当低层次的需求得到满足之后，人们便开始追求更高层次的需求。研究显示，对于老年人而言归宿、社交或情感的需要是老年人社会参与的主导需要，是老年人自我实现需求的前提和基础。参与作为一种自我价值实现的需求，老年人社会参与是老年人自身作用得以全部发挥的最高需求。随着社会的发展和经济水平的提高，老年人在生理、安全等方面的低层次需求得到满足后，自然会转向更高层次的需求，即自我实现需求。社会参与便成了老年人实现自我的一种途径，其最终目的是实现自我价值，满足老年人的最高层次的需求。

从社会学的社会交换理论来看，每个人都有不同于他人的自我需求和资源资本，因此社会互动便成了人与人之间通过资源交换来满足自我需求的行为。社会交换理论即从权力和资源不平等的角度去理解老年人所处的地位，老年人社会地位下降的根本原因在于老年人缺少可供交换的权力资源和价值，而积极的社会参与可以帮助老年人提高其价值资本，以保持其在社会交换中的优势地位。社会资本理论同样有利于解释老年人社会参与的动机和目的。社会资本是内嵌于社会网络中的资源，行为人在采取行动时能够获取和使用这些资源。社会资本的概念包含两个重要的方面：一是代表内嵌于社会关系中而非个人的所有资源，二是获取和使用这些资源的权力属于网络中的个人。以往的研究表明，社会资本是影响个体生活的重要因素之一，在很多情况下人们更愿意根据相互关系的性质和距离，通过社会关系网络进行社会资源分配，老年人更依赖社会资本来维持其生活水平和提高其生活质量，包括经济支持、情感慰藉和生活照顾。因此，积极的社会参与是老年人保持和扩大社会网络、提高个体社会资本、保证生活质量的一个极佳途径。

上述理论分别从不同角度提供了老年人社会参与的理论支撑，有从老年人个体适应社会、适应老年期提出的，如脱离理论、活动理论；也有解释老年人社会参与的目的与动机的，如需求层次理论、社会交换理论和社会资本理论等。这些理论推动和促进了对老年人社会参与的研究，但这些理论的着眼点大都集中在老年人个体如何主动通过社会参与来更好地适应社会，是一种微观个体迎合宏观社会的范式。随着社会发展和人们对老龄社会认识的不断深入，理论研究会更加注重老年人和社会之间的相互影响和相互关系，究竟应该是老年人自己去适应社会，还是社会要创造更好的环境来帮助老年人通过积极参与去适应社会，成为理论研究和一些国际组织试图解决的主要问题。例如象征性相互作用理论认为，环境、个体以及个体与环境结合等因素的相互作用在老龄化过程中具有重要意义，制定适宜的政策与鼓励老年人积极参与是减弱老龄化消极影响的具体措施。社会重建理论则认为，社会环境的改变能有效地促进老年人境况的改善，可以改变老年人生存的客观环境，并帮助老年人重建自信心。在世界卫生组织 1999 年提出"积极老龄化"后，国际社会也开始将健康、保障和参与作为老年人的权利，由此应对人口老龄化的战略从需求论转向了权利论，权利论认为政府和社会应该为保障老年人的健康、参与权利制定相应的政策，并提供充分的支持。因此，积极的社会参与不仅是老年人个体更好地适应社会、老年期生活的选择，也是一个国家在应对人口老龄化过程中必须面对和解决的议题。

（三）不同老年期社会参与模式

社会参与的模式与内容主要指人们在实践中如何将社会参与这一概念具体化和操作化，也就是如何将社会参与的概念和内容进行分解。根据所涉及的与他人分享的资源模式，社会参与可分为集体性参与、生产性参与和政治性参与三种。

1. 集体性参与　集体性参与是指参与者参加活动的目的只是为本群体作贡献，参与所用的资源是参与者的时间，大家可以聚在一起开展娱乐活动或者外出旅行不要求有物品的介入。

2. 生产性参与　生产性参与要求参与者提供服务和物品并有助于他人，参与目的是为其他人或者其他群体作贡献，例如为他人提供照料和开展有偿或志愿服务。为此，参与者不仅需要提供时间，还要有特别的技能资源。

3. 政治性参与　政治性参与需要为社会做决定和分配资源，政治性参与所需要的资源最多，要求时间资源、特别的技能资源以及包括社会知识和社会能力等方面的更多资源。

上述三种社会参与在分享资源方面具有等级或分层积累特征，以集体性参与需要资源最少到政治性参与需要资源最多为特点。能做高等级的社会参与，就能做低等级的社会参与，但高等级社会参与的个体不一定非要做较低等级的社会参与。

三、老年社工服务管理系统

在老龄化进程与经济发展不同步的背景下，老年人的社会保障负担加重。同时，家庭结构、康养观念的转变导致空巢老年人增多，老年社会服务需求不断扩大。老年社会工作是指以老年人为服务对象，运用社会工作专业理论和方法，帮助其解决物质生活和精神生活方面的困难，从而提高其生活质量的专业服务。积极开展老年社会工作，不仅有利于发挥老年人余热，还能够缓解家庭康养压力、减轻社会保障负担，进而维持社会和谐稳定。

西方国家的老年社会工作起源于慈善事业。随着工业革命的完成，社会工作作为新兴学科在英国和美国等发达国家逐渐发展起来。20世纪末为适应经济社会环境和社会政策变化，西方发达国家制定各种措施鼓励非政府组织、私人机构积极参与老年社会工作，老年社会工作的社会化和专业化在此阶段得到了快速发展。老年社会工作在中国起步较晚，一般将中国老年社会工作发展分为源头（儒家思想）、专业化起步（1949年以前）、专业化发展过渡（1949～1978年）、专业化发展恢复（1979～2000年）、专业化发展建制（2000年以后）五个时期，各个发展时期既呈现出独有的特征，又构成了连续统一的发展过程。现阶段，我国多地构建起"社区—街道—区"三级社会工作服务体系，通过引进专业人才、增加教育培训、保障资源供给等措施进一步提升基层社会工作服务水平。

老年社会工作的服务内容具体包括救助服务、照护安排、适老化环境改造、家庭辅导、精神慰藉、危机干预、社会支持网络建设、社区参与、老年教育、咨询服务、权益保障、政策倡导、老年临终关怀等，涵盖了家庭服务、社区服务、康养机构服务三大领域。老年社会工作者可以根据老年工作实际情况综合运用个案工作、小组工作、社区工作等社会工作方法以及社会工作行政、社会工作研究等间接服务方法。个案工作是以个人为服务对象，经由关系建立运用专业知识和技巧促进服务使用者运用社会服务，增进个人福祉的社会工作专业工作方法。小组工作是指以存在共同特性的团体或小组为对象，通过团体或小组的活动为其成员提供专业社工服务的工作方法。针对不同老年群体的需求可以形成不同性质的小组。例如，现实辨识小组用于帮助轻度或中度记忆混乱的老年人确认时间和辨认方位。社区工作是指以社区及其成员整体为对象的社会工作介入方法，通过组织社区成员有计划地参与集体行动解决社区中的社会问题，使社区成员建立起对社区的归属感，加强其进行社会参与的意识发挥个人潜能。

老年社会工作服务应进行信息化系统建设。首先，运用信息技术对老年人、志愿者及社会工作服务过程进行系统化的管理。其次，建立老年社会工作服务数据库。最后，开展服务数据统计分析，对服务成效进行科学评价及社会工作研究为政策决策提供支撑。

此外还应做好老年社会工作服务信息保密工作，维护老年人合法权益。信息技术将对新时代的老年社会工作产生重要影响，可提高老年社会工作效能，协助老年社会工作者积极转变服务理念、精准分析服务需求，从而缓解当前老年社工服务领域供需矛盾的现实困境。然而，如何满足老年人的个性化需求，以及如何防范智能化带来的伦理风险等问题仍需进一步探索，以推动老年社会工作实现信息化和智能化。

四、老年志愿者服务管理系统

（一）"为老"志愿服务

目前，随着我国人口老龄化程度的逐步加深，高龄化、失能化、空巢化、少子化等问题日益突出；同时，随着家庭结构日趋简单，家庭康养功能日渐弱化，单靠政府和市场的力量越来越难以满足不同层次老年人的多样化康养需求。作为助老的一种手段，志愿服务不仅可以提高老年群体的福祉，增强他们的存在感、获得感与幸福感，满足他们的多元化需求，而且可以更好地促进志愿者自我成长与内化志愿精神，更可以形成爱老助老的良好社会氛围与文明风尚。

（二）老年志愿者服务管理系统介绍

日趋严重的老龄化问题为为老志愿服务发展带来了新机遇，完善的志愿服务管理系统是为老志愿服务长效发展的有效保障。首先，应积极搭建志愿服务平台，推动为老志愿服务常态化。在大力培育和支持发展志愿服务组织的基础上，加强为老志愿队伍建设和服务能力建设。继续用好组织动员、社会动员、媒体动员等各类有效手段，带动更多的社会成员加入为老志愿服务队伍。其次，设立为老志愿者管理中心，加强对为老志愿者的管理。例如社区内自设志愿者管理中心，将志愿组织管理和社区管理有效地结合在一起。该中心除了根据老年人的需求意愿为其对接合适的志愿人选，还对志愿者的服务活动、成效进行动态评估监测，以保证为老志愿服务的稳定性和延续性。再次，要完善为老志愿者培训制度，以提高志愿者的服务水平。社区以及相关社会组织可以定期或不定期邀请相关专业人士对志愿者进行政策法律、应急救援、自我保护、医疗、居家安全、服务心理、互助意识等方面的培训，提高志愿者的服务水平。最后，针对志愿者群体的不同需求，采取人性化、差别化的激励制度。例如，针对大学生为老志愿者群体，除了星级评定、志愿者表彰等精神激励外，学校及共青团组织还可以将志愿为老服务时长、服务内容作为加分评优的依据，并将星级志愿者作为进入国家机关事业单位的重要参考条件之一；针对行政企事业单位为老志愿者，单位可以将其参加为老志愿服务活动的时长及其表现，作为职级晋升和加薪的重要依据之一；对于社区低龄老年志愿者以及其他志愿者群体，可以采用"时间银行""时间互换""志愿超市"等多种激励形式，让志愿者真正从中获取福利，从而激励更多的社会成员参与到为老志愿者工作中去。

（刘安诺）

【问题与思考】

1. 简述智慧学习方式。

参考答案：智慧学习方式是由创新学习、联通式学习、跨界跨学科学习、新型主动式学习、新型国际化学习、泛在学习等多种学习方式构成的，是比原有学习有着更高期待，并要求人们付出更多智慧并走向更大智慧的学习。

智慧学习常见方式有自主式学习、联通式学习、沉浸式学习、众创学习等形式。

2. 简述老年社会工作的服务内容。

参考答案：

老年社会工作的服务内容具体包括救助服务、照顾安排、适老化环境改造、家庭辅导、精神慰藉、危机干预、社会支持网络建设、社区参与、老年教育、咨询服务、权益保障、政策倡导、老年临终关怀等，涵盖了家庭服务、社区服务、养老机构服务三大领域。

第九章　老年智慧康养人才培养

【学习目标】

掌握：康养服务人才、智慧康养管理与服务人才的基本概念。

熟悉：国内外老年智慧康养人才培养模式；智慧康养人才培养理论基础。

了解：老龄事业的前沿知识和应用前景；老年智慧康养人才教育评价方法和标准。

第一节　老年智慧康养人才培养概述

我国在 1999 年就已迈入老龄化社会，我国的老龄化具有老年人口基数大、增速快等特点。如何使老年人健康幸福地安度晚年是全社会关注的焦点。据卫生健康委员会和民政部的统计资料显示，截至 2023 年，共有约 4200 万的失能和半失能老年人。有 1.8 亿以上的老年人患有 1 种或 1 种以上慢性病，其患病比例高达 75%。随着人口老龄化进程的不断加快，我国康养服务业人才缺乏、专业素质偏低、队伍不稳定、年龄结构老化等问题日益显现。康养服务是关系千家万户的民生大事，加强康养人才队伍建设是推动康养服务高质量发展的关键。

一、老年智慧康养服务人才概念解析

随着物联网、互联网、大数据、云平台的发展，以技术为支撑的智慧康养优化、集成了康养服务资源的配置，提高了康养服务的效率，使传统的康养模式焕然一新，也使老年人的生活方式、人际互动方式、情感模式发生了巨大变化。现代科技对老年人的衣食住行、健康管理、医疗卫生等方面进行服务和管理，实现了个性化智能交互，让老年人活得更加幸福、更有尊严。信息化时代对康养服务人才提出了更高的要求，培育具备扎实的康养服务专业知识，拥有多项康养服务技能，利用信息化、数字化技术，为老年人提供全方位、多样化服务的康养人才是康养行业的需求。

（一）服务

1. 服务　服务（service）是为客户提供价值的一种手段，使客户不用承担额外的成本和风险就可以获得所期望的结果。人生活在社会中就是处于一个大的社会系统中，相互依存相互服务。服务本质上是无形的，并且不会造成所有权的转移。它的生产可能与实际产品有关，也可能无关。

2. 服务意识　服务意识（service awareness）是发自服务人员内心为服务对象提供热情、周到、主动的服务的欲望和意识，即自觉主动做好服务工作的一种观念和愿望。服务意识也是以服务对象为中心的意识，是人类文明进步的产物。拥有服务意识的人常常站在服务对象的立场上，为让他人满意不惜自我谦让、妥协甚至奉献、牺牲。缺乏服务意识的个体则会表现出"以自我为中心"和自私自利的价值倾向，把利己和利他矛盾对立起来。

3. 服务能力　服务能力（service capability）指组织或个人对服务的认识能力和行为所达到的水平，服务能力可分为一般能力和特殊能力两类。一般能力是指在不同领域和不同种类的活动中表现出来的共同能力，是能力主体有效地掌握信息和顺利地完成活动所必不可少的条件，即便是简单的活动也不能脱离服务能力。特殊能力是指在某些特殊领域的活动中所表现出来的能力，特殊能力总是建立在一般能力的基础之上。因而，一般能力必然包含在特殊能力之中。一般能力与特殊能力在发展中相互作用共同构成一个有机的整体，从而有效地完成某种活动。

4. 康养服务　康养服务（elderly care service）是指为老年人提供必要的生活服务，以满足其物质生活和精神生活的基本需求。现代社会老年人的需求是多方面的，欠缺相关的专业知识或只具备一种技能的康养服务人才已经不能满足老年人的多样化需求。而且康养服务人才的服务对象大多是高龄、阅历较深的老年人，有的性格比较固执且环境适应能力较差，这对康养服务人才来说具有一定的挑战性。因此，康养服务工作的有序开展需要大量接受过系统、专业培训的复合型康养服务人才作为支撑。

（二）人才

《国家中长期人才发展规划纲要（2010—2020年）》对人才的定义是：人才是指具有一定的专业知识或专门技能，进行创造性劳动并对社会作出贡献的人，是人力资源中能力和素质较高的劳动者。人才是我国经济社会发展的第一资源。人才是具有不同于普通人的若干本质特征的个体。人才学对人才的定义是人才就是以其创造性的劳动为社会发展和人类进步做出一定贡献的人。

（三）康养服务人才

基于狭义康养概念，康养服务人才（elderly care service talent）即具有一定的专业知识、较高的技术水平和职业道德，现在或将来服务于康养服务行业并以其创造性劳动对康养事业发展进步作出贡献的，旨在为老年人提供医疗卫生、生活照料、基础护理、心理健康等专业服务的专业技术型人才。在不同视角下，康养服务人才与养老服务人才既有区别又有联系。广义康养概念下的康养服务人才的范围比较广，包括全方位向社会成员尤其是老年人和患者提供生活照料、疾病治疗护理、人文关怀、精神慰藉、康复照护、营养管理、健康咨询与健康管理、社会支持以及政策、法律咨询与服务的专门人才。

康养服务人才是康养服务的一个组成部分。狭义康养概念下的康养服务人才是专门为老年群体提供康养服务的人员，此时康养服务人才就是养老服务人才。养老服务人才可以从广义和狭义两个视角加以理解，广义的养老服务人才即所有从事与养老服务相关工作的人员，包括直接为老年人提供护理照护服务的专业技术人员和管理人员，还包括间接为老年人提供各类支撑性服务的人员，如律师、理财师、司机、保安、厨师等。康养服务人才即狭义的养老服务人才，指的是在养老服务体系中，直接为老年人提供康养服务的护理、康复、医疗、营养、社工、家政等专业人才。康养服务专业人才队伍建设，需要加快推进学校的职业化教育，构建不同层级的康养专业人才职业教育培养体系，鼓励引导大中专院校毕业生及专业人才进入康养服务行业，为康养行业提供高质量生源。

（四）智慧康养

智慧康养（smart senior care）利用互联网、物联网、人工智能、区块链等现代科技，围绕老年人生活起居、安全保障、医疗卫生、保健康复、娱乐休闲等，提供支持、服务和管理。智慧康养自动监测、预警涉老信息，甚至进行主动处置，实现技术与老年人之间的友好、自主、个性化智能交互。智慧康养延展了智能康养的含义，智慧除包含设备智能化外，更包含对"合适的"或"聪明的"康养模式的探索；智慧康养还包含老年人主动选择运用设备或技术，更多体现了以人为本、以老年人为中心的理念。一方面，智慧康养能够帮助老年人，使其生活更简洁便利；另一方面，智慧康养充分发挥老年人的智慧，最终为老年人打造健康、愉快、有尊严、有价值的晚年生活。智慧康养具有多种服务模式，如老年居家智慧康养模式、老年社区智慧康养模式、老年机构智慧康养模式、老年虚拟智慧康养模式等。

（五）老年智慧康养管理与服务人才

智慧康养是将先进的信息技术、医疗护理技术和照护技术与传统康养服务和管理服务相结合，应用自动化、网络化、智能化服务模式服务老年人，提升其生活质量和社会福利水平的服务。老年智慧康养服务的特征有以下四个方面。

1. 高度的信息科技集成　老年智慧康养服务融合了老年服务技术、医疗保健技术、智能控制技术、计算机网络技术、移动互联网技术和物联网技术等。

2. 以人为本的服务理念　老年智慧康养服务将老年人的需求作为出发点，通过高科技、设备、设施以及科学、人性化的管理方式，让老年人随时随地享受高品质的服务。

3. 优质高效的为老服务　通过应用现代科技与智能化设备，提高服务工作的质量和效率，同时降低人力成本和时间成本，用较少的资源最大限度地满足老年人的康养需求。智能设备通过相应的适老化设计可以完成人工不愿意做、人工做不好，甚至人工做不了的为老服务项目。

4. 触达老年人精神生活　老年智慧康养服务可以丰富老年人的精神生活，让老年生活更有意义。老年智慧康养促使老年人的智慧得到再次利用和发挥，通过网络技术和社交网络平台，利用老年人的经验和智慧，使老年人获得更多的自我效能感。

根据老年智慧康养服务的上述特征，智慧康养管理与服务人才可定义为具有健康护理、健康促进、机构经营与管理等方面的基本知识与操作技能，熟悉国家康养产业政策法规，了解老龄事业和老龄产业的前沿知识和应用前景，掌握现代康复治疗与中医康复理论和实践技术，具备老年社会工作、老年护理保健、老年服务管理的能力，具有与智慧康养相关互联网平台、物联网仪器设备应用和大数据信息收集处理能力的应用型、复合型人才。

二、老年智慧康养人才的社会需求

《"健康中国 2030"规划纲要》《国务院关于加快发展养老服务业的若干意见》《国务院关于促进健康服务业发展的若干意见》等政策文件的颁布，进一步明确了人民健康是民族昌盛和国家富强的重要组成部分，为人民群众提供全方位、全周期的健康服务，是全面落实"健康中国"战略的重要内容。国内以为老服务为核心的大健康产业发展迅速，康养产业越来越受到各级政府的重视，以康养为核心服务内容的产业链已成为社会关注的焦点和热点。党的二十大报告指出："实施积极应对人口老龄化国家战略，发展养老事业和养老产业，优化孤寡老人服务，推动实现全体老年人享有基本养老服务。"

随着人口老龄化进程不断加快，老龄化趋势日益严峻。康养服务是关系千家万户的民生大事，加强康养人才队伍建设是推动康养服务高质量发展的关键。中央政府和各级地方政府陆续出台了一系列相关政策扶持康养产业发展，尤其是在康养服务人才培养领域的支持力度不断加大，诸多政策文件均提到加强康养专业人才培养。2013 年的《国务院关于加快发展养老服务业的若干意见》、2014年的《关于加快推进养老服务业人才培养的意见》等政策文件都明确指出，为推进国家老龄事业发展要尽快建立一支专业化的、多层次的、高素质的应用技术型康养人才队伍，从而为康养服务业发展提供人力资源支撑。一系列政策的出台对于康养事业和养老机构康养人才队伍建设起到了引领、激励和示范作用。

（一）智能化康养服务需求

随着社会发展和科学技术不断进步，到目前为止超过 40%的康养机构进行了智能化建设，在智慧康养产业方面已经有诸多较为成熟的解决方案，如服务呼叫、健康监测、安全监护、居家安全、精神慰藉等多个物联网技术应用在康养服务中。例如上海市、苏州市和浙江省的智慧康养机构以信息化平台为基础，以智能设施设备为载体，构建虚拟康养机构，为居家和社区康养提供线上服务。通过物联网、人工智能等技术手段将不同地区的康养服务机构通过网络相链接，以社区为平台打造集呼叫救助、居家康养、健康管理、安全监控、服务监管于一体的居家康养智能服务系统，有效整合各类康养服务资源，建立统一、高效、精准的康养服务信息资源共享平台，为老年人提供精准化、精细化的康养服务。随着智慧康养服务需求的不断增长，对智慧康养服务人才的需求日益紧迫。

（二）智慧康养专业人才紧缺

智慧康养是将现代信息技术，包括互联网、物联网、大数据、云计算等技术，运用到老年群体的康养服务过程中，为老年人提供跨越时间和空间限制的一系列高质量、契合老年人个性化需求的服务，提升了康养服务的智能化程度，实现了康养服务的低成本、高效率、高互动性的目的。具体而言，就是通过大数据技术，将老年个体的信息数据和服务机构的相关数据实现有机整合，通过数据分析，定制出更为精细、更符合个体需求的服务方式。云计算技术使智慧康养服务平台在资源整合、信息评估方面得到了极大提升，在云计算技术支持下的智慧康养服务平台得以更加简单、顺畅和完整。信息化技术运用到康养服务领域是必然趋势。智慧康养作为新型养老服务在我国刚刚兴起，尚未建立与之匹配的人才培养体系，这导致智慧康养人才极为短缺。

就高等教育视角而言，现阶段大力培养智慧康养领域高级服务人才是有效应对人口老龄化、提高人民群众健康福祉、有效提升银发经济市场供给和满足老年人康养需求的具体举措，符合高等教育的定位选择。社会对智慧康养服务需求非常迫切，如何立足现有的高等教育资源，探索建立完整的、科学的康养人才教育教学体系，培养符合社会需求、具有现代康养理念和临床技能的高级应用型人才，是当前和今后高等院校急需解决的问题和挑战。

（三）智慧康养服务人才培养路径

1. 多层次的人才培养　高等院校、职业技术学院等院校自主设置和调整相关专业，培养与智慧康养产业相关的知识型、管理型、服务型、技能型人才，增设智慧康养服务与管理、护理、康复、人工智能等专业，通过校企联合共建实训基地或联合培养等方式，实现教育教学与就业的无缝对接。鼓励高等院校在康复疗养、康养服务管理、人工智能等学科招收研究生，形成多层次的人才梯队。

2. "按需培训"职业后教育　通过线上和线下相结合的方式，加大对从业人员的培训力度，在培训内容方面围绕智慧康养职业能力与技能，为康养领域从业人员提供职业后继续教育、职业技能提升培训。

3. 完善职业技能认定机制　建立和完善智慧康养专业人才的考核、评价及激励制度，提高康养领域专业人员的待遇水平，设置多层次的职业技能考评认定机制，明晰康养领域从业人员职业发展路径，为具有资质的康养领域专业人员提供入职考核。授予有重大或突出贡献的个人岗位能手、先进个人等荣誉称号，通过奖励、激励等措施吸引卫生、高科技等专业技术人才转入智慧康养行业，提高其工作积极性。

三、国内外老年智慧康养人才培养模式

（一）国外老年智慧康养人才培养模式

发达国家较早步入老龄化社会，康养服务业的发展比较充分和全面，因此，对康养护理服务人才培养的实践经验比较丰富。

1. 德国的"双元制"模式　德国的"双元制"教育在全球范围内一直处于领跑位置，是德国经济腾飞的原动力。"双元制"教育就是学生在整个职业教育过程中，在行业企业和学校间交替接受教育。这种教育模式以行业企业培训为主体，将行业中的实践教学和学校中的理论教学有机结合。

"双元制"教育模式指招生与综合类大学平行，学制一般为 2～3.5 年，面向的对象为高中毕业生，以培养具体岗位所需的职业技术人员为主。"双元制"模式认为，跨职业能力是最为重要的综合职业能力，培养目标紧密围绕行业生产和实践的需求，理论学习的占比为 40%，技能培训的占比为 60%，应用行业企业当前使用的技术、设备培训。真实的工作环境与实际使用的设施设备让学生的学习更贴近现实，接近毕业后的工作需要。行业企业参与学生培养，能让学生较早地接触行业前沿技术和设备。德国的"双元制"教育为德国培养和储备了大批高技能职业技术人才。

2. 英国的"三明治式"模式　"三明治式"人才培养模式是学生先在企业工作 1 年，对所学专业、未来将要从事的工作有初步的体验和认识后，带着问题回到学校再完成 2～3 年的课程学习。"三明治式"模式使学生有明确的学习目标，企业的实践经验指导学生在学校的理论学习，然后学生再回到企业进行 1 年的实践学习，把在学校里所学的知识运用到实际工作中完成知识到技能的转化，即"1+2+1"和"1+3+1"的人才培养模式。"三明治式"人才培养模式重点强调以早期职业认同为主导，教育部门与行业企业通力合作，通过国家立法使企业参与到职业教育实施全过程中，同时保障企业在职业教育中的核心地位。

3. 美国的"合作教育"模式　"合作教育"模式具体为校企合作互利共惠模式，行业企业和学校双方共同参与，企业在关注自身经济利益的同时，注重技术技能人才储备，与院校合作共同培养专门技术人才。这种校企合作模式是以企业为主导的校企合作。合作强调可交付性成果，企业在与学校合作过程中注重将科研成果转化为科技成果，将成果运用在技术革新、产品升级以及管理提质增效等领域，从而为企业带来经济效益。

（二）国内老年智慧康养人才培养模式

随着老龄化社会的到来，我国的康养服务业已经成为银发经济的核心内容，得到了党和政府的高度重视。我国陆续出台了一系列扶持政策，大力拓展康养相关专业本科、研究生教育层次，具体措施有实行学费减免政策、建立康养护理服务人才培养专项基金、创新培训内容和形式等。从城乡融合战略视野出发，我国提出了加强康养人才供求的一系列政策措施，将康养服务人才培养纳入政府社会培训体系，重点培养高级康养服务人才，逐步建立了职业培训体系。各省市陆续制定并落实了康养人才培养激励政策，加强康养服务各领域间的交流与合作，改善康养人才发展环境，创新康养人才培养模式。

1. "现代学徒制"人才培养模式　将传统学徒育人模式与现代校企合作人才培养相结合，形成了"现代学徒制"人才培养模式。新生自入学开始就与相关行业企业的老师结成师徒关系，然后签订师徒协议，行业企业和学校为新入职的"员工"举行拜师仪式。学生不再将学校的任课教师作为唯一的求教对象，学校也不再是学生唯一的学习场所。学校将授课课堂搬进行业企业，人才培养目标与专业和岗位对接，教学过程与生产过程有机融合，讲授课程与职业标准对接，真正做到产学一体、教产融合。

2. "工学交替"人才培养模式　"工学交替"人才培养模式不是简单地将课堂教学和实践教学相结合，而是以实现职业能力培养为主线，课堂和实践教学交替进行，从而完成人才培养。"工学交替"人才培养模式力求提高学生的实践能力，培养学生在工作学习过程中发现问题、解决问题的创新学习能力。

3. "产业学院"模式　产业学院是在职业教育产教融合背景下，学校参与企业团队建设与管理，企业参与学校人才培养的双主体办学模式。康养产业学院制模式是为康养行业提供人才服务的有效途径。

（1）企业依托产业学院来培养中高端康养服务人才，并完成企业在职人员职业培训。对于高端管理人才可以探索长学制职业教育，并采用现代学徒、半工半读、双元制等教育模式。

（2）高职院校利用企业资源来建立实训基地，采用集实体运营与教学实训、康养服务研究为一体的管理体制，为康养人才培养提供有效的教学途径。

（3）按照教育教学规律安排实训活动。遵循专业技能人才成长规律合理安排实习实训，学生实训从社工、活动策划、办公室文员、康复训练、管家等岗位开始，逐步进入康养护理岗位，从而提高学生对康养职业的接受度，提升职业认同感最终获得职业成就感。产业学院建设还可以促使企业在用人定位、岗位设置、人员配置、轮岗、人才选拔、职位晋升、聘任、考核、管理制度等方面的规范建设。

四、智慧康养人才培养的理论基础

（一）马斯洛的需求层次理论

马斯洛的需求层次理论是行为科学的理论之一，该理论由美国心理学家马斯洛于1943年在《人类激励理论》一书中提出。该理论认为人的需求可分为五个层次，按照由低级到高级的顺序，分别为生理需求、安全需求、社会需求、尊重需求和自我实现需求。这五个层次需求的关系逐层递进，即先使最低层次的需求得到满足，然后才有动力追求更高层次的需求。处于最底层的生理需求指人类对于水、空气、吃饭、住房、医疗等基本生存条件的需求，只有这些最基本的需求得到满足，人类才能生存，因此该需求是最强烈的、最基本的底层需求，人类行为由其推动。需求层次理论运用在康养领域可表述如下（图9-1）。

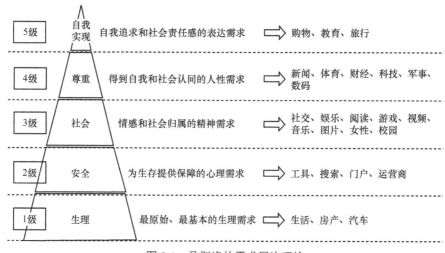

图9-1 马斯洛的需求层次理论

1. 生理需求 生理需求属于第一层次的需求，对于老年人而言是满足老年人的衣、食、住、行基本需求，能够吃饱穿暖满足康养的物质保障和身体健康需求。从康养服务的角度出发，生理需求是指康养服务人才对老年人的生活给予最大程度的照料。

2. 安全需求 安全需求属于第二层次的需求，同生理需求一样同属于低级别的需求，但比生理需求层次高，包括人身安全、家庭安全和健康保障等。在安全需求中安全感处于核心地位，人们希望生活稳定，能够免遭灾难，而且有可保障的未来。从老年群体的角度出发，安全需求体现在他们对自身健康状况的关注，要满足老年人这一需求要求康养服务人员对老年人进行医疗和康复上的护理与照料。

3. 社会需求 社会需求属于第三层次的需求，又称爱与归属需求，属于社会属性的需求。每个个体的内心都渴望拥有来自亲人、朋友、伴侣的爱和关心，也就是对亲情、友情和爱情的需要。社会交往会满足个人情感上的需求，进而体现出生存在这个世界的价值与意义。对于老年人来说，他们更需要来自家人和社会的关心与爱护，让其体会到社会大家庭的温暖。因此，要想方设法为老年人提供沟通交流的途径，满足其社交需求。

4. 尊重需求 尊重需求属于第四层次的需求，是较高层次的需求。该层次的需求包含两方面：一方面是个人对自身存在价值或成就的自我评价；另一方面是从他人那里得到的尊重和认可。这种需求只要能达到基本的满足就可以产生推动力。随着老年人身体机能的衰退、年龄的增长，其权威逐渐下降，会感觉到自己不被别人重视。开展文娱活动可以丰富老年人的精神生活，让老人体验到社会价值，进而满足老年人的尊重需求。

5. 自我实现需求 自我实现需求是第五层次的需求，即通过挖掘自身潜能全面发展自我，以实现个人理想。需求层次理论认为，只有前四种需求全部得到满足，最高层次的需求才有可能发生。自我实现需求是一种衍生性需求。自我实现需求具有一定的创造性，若想完全满足必须竭尽全力、全身心地投入到学习、工作和生活中。部分身体健康的老年人仍有充沛的精力和体力继续参与到学习和工作中，为推动社会进步发挥余热。基于康养服务的视角，该需求就是为老年人提供继续教育、为社会服务的机会，比如创办老年大学、老年协会等满足老年人自我实现的需求。

从康养服务的角度出发，老年人的需求不同所需要的服务也不同。运用马斯洛的需求层次理论分析老年人的需求，能够有针对性地培养康养护理服务人才，进而向老年人提供高质量的康养服务。

（二）双因素理论

双因素理论（two factor theory）由美国行为科学家弗雷德里克·赫茨伯格（Fredrick Herzberg）提出，又称"激励-保健理论"。该理论包含保健和激励两种因素，其中保健因素是指能够满足比较低层次需要的因素，包括机构的工作环境、工作条件、工作设施、工资薪酬、人际关系等。激励因素是指能够满足较高层次需要的因素，如挑战、晋升、成就、认可等。上述两种因素在不同领域对机构成员的绩效产生影响。当保健因素恶化到机构成员不可接受的程度时，其工作积极性就会大幅度降低。激励因素是指能够对机构成员产生激励作用并带来积极影响的因素，这些因素能够满足自我实现的需要，包括工作上的表现机会、成就、赏识、未来发展机会和增加的工作责任等（图 9-2）。

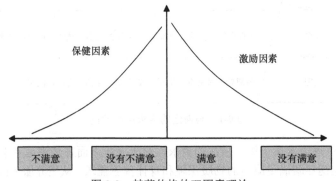

图 9-2　赫茨伯格的双因素理论

在康养护理服务人才培养过程中，运用双因素理论重视康养护理服务人才对工作本身的满意度，因地制宜制定激励机制，稳定和不断壮大康养人才队伍。除了要注重改善工作环境和工作条件等外部因素，还要高度重视内在因素，将康养护理服务人才的积极性和创造性充分调动起来。

（三）情境学习理论

情境学习理论的基本观点是强调知识与情境动态相互作用的过程，即学习者在真实的情境中体会和学习，并且在这个具有社会性、实践性过程中学习者之间进行互动，遵循理论与实践相结合的原则创造真实的学习情境，从而更好地领会知识的深层次意义和工作经验。具体而言，在教学设计中，情境学习理论强调学生要在真实的情境中完成真实的学习任务，以此来获取知识与技能，并且倡导学徒制形式；在教学实践过程中，情境学习理论主要包括认知学徒制、抛锚式教学与学习共同体，其中认知学徒制最能体现情境学习的信条。在高等教育中认知学徒制的主要表现形式就是学生实习。情境学习理论应用于康养护理服务人才培养上，体现在既要有理论知识的学习，还要进行充足的实践操作，这对于提高康养护理服务人才的质量具有重要的意义。

第二节　老年智慧康养人才课程体系建设

随着社会发展与进步，康养服务从单一照护向全方位疾病预防、健康照护、病后康复三位一体转变，目标从追求数量向强化功能维护、提升质量转变。尤其是智能产品的出现使老年人享受到了更智能、更智慧的服务。由此，康养领域对管理人才、老年康复、老年心理咨询、老年健康管理、老年护理和老年社会工作等领域的专业人才需求巨大。智慧康养人才培养是以智慧康养产业链为核心，以康养服务为依托的培养模式，目的是在康养实践中为老年人提供生活照顾和健康照护，满足老年人生活和精神需求的特殊服务。智慧康养服务涉及面较广，按照服务地点划分可分为机构康养服务、社区康养服务和居家康养服务。当前智慧康养发展应注重发挥政府和市场力量，从专业教育、市场培训、人才开发、评价体系等方面入手，形成多元合理、质量优良的人才结构。

一、老年智慧康养人才培养目标

培养具备新时期"互联网+"康养思维，熟练掌握以信息技术为代表的高科技涉老产品的功能和使用，具备网络和数字化理论和实践技能；掌握老年生活与基础照护、老年心理护理、社区居家智慧康养、医养个案管理等知识，具备老年能力评估、老年活动策划组织与设计、老年健康照护等技能；面向康养服务行业的老年能力评估、老年照护、康养运营管理等职业，能够从事老年照护、老年评估、失智老年人照护、康养机构智慧运营管理、康养服务规划与咨询工作的高素质技术技能人才。

（一）知识要求

掌握老年人合法权益保障、国家康养保险制度相关政策规定、老年社会政策等通识内容；掌握健康管理、照护康复、理疗技术以及老年文艺体育活动策划与组织等系统化基本原理和专门性工程（项目）知识；能够实现智慧康养和大健康服务的服务体系设计，为实践提供专门知识；掌握老年经济学、老年心理学等理论，了解上述理论在经济、社会、环境和可持续发展中的影响和作用；掌握康养服务产业的智能设备使用与维护专门知识；了解新时代康养思维，能够根据需要和条件制定康养方案。

（二）能力要求

老年智慧康养人才的能力要求有以下四个方面。

1. 专业能力　老年智慧康养人才的专业能力包括以下 5 个方面：①老年康复护理、精神慰藉、医疗护理等扎实的操作技能；②老年文艺体育活动策划与组织能力，具有高超的团队协作能力和组织协调能力；③老年心理分析与心理咨询、老年营养分析与调理的临床能力；④通过继续教育或职业培训，具有老年事业与银发产业经营管理能力；⑤康养机构内部适老化生活规划和设计能力。

2. 研究能力　老年智慧康养人才的研究能力包括以下两个方面：①通过实地调查等科学的方法对资料进行分析归纳、评估，并写出调研报告的能力；②运用老年社会学、老年心理学、老龄社会工作等应用社会科学的知识和方法，发现问题、提出问题、初步解决问题的能力。

3. 可持续发展能力　老年智慧康养人才的可持续发展能力包括以下两个方面：①老年事业与产业经营管理能力、促进老年心理健康水平提升能力；②促进老年生活质量和综合素质提升的能力。

4. 创新与创业能力　老年智慧康养人才的创新与创业能力要求具有互联网管理平台创新与智慧康养设备设施改造创新能力、老年生活策划能力、老年活动组织能力和康养企业管理能力、创业能力。

（三）素质要求

老年智慧康养人才应了解国家相关政策法规，熟悉康养服务机构管理，具备扎实的专业知识和政策水平，重视维护老年人合法权益，熟悉国家康养保险制度规定，善于管理和经营老年事业、产业实体，熟悉智慧康养的理论与方法，熟练使用基于大数据背景下的老年人体征监测设备并能够进行健康管理。

二、老年智慧康养人才学历教育

（一）老年智慧康养人才培养路径

1."工学结合、产教融合"培养路径　聘请用人单位进行职业分析，确定其具体的知识结构、能力结构和职业素质要求，构建以适应社会需求为目标、培养专业技术能力为主线的人才培养体系。将企业资源应用于教育教学中，由企业导师与学校指导老师共同以"双导师"方式指导实习实践，注重企业界与教育界的合作，充分发挥产业、行业组织与企业的作用。提高学生的职业素养与职业能力，缩短从学校教育到企业工作的距离。学生在真实环境下进行规范化职业训练和岗位实践。

2."1+X"学历证、职业资格证书并重培养路径　实现学校课程标准与职业资格标准、学历教育与职业资格培训的融通，实现"1+X"培养模式。将专业方向的学习与国家职业资格证书认证内容和企业生产项目、课堂教学内容相融合，将课程设置与岗位（群）职业标准相融合，充分体现职业标准、职业技能、产业、行业、企业和生产性实训六要素，塑造鲜明的老年智慧康养职业特色。

（二）教学内容和课程体系

合理、科学、均衡地设置各类课程，形成以职业素质和职业综合能力培养为主线，以企业真实生产任务为导向，以岗位能力为核心的（模块化）教学内容和课程体系。教学体系可包括公共基础课程、专业基础课、专业核心课、专业拓展课和集中实践课（图9-3）。

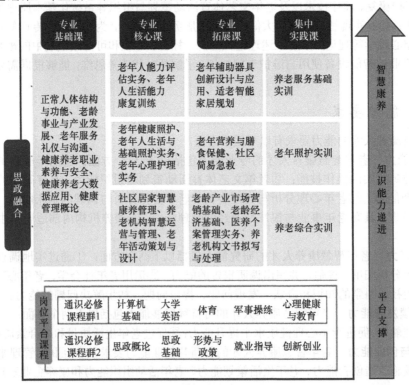

图9-3　智慧康养能力提升课程构建

三、智慧康养课程群建设

智慧康养专业群平台课程既是专业群形成的纽带,也是专业群内各专业间潜在知识关系连接的载体,构建专业群平台课程是专业群建设的基础。

（一）构建专业群平台课程

智慧康养服务与管理涉及医工结合、文理交叉课程体系建设。构建智慧康养专业群平台课程,可以凝聚相关专业资源,使各专业的资源之间相互支撑,从而发挥更大的作用。例如建设大型的实训平台、技术研发平台,快速提升专业建设水平。专业群平台课程建设可以得到不同专业领域知识的相互支撑,各专业从其他专业获得的是具有强应用价值的核心能力课程。从专业群内各专业抽取部分专业核心课程供学生学习,将更好地促进专业群内各专业复合型人才的培养,各专业间的依赖性也会大大增强。

（二）构建模块化专业群课程体系

专业群平台课程是针对一个专业群的所有专业,涵盖该专业群下的基本专业知识与技能,体现本专业群的核心专业能力等若干门课程的有机组合。

1. 基础课程群　基础课程群是针对老年人基础服务的系列课程,如老年基础护理、家务基本管理、家政基础服务等。

2. 照护服务课程群　照护服务课程群是针对特殊老年人照护服务的系列课程,如失智老年人照护、失能老年人康复训练等。

3. 助老服务类课程群　助老服务类课程群包括健康照护、中医养生、营养膳食、社会工作、心理照护等。

4. 智慧康养类课程群　智慧康养类课程群主要指医工结合、文理结合的相关课程,如人工智能、互联网+护理等模块化课程体系。该课程群不仅有利于学生自主选择报考类别,也有利于同时满足“1+X”培训需求。

构建模块化专业群课程体系的目的是探索复合型智慧康养人才培养模式,并探索建立一种新型合作机制:学校参与企业团队建设与管理,企业早期介入人才培养过程,高职院校利用企业资源,实现实体运营与教学实训、康养服务研究的深度融合,从而为康养领域人才培养提供科学精准的专业教学模式。

四、老年智慧康养人才社会教育课程体系建设

（一）开展社区、家政、康养护理员培训

大中专院校依托专业优质资源与师资,打造面向社会培训的实训基地,开发相应的课程,为康养从业人员提供社会培训服务,如康养院长培训、护理人员培训、社区工作者培训、家政服务人员培训等。院校专业师资力量为不同类型的企事业单位提供咨询和培训服务,并针对不同类型的人群开展针对性的继续教育和在职培训。在老年照护职业技能等级证书考证试点的基础上,拓展相关社会培训及承接社会“1+X”证书考点工作。以校企合作为抓手,实现专业教师与行业、企业的紧密对接,为康养企业提供技术咨询、岗位培训、证书获取、联合研发等服务,提升康养企业的服务水平和管理效率,从而促进整个行业的规范发展。

（二）建立健全社会助老服务培训体系

大中专院校立足积极老龄化、终身学习和智能化康养等理念,开展社会助老服务、社区助老多

元化服务机制、社会化网络服务、低龄者与高龄者照护等工作。利用学校资源成立"第三年龄大学"，搭建"第三年龄大学"网络平台，提供合理赠养指导与咨询，更科学地完成助老、为老服务并反哺专业教学。

院校与行业企业双向融合，面向全社会提供智慧康养人才培训，不断提升社会康养人才的综合素质。

第三节　老年智慧康养人才培养评价

一、人才培养质量管理

（一）组织保障

在组织方面成立专业指导委员会、教学质控组等各级质量管理组织，实施教学管理及质量监控，具体措施有以下五个方面。

1. 成立专业学科建设委员会　学科建设委员由企业专家、校内专业带头人及专兼职骨干教师组成，负责制定智慧康养服务与管理专业发展规划，创新人才培养模式，改革和完善课程体系，为教学实施提供指导和咨询，对教学质量进行监控与评价，指导人才培养相关工作。

2. 成立专业教学管理小组　教学管理小组由学校管理者和企业教学管理者及实习基地一线教学骨干组成，主要负责制定人才培养教学管理的相关制度，并负责人才培养方案的具体运行、课程改革的具体实施、教学方法的改革与校内外教学、实习的质量监控、学生管理等工作。

3. 成立专业教学质量监控管理小组　质量监控管理小组由教务管理部门负责人、教研室主任及一线专家组成，对教学质量进行监控。

4. 成立专业实习实践管理小组　实习实践管理小组由校企合作专职管理人员、分管实习负责人、实习基地的教学管理人员组成，负责实习企业的教学管理和学生管理。

5. 成立专业课程教研组　专业课程教研组由本专业专/兼职教师组成，主要负责专业课程教学内容、教学模式和教学方法、教学手段的改革与创新等。

（二）制度保障

制定人才培养评价体系、专业实训及实习相关制度和学生管理相关制度，对人才培养教学运行进行监督、管理和评价。课程负责人制定课程标准，按照课程标准组织、实施教学，确保教学质量达标。

（三）评估与改进机制

构建网络化、全覆盖、具有较强预警功能和激励机制的内部质量保证体系，从而保障教学管理水平和人才培养质量的持续提升。

（四）毕业后跟踪调研

对康养及相关专业的毕业生应及时进行毕业跟踪调查，了解学生毕业后的就业状况以及用人单位对毕业生的需求情况和对毕业生知识、能力素质的认可程度。通过获取毕业生的就业状况充分了解康养服务行业的就业市场需求状况，并根据毕业生和用人单位反馈的信息，为进一步优化培养目标和修订培养方案提供实践支撑。

（五）第三方评价

采用教学满意度评价、课程的重要度评价等指标通过问卷调查的方式对专业课程建设、专业建设、师资队伍建设、就业情况等进行第三方评价。

全面、深入、客观、公正地监测、评估人才培养质量，构建教学基本状态数据库，完善质量监控与评估体系，推动人才培养质量持续改进，提升毕业生的就业竞争力和培养质量，可采用职业分类、基本能力分类、核心知识分类等跟踪评价与数据处理方法。

二、老年智慧康养人才教育评价指标

为了更好地服务社会，培养具备高素养、高技能水平的智慧康养护理人才，应实施全过程质量管理。从师资与教学管理、培养成效等方面入手，形成了 5 个一级观测指标和 22 项二级观测指标，以开展质量管理和控制（表 9-1）。

表 9-1　老年智慧康养人才教育评价指标

类别	一级指标	二级指标
师资与教学管理	培养定位	专业建设
		培养理念
		培养目标
	培养条件	教学设施
		经费保障
	师资队伍	教师专业
		教师职称
		教学经验
		双师型教师
		行业企业导师
	教学管理	教学计划
		教学督导
		课程建设
		人员管理
		教学手段
		教材管理
培养成效	培养效果	学习成绩
		职业资格考试通过率
		雇主评价
		社会声誉
		创新/创业
		实习实训评价

三、老年智慧康养人才教育评价方法

（一）教学过程评价

1. 教学组织监控　各级教学管理组织定期听课了解教风和学风状况、教学环节的执行情况，以及教师对重点难点的把握情况、教学情况，分析并解决教学中存在的问题，并及时给予反馈，指导教师提高教学质量。通过听课取长补短，交流教学方法，提高教学效果。

2. 教学督导监控　由教学一线专家组成教学督导委员会，成立专家听课督导小组，督导学校教学运行情况。通过督导委员听课的方式指导教师提高教学水平、改进教学方法，并通过传帮带作用提高教师的教学能力。通过督导发现教师在教学过程中存在的问题，并及时反馈以便进行教学整改。

3. 学生座谈反馈 聘请学生代表对所学课程进行反馈交流。在日常授课过程中对学生反馈的信息进行收集整理，根据学生的反馈授课教师在听取督导委员的意见和建议后及时调整教学方法、教学内容等，从而保障人才培养教学计划的高质量开展。

4. 学生教学评价 学生对所学课程的教学情况进行评教打分，从学生角度评价任课教师的教学效果。

5. 教学年终考核 教学组织对教师的教学工作从教学质量和教学工作量两方面进行考核，包括师德师风、教学学时数、课堂教学水平、教学方法手段的应用和改进、课程建设、教学研究、实习效果。

（二）教学方法评价

1. 课程教学应注重理论与实践相结合，注意启发式教学与现代教育技术的应用，依据课程特点和教学内容采取灵活多样的教学方法和教学手段。

2. 理论教学应充分利用多媒体教学资源，基于康养机构的典型案例，以问题为中心通过讲授法、案例教学法、任务驱动法、小组讨论等方式实施教学。

3. 实训教学内容通过情景教学法、观察比较学习法、任务驱动法、角色扮演法、示范练习法、小组合作法等方法实施教学。

4. 利用校外实训基地完成各项老年照护技术和相关岗位的见习实习，要求学生对见习实习进行反思总结。

5. 利用各级各类精品在线课网站，有效开展线上线下混合教学模式。

6. 在课程教学中探索实施课程思政，将"尊老、敬老、爱老、孝老"的中华美德融入专业课程教学中，培养学生高尚的为老服务品质，使学生志愿成为一名优秀的"青春康养人"。

（三）学习效果评价

学习效果评价包括诊断性评价、形成性评价、总结性评价。从德、智、体、美、劳五个方面对素质、能力、技能进行合理的评价。评价的内容包括一般性发展目标和学科学习目标。一般性发展目标包括道德品质、学习能力、交流合作等；学科学习目标体现在各科的课程标准中。各学科的评价依据本学科的标准，涵盖学科素养等内容，考查学生对学科知识的概念与事实的理解，评价学生在情感态度、学习方法与技能、学习的行为习惯和思维的创新等方面的变化发展。

1. 多元评价主体 考核评价主要包括自我评价、小组评价、教师评价（包括企业技术专家评价）。

2. 多种评价方式 根据不同的课程采取灵活多样的考核、考试形式，着重考核学生综合运用所学知识、解决实际问题的能力。可采用口试、笔试、技能操作、作业、完成规定任务等多种评价方式。

3. 多评价环节 多评价环节由三个评价环节组成：①课堂引导训练评价，学生对课堂示范内容的掌握程度；②课堂同步训练评价，评价学生应用所学知识、所具备的技能来独立完成类似任务的能力；③课外拓展评价，评价学生学习的主动性、自觉性，借助各种参考资料来解决问题的能力以及团队协作精神。

4. 多样考核内容 包括态度评价、过程评价和终结评价。过程评价与终结评价相结合，以过程评价为主，以终结评价为辅。过程评价以项目为评价单元，各个项目得分的累计即为过程考核成绩。实践性课程的考核以行业或企事业单位指导教师（行业专家）的考核为主，以校内指导教师或课程授课教师为辅。改革测试方法可以使学生牢固掌握所学的理论知识，并能够学以致用，同时加强对职业能力的培养。态度评价主要考查组织纪律、团队合作、时间观念等内容。

（四）毕业生跟踪评价

通过访谈、问卷等方式对康养机构等用人单位的毕业生进行知识、能力、素质的综合评价，对实习学生实践技能的掌握情况和职业素质状况进行综合评价。通过毕业生跟踪调查，了解毕业生就业现状和用人单位对毕业生的需求及认可程度。通过获取毕业生的就业状况了解就业市场的基本行情，根据其所反馈的信息，作为专业设置、专业结构调整和制定下一年度招生计划的重要参考依据。

四、老年智慧康养人才教育评价标准

（一）人文素养培养质量标准

加强德育工作，突出职业道德和职业精神培养；专业核心课程和教学内容应覆盖相应职业资格要求，培养学生具有较好的专业知识和基本技能。

（二）职业技能培养质量标准

鼓励学生参加省市级、全国康养护理技能大赛以及相关技能大赛；实施学生职业技能与社会职业技能等级证书接轨，鼓励学生获取职业等级证书的中、高级证书等。

（三）社会声誉质量指标

建立毕业生就业率、用人单位评价、社会声誉、毕业生质量跟踪调查的长效机制；形成以学校为核心、行政部门为引导，行业社会参与的质量评价体系。

（王撬撬）

【问题与思考】

1. 简述国内外老年智慧康养人才培养模式。
参考答案：
（1）德国的"双元制"模式
（2）英国的"三明治式"模式
（3）美国的"合作教育"模式
（4）"现代学徒制"人才培养模式
（5）"工学交替"人才培养模式
（6）"产业学院"模式

2. 简述老年智慧康养人才教育评价方法。
参考答案：
（1）教学过程评价
（2）教学方法评价
（3）学习效果评价
（4）毕业生跟踪评价

参 考 文 献

陈姝, 李宏力, 杨玉琴. 2019. 老年护理学[M]. 北京: 中国协和医科大学出版社.

程云. 2015. 老年人的临终关怀[M]. 上海: 复旦大学出版社.

党俊武, 魏彦彦, 刘妮娜. 2018. 老龄蓝皮书: 中国城乡老年人生活状况调查报告(2018)[M]. 北京: 社会科学文献出版社.

工业和信息化部, 民政部, 国家卫生健康委. 2021. 工业和信息化部 民政部 国家卫生健康委关于印发《智慧健康养老产业发展行动计划(2021—2025 年)》的通知[EB/OL]. https://www.gov.cn/zhengce/zhengceku/2021-10/23/content_5644434.htm[2022-12-16].

国家统计局. 2021.《中国统计年鉴—2021》[EB/OL]. http://www.stats.gov.cn/sj/ndsj/2021/indexch.htm[2022-12-16].

国务院. 2022. 国务院关于印发"十四五"国家老龄事业发展和养老服务体系规划的通知[EB/OL]. http://www.gov.cn/zhengce/content/2022-02/21/content_5674844.htm[2022-12-16].

何泽奇, 韩芳, 曾辉. 2021. 人工智能[M]. 北京: 航空工业出版社.

化前珍, 胡秀英. 2017. 老年护理学[M]. 4 版. 北京: 人民卫生出版社.

李小寒, 尚少梅. 2017. 基础护理学[M]. 6 版. 北京: 人民卫生出版社.

李莺, 刘华平. 2021. 虚拟社区应用于慢性病患者的研究进展[J]. 护理学杂志, 36(22): 98-102.

梁昌勇, 洪文佳, 马一鸣. 2022. 全域养老: 新时代智慧养老发展新模式[J]. 北京理工大学学报(社会科学版), 24(6): 116-124.

廖章伊, 杨娇, 张雅琴, 等. 2021. 郴州市 60 岁以上城区老人营养知识与饮食行为调查[J]. 中国食物与营养, 27(4): 85-88.

廖章伊, 张雅琴, 杨娇, 等. 2020. 中国老年人群营养素养核心条目的建立[J]. 中华预防医学杂志, 54(10): 1075-1080.

刘欢, 高蓉, 蒋文慧. 2021. 基于 SWOT-PEST 分析模型的我国老年慢性病智慧健康管理发展对策研究[J]. 中国卫生事业管理, 38(3): 233-236.

刘燕华, 何莹, 黄文霞. 2023. 可穿戴设备在疾病监测预警中的应用与进展[J]. 护士进修杂志, 38(2): 132-137.

刘芷含, 欧阳彩妮. 2020. 国内外养老机构服务质量评价指标体系研究的系统综述[J]. 中国卫生政策研究, 13(5): 72-81.

娄阁. 2021. 社区慢性病健康管理 APP 需求分析及应用模式研究[D]. 北京: 中国疾病预防控制中心硕士学位论文.

罗雨鹭, 陈曦. 2022. 可穿戴式设备在帕金森病中的应用及进展[J]. 中国康复医学杂志, 37(8): 1142-1146.

吕梦轩, 祁祯楠, 迟春花. 2022. 基于可穿戴设备的智慧医疗对慢性阻塞性肺疾病管理的影响[J]. 中华全科医师杂志, 21(3): 213-218.

孙倩倩, 周守君. 2022. 我国远程医疗的现状、问题及发展对策[J]. 南京医科大学学报(社会科学版), 22(1): 25-30.

王星明, 王艳华. 2019."互联网+"背景下居家智慧养老模式构建的若干思考: 以山东省滨州市为例[J]. 中国卫生产业, 16(5): 172-175.

王烨, 于欣平, 赖建强. 2017. 我国营养调查未来发展模式探索[J]. 营养学报, 39(5): 431-435.

王烨, 于欣平, 赖建强. 2017. 物联网助力营养工作发展[J]. 中国食物与营养, 23(8): 9-12.

王韵华. 2021. 兰州市老年人智慧医养结合需求及影响因素研究[D]. 兰州: 兰州大学硕士学位论文.

王政, 王萍, 曹洋. 2020. 新时代"互联网+医疗健康管理"互联网医院建设及发展探讨[J]. 中国医院管理, 40(11): 90-92.

王志. 2021. 大数据技术基础[M]. 武汉: 华中科技大学出版社.

新华社. 2019. 中共中央 国务院印发《国家积极应对人口老龄化中长期规划》[EB/OL]. http://www.gov.cn/xinwen/2019-11/21/content_5454347.htm[2022-11-18].

新华社. 2021.《中共中央 国务院关于加强新时代老龄工作的意见》[EB/OL]. http://www.gov.cn/zhengce/2021-11/24/content_5653181.htm[2022-12-10].

新华社. 2021.《中华人民共和国国民经济和社会发展第十四个五年规划和 2035 年远景目标纲要》[EB/OL]. http://www.gov.cn/xinwen/2021-03/13/content_5592681.htm[2022-11-26].

徐志立. 2019. 智慧养老内涵与模式[M]. 西宁: 青海人民出版社.

于敏, 张振霞, 王燕, 等. 2022. 智慧养老实务[M]. 北京: 化学工业出版社.

于天卓, 高瑞桐, 许林琪, 等. 2022. 可穿戴设备用于家庭心脏康复运动的研究进展[J]. 护理学杂志, 37(2): 18-21.

余超, 周伟, 王涛, 等. 2023. 可穿戴设备支持心房颤动人群筛查与管理研究进展[J]. 中国全科医学, 26(1): 113-117.

张爱珍. 2002. 社区营养(5): 特殊人群的营养[J]. 中国全科医学, (12): 1021-1023.

张良文, 曾雁冰, 方亚. 2019. 养老机构服务质量综合评价指标体系的构建及应用[J]. 中国卫生统计, 36(4): 525-527, 531.

张镛佳. 2021. 区块链技术在中国养老保险经办服务领域的应用研究[D]. 长春: 吉林大学硕士学位论文.

张运平, 黄河. 2020. 智慧养老实践[M]. 北京: 人民邮电出版社.

中国信息通信研究院. 2022. 区块链白皮书(2022 年)[EB/OL]. http://www.caict.ac.cn/kxyj/qwfb/bps/202212/t20221229_413462.htm[2023-02-19].

中国营养学会. 2022. 中国居民膳食指南(2022)[M]. 北京: 人民卫生出版社.

左美云. 2018. 智慧养老: 内涵与模式[M]. 北京: 清华大学出版社.